AF346502

INSTITUTIONS

DE

MÉDECINE,

TOME PREMIER.

INSTITUTIONS

DE

MÉDECINE

DE Mᴿ HERMAN

BOERHAAVE,

SECONDE EDITION,

AVEC UN COMMENTAIRE

Par *M. DE LA METTRIE,*
Docteur en Médecine.

TOME PREMIER.

A PARIS, RUE S. JACQUES,

Chez
{
HUART, Libraire-Imprimeur de Monseigneur
le Dauphin, à la Justice.
BRIASSON, Libraire, à la Science.
DURAND, Libraire, à Saint Landry,
& au Griffon.

M. DCC. XLIII.

Avec Approbation & Privilege du Roy.

HERMAN
BOERHAAVE,
A ABRAHAM
DROLENVAUX
SON BEAU-PERE,

Conseiller & Echevin de Leyde.

ONSIEUR,

Vous m'avez comblé de tant de bien-
faits, que je ne crois jamais pouvoir
vous en faire de dignes remercimens : de-
puis que vous avez couronné mes vœux
par l'union conjugale de votre fille, l'u-
nique enfant que vous eussiez, & la plus

douce compagne de votre vie, ce préſent
ineſtimable m'ôte tout eſpoir d'égaler la
recompenſe au ſervice. Une vive reconnoiſſance eſt tout ce qui me reſte, & c'eſt
auſſi le ſeul prix que ſe propoſent les gens de
bien, le ſeul qui ſoit digne d'un cœur bien-
faiſant. J'ai pour vous, MONSIEUR,
une ſi grande veneration, que mon plus
doux plaiſir eſt d'etudier les moyens de
vous la faire connoître. Cette alliance
cimentée par d'inviolables nœuds, & par
un gage ſi aimable, m'oblige de vous rendre ces devoirs de tendreſſe qu'exige la pa-
ternité, & c'eſt a m'en acquitter que je
veux conſacrer le reſte de mes jours. Voilà, MONSIEUR, des motifs d'obligation que je ne perds jamais de vue, &
qui ſont aſſez forts pour me donner le droit
de les publier. L'occaſion de mettre au
jour ce fruit de mon travail, ſe préſen-
tant donc fort à propos aujourd'hui, je
vous l'envoye pour Etrennes, & vous
prie, MONSIEUR, d'agréer l'ouvrage
& l'ouvrier ; cet hommage ſera un mo-
nument éternel de ma tendreſſe, de ma
reconnoiſſance, & de mon profond reſpect.

A Leyde le premier jour de l'année
1713.

PRÉFACE

DE L'AUTEUR.

IL y a six ans que je publiai pour la quatriéme fois cet Ouvrage, à dessein d'en faire la matiere de mon Cours particulier d'Institutions : car aussi-tôt que je fus Professeur, je sentis qu'il étoit plus avantageux qu'un Maître expliquât ses propres pensées, que celles des autres. En effet, on conçoit mieux ses idées, nos productions nous plaisent plus que celles d'autrui, ce qui fait que la doctrine en est plus claire, & qu'on enseigne avec plus de feu. Mais celui qui veut exposer le sentiment d'un autre, ne le saisit pas pour l'ordinaire aussi heureusement, & comme chacun abonde en son sens, il trouve souvent bien des choses à

PRE'FACE

réfuter. Ainſi il s'occupe mal-à-propos à ſe rendre pénible, un travail qui l'eſt aſſez par lui-même, & d'ailleurs le diſcours en eſt moins animé. Voilà les raiſons qui m'ont engagé à travailler moi - même après les plus grands Maîtres(quoique j'oſe à peine comparer mes ouvrages aux leurs,) & à donner une cinquiéme édition de ce livre avec des changemens conſidérables. Les dernieres réflexions qu'on fait ſur ſes ouvrages, ſont en effet toûjours les plus ſages, & les découvertes ſi fréquentes dans le ſiécle où nous vivons, font ſouvent appercevoir des fonctions inconnuës. J'en ai enrichi ce livre, & l'application que j'ai donné à ces deux objets, m'a fourni non-ſeulement un champ plus vaſte pour la matiere, mais plus d'exactitude dans la méthode, & peut-être plus de clarté dans le ſtyle. Une choſe, à laquelle j'avois fait attention, il y a long-tems, c'eſt qu'il n'eſt rien de plus agréable ou de plus utile à ceux qui examinent le jeu des parties du corps humain, que de bien connoître sa merveilleuse structure ; mais comme j'ai souvent trouvé bien des choses à désirer sur cet article, j'ai pris soin d'indiquer par tout les tables les plus exactes, dans lesquelles on voit la structure du corps tracée au naturel par les plus excellens Anatomistes. Car outre que cela sert à les faire connoître aux jeunes Etudians, cela aide encore leur intelligence, ce qu'on a vû ainsi, se retient bien mieux. Et si je ne me suis fort trompé dans mon but, je ne donne pour vrayes que des choses fondées sur l'expérience la plus incontestable, & les raisons les plus invincibles. Cela fait un art peu étendu, mais certain, cela découvre les erreurs, marque les bornes de l'art, & peut conduire très-loin. Mais comme les choses douteuses, ou enfantées par la seule démangeaison de faire un fyftême, font ici fort dangereufes ; plus on a de peine à fe les graver dans l'efprit, plus on eft groffierement trompé ; de forte que ce n'eft jamais que malgré foi qu'on eft enfin forcé d oublier ce qu'il en a tant coûté pour apprendre.

PRÉFACE

DU TRADUCTEUR.

LA Médecine a dû naturellement commencer par être
Empirique, c'est-à-dire, par faire
seulement attention aux causes
évidentes & qui frapent les sens,
& lorsqu'elle s'est fait un fonds riche en expériences; elle a voulu,
pour ainsi dire, voir plus loin que
les yeux : élevée d'abord à l'Analogie, & enfin devenuë méthodique & *rationelle*, elle a fait des
recherches sur les causes cachées
des faits sensibles.

Mais que ces recherches ont été
stériles, avant qu'on eût cultivé,
comme on a fait de nos jours,
l'Anatomie & la Méchanique! ces
deux Sciences qui s'appuyent &

PRÉFACE

s'embéliſſent tour à tour, ſont la baze fondamentale de toute la Médecine. Que ſerviroit, ſans l'Anatomie, de connoître ces loix générales que les Mathématiciens démontrent dans tous les corps? on n'en pourroit faire de juſtes applications au corps humain, & ſans la Méchanique, les Anatomiſtes ſecs, décharnés, ne nous offrent que de vrais Squeletes.

Un Ecrivain qui s'interdit toute conjecture, & n'expoſe que ce qu'il a vû, eſt ſage & reſpectable; mais il eſt des conféquences qui ſe déduiſent ſi clairement de certaines obſervations, que le raiſonnement le plus ſévere ne peut s'y refuſer. Il y a donc trop de réserve & de timidité à n'oſer toucher à l'action, ni des ſolides, ni des fluides; mais heureuſement les bornes du génie ne ſont pas les bornes de l'Art.

Ceux qui veulent expliquer les mouvemens du corps humain,

fans en connoître la ftruĉture, font
à la vérité bien moins raiſonnables
& plus dangereux, en ce que de
faux principes, ils tirent de fauſſes
concluſions, qui par malheur s'é-
tendent juſques dans la pratique de
la Médecine. Ecrire, ſans avoir
auparavant conſulté l'expérience ,
c'eſt manquer de jugement, c'eſt
vouloir bâtir ſans avoir amaſſé les
premiers matériaux.

Parmi ces derniers Auteurs ,
nous compterons tous ceux qui
n'ont pù réſiſter à la démangeaiſon
de faire des hypothèſes , genre
d'ouvrage qui n'a de mérite communément que ce qu'il emprunte
du vrai-ſemblable, & qui, s'il n'eſt
pas en Phyſique le *poiſon de la rai-*
ſon, l'eſt au moins en Médecine
de la ſanté, bien plus chere & plus
intime à l'homme que l'Eſprit &
les Sciences. Les uns, amoureux
d'idées fines, fantaſtiques & diſtil-
lées, pour ainſi dire, à l'alembic de
la plus ſubtile métaphyſique , em-

PREFACE

portés par le vertige de leur imagination, s'ils méditent, c'eft toujours hors du fein de la nature;
les autres dédaignant de defcendre aux caufes fecondes, croyent
dans leur vol démefuré pouvoir
atteindre à la connoiffance des
premieres; anti-matérialiftes outrés, rejettant fur l'ame qu'ils ne
connoiffent pas, tous les phénomenes qu'ils voyent éclore dans
le corps humain. C'eft par cette
feule caufe primitive qu'ils ofent
tout expliquer. Ces Métaphyfi-
ciens peuvent fe comparer à l'I-
xion de la Fable, ils laiffent écha-
per la nature pour n'embraffer que
des phantômes. Qui néglige de
chercher les premiers principes
eft auffi fage, que celui qui fe van-
te de les connoître, eft infenfé,
& le meilleur fyftême eft de n'en
point avoir.

Si M. Boerhaave a furpaffé tous
ceux mêmes qui fe font le plus
diftingués dans la Médecine mé-

chanique fi fort à la mode aujour-
d'hui, c'eft qu'il a tenu une conduite bien différente de tous les
Phyficiens dont j'ai parlé. Ce n'eft
point en abftrait, ou par les fubli-
mes efforts d'une fpéculation vive
& rapide, qu'il a contemplé les
objets de fon Art, mais *en palpa-
ble*, fi l'on me permet cette expreffion, ou à la faveur des procedés les plus clairs, & des faits
les plus fenfibles. La Nature s'eft
dévoilée à fes regards, & il a vû
les élémens & les mouvemens de
tous les corps. Les caufes fecondes font les feules fur lefquelles la
raifon & l'expérience ayent quelque prife ; Boerhaave n'admet
qu'elles, & montre bien par fon
exemple, que c'eft bien mal entendre les interêts de la Médecine, que de fe comporter autrement. Plus fa prudente fagacité
l'écarte de la recherche inutile des
premieres caufes, plus il favorife
les progrès de l'Art, & répand de

nouvelles lumieres dans l'action des corps animés. Une juste application des Expériences Chymiques, Méchaniques & Anatomiques, à des observations incontestables, est le fondement inébranlable tant de sa pratique, que de sa théorie, & le seul fil qui puisse nous conduire surement dans les labyrinthes de notre Profession. C'est par-là qu'il a sçû si merveilleusement mettre en œuvre tant de découvertes, ordinairement stériles dans les mains de la plûpart de ceux qui les font, trésors précieux dans celles de notre Auteur : c'est par-là qu'il est venu à bout de fixer les principes d'une Science, qui, à proprement parler, n'en avoit point avant lui, & qu'il l'a fait enfin monter à ce haut degré de splendeur & de certitude, qui lui ont mérité le surnom de *Grand*, & le beau titre de *Réformateur de l'Art*.

Si on a sérieusement pensé

pendant une longue suite de siécles que Galien avoit porté la Médecine à sa perfection ; si tant d'Ecrivains ont mis toute leur gloire à le rendre intelligible, quel sera le fort de Boerhaave, tant qu'il y aura des esprits capables de discerner le vrai du faux !

Voilà déja plusieurs Commentateurs qui s'élevent, Haller, Wanfuiten, &c. Sçavans rivaux qui n'attendoient que la triste mort de leur Maître, pour répandre, pour développer sa doctrine, & lui donner en quelque forte une seconde vie & un nouveau luftre dans ses Leçons.

On fent affez combien il importe de faire connoître à la postérité ce que ce Professeur a écrit, par ce qu'il a enseigné. Ses Oeuvres classiques, faites pour être expliquées & pour durer toujours, dénuées de ces explications, ne peuvent être à la portée que de Médecins très-habiles, ou de ceux

PREFACE

qui ont eu l'avantage d'avoir l'Auteur pour Interprete, cette force de chofes qui caractérife les Ouvrages profonds étant un vrai défaut, & comme une fource d'obfcurités impénétrables aux foibles yeux de la plùpart des Lecteurs. Les connoiffeurs n'ont là-deffus qu'une feule voix.

M. Boerhaave l'a preffenti lui-méme, ce défaut produit par la brieveté néceffaire de fon ftile, puifqu'il indique expreffément dans la Préface de fes Aphorifmes la néceffité qu'ils auroient d'un Commentaire, dont il eft évident que ces Inftitutions n'ont pas moins befoin.

Ayant donc traduit ces excellens Ouvrages, dans le deffein de les éclaircir enfuite, je commence aujourd'hui à remplir un projet, peut-être au-deffus de mes forces, mais qui, s'il étoit bien executé, formeroit un cours de Médecine complet, & j'ofe dire

DU TRADUCTEUR.

de la meilleure Médecine, & même un Livre qui pourroit peut-
être tenir lieu de tous les autres.

Il n'eſt pas néceſſaire de prévenir que je n'ai rien négligé pour
ne pas donner un ouvrage indi-
gne de la mémoire de ſon Auteur.
Mais le zéle & les plus grands efforts ne ſont pas des talens, quoique l'amour propre les prenne ſouvent pour tels.

Ce que je dois hautement
avoüer, c'eſt que j'ai inſéré dans
le corps de ce Commentaire les
excellentes notes de M. Haller,
habillées à la Françoiſe ; je m'explique. Un défaut trop ordinaire
aux ſçavans Etrangers, & ſur-tout
aux Commentateurs, c'eſt que
leurs œuvres plient en quelque
ſorte ſous le fardeau des matieres
qui y ſont étranglées, & des ci-
rations dont elles ſont impitoyablement hériſſées ; ce qui ne les
rend acceſſibles qu'à ceux qui n'a-
voient pas beſoin de leurs explica-

tions, pour entendre le texte original, & révolte, ou dégoute les autres. J'aurois crû mal servir le goût & la délicatesse des François, si je n'eusse pas écarté tant de ronces & d'épines : c'est pourquoi je n'ai employé que les citations nécessaires. Il faut convenir qu'on ne peut absolument s'en passer dans les Livres qui traitent de la Philosophie du corps humain ; tel Auteur a donné une exacte description d'une partie, tel autre en a découvert les fonctions, ou l'a fidélement réprésentée. Il faut donc indiquer ces sources. Aussi M. Boerhaave qui ne cite jamais dans ses Aphorismes, où il donne une pratique fondée sur de nouveaux principes qui sont à lui, n'a-t'il pû se dispenser de le faire dans ses instituts, dont la théorie lumineuse porte sur les découvertes d'un grand nombre de Modernes, ausquels il a bien fallu rendre justice.

Mais en traduisant, ou commentant librement les remarques mêmes de M. Haller, on ne s'eſt jamais diſpenſé de conſerver les obſervations Anatomiques nouvelles, & qui lui appartiennent en propre, perſuadé qu'elles paroîtront ſouvent d'un grand mérite aux plus célébres Anatomiſtes. On a donc tout lieu de ſe féliciter d'avoir ſuſpendu juſqu'à préſent l'impreſſion de ce Recüeil, fait à Leyde en 1733 & 1734, & différent par cette raiſon de celui de M. Haller qui a aſſiſté aux leçons de Boerhaave, dix ans avant moi. Tout en eſt beaucoup mieux rempli, & plus orné; ainſi le malheur d'être prévenu, (ſi c'en eſt un, pour qui a plus de zéle, que de vanité,) devient un bien réel pour le Public. L'utilité d'une bonne compilation n'eſt pas toujours proportionnée au peu de gloire qui en revient à l'Auteur.

Je n'ai pas crû devoir faire parler Boerhaave dans ces Leçons, bien différent en cela de ces Disciples, qu'un aveugle respect engage à publier jusqu'aux fautes qui ont échappé à leur Maître dans la vivacité du discours. Il faut être de bien mauvaise humeur pour ne pas les pardonner dans la bouche d'un Professeur qui ne dicte point, mais renduës par écrit, & mises au grand jour, on se mocque avec raison de ceux qui en font les précieux conservateurs, & même du soin ridicule qu'ils prennent de relever des erreurs, qu'il n'eut point faites, la plume à la main. Boerhaave a véritablement prononcé ces Leçons ; mais enfin il ne les pas fait paroître lui-même. C'est donc assez de les donner sous son nom. Ainsi, si je me trompe fort, ce sera toûjours où j'aurai mis du mien, & cousu mes idées aux siennes, ou à celles de M. Haller, ce qui n'échappera pas aux connoisseurs, ni, ce que je souhaite encore plus, aux critiques.

DU TRADUCTEUR.

Pour être vraiment Médecin, il faut fçavoir tout ce que les Anciens & les Modernes ont découvert de certain & d'indubitable fur toutes les parties de la Médecine, & ajouter enfuite fes propres obfervations à toutes ces découvertes. On doit donc commencer par les inftitutions qui renferment tous les principes de l'Art, la Phyfiologie, ou le Traité de l'ufage des parties du corps humain ; la Pathologie, qui expofe les caufes, les effets de leurs dérangemens : la Séméiotique, qui donne les fignes des maladies ; l'Ygiéne, qui indique les remédes : enfin la Thérapeutique, ou l'Art de guérir. Ces connoiffances excluent toute charlatanerie ; & comme elles feules peuvent être le fimple & folide fondement de la Médecine, elles feules font le Médecin, ou du moins font abfolument néceffaires, pour qu'on le devienne ; car c'eft la feule &

juste application de tous les préceptes de l'Art qui fait le Praticien, & plus on a de discerne-
ment, & mieux on est appellé à
cette profession. Les Arts ne ressemblent cependant pas à ces
corps peu vigoureux qui profitent
d'un membre qu'on leur a coupé;
on ne peut en séparer aucunes
parties, sans faire tort aux autres,
parce qu'elles sont toutes étroitement liées ensemble, & qu'il n'est
pas possible de définir, jusqu'à
quel point chaque science est utile, ou cesse de l'être. Anatomie,
Botanique, Chymie, Physique,
Mécanique, Chirurgie, tout nous
méne à la pratique, comme par
la main, & tout ce qui est vrai
parmi les diverses parties de la
Médecine, a toujours quelque
rapport nécessaire avec elle.

C'est sur cette idée que j'ai
crû devoir ne rien négliger pour
donner un Commentaire profond & *très-fort de choses*, mais

principalement par rapport à l'A-
natomie ; bien différent de ceux
qui dédaignant , ou blâmant les
détails Anatomiques superflus , en
omettent beaucoup de nécessaires,
j'ai pris dans l'exposition Anatomique de M. Winslow , tous les
moyens déviter ce défaut , & j'ai
d'ailleurs presque autant profité
des excellentes remarques Physio-
logiques de M. Senac , qu'il a profité lui-même de ces Institutions ;
car si notre Auteur s'est *rendu inutile* , ce n'est pas certainement à
un Théoricien aussi clair-voyant.
J'ay tâché de faire ensorte que
mon stile ne fût point trop diffus ,
& que tout répondit à l'ordre admirable de ces Institutions , qui
est plus propre qu'aucune autre
méthode à instruire de jeunes Etudians, pour la commodité desquels
on a fait réimprimer le Texte. Enfin M. B. a jugé a propos de commencer son cours par une petite
introduction à l'histoire de la Mé-

decine ; il eſt auſſi honteux à un Médecin de l'ignorer, qu'il eſt curieux & ſatisfaiſant de voir par quels progrès, & comment après tant de révolutions diverſes l'Art eſt parvenu à l'état brillant, où il eſt aujourd'hui.

INSTITUTIONS
DE MEDECINE
DE Mr. HERMAN
BOERHAAVE.

PROLÉGOMENES.

L'Origine, les Progrès, & les Révolutions de la Médecine.

§. I.

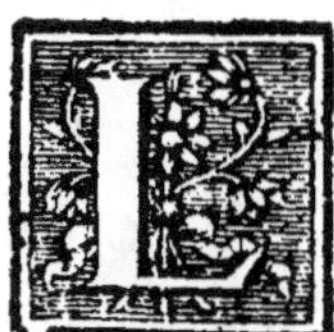L'HOMME sain est celui qui peut faire les fonctions propres à l'homme, constamment, avec facilité & plaisir : l'état où il se trouve alors s'appelle santé.

§. II.

Mais on dit qu'il est malade, lors-

qu'il ne peut faire ces mêmes fonctions,
ou qu'il ne les fait qu'avec peine, avec
douleur, ou avec lassitude : & on donne
à cet état le nom de maladie.

Toutes simples que sont ces définitions (I.
II.) on ne doit pas les ignorer. L'impuis-
sance où se trouve un malade de faire quel-
ques-unes des fonctions naturelles au corps
humain, nous conduit comme par la main à
la cause prochaine de ce dérangement. Le
point de côté, avec douleur en inspirant, &
fiévre, dénote la Pleuréfie ; l'impossibilité de
se servir de quelque membre que ce soit, la
Paralysie, &c. Un Médecin habile juge le
procès d'un coup d'œil ; & j'approuverois
volontiers ceux, qui comme les Turcs ne
veulent pas suivre l'avis d'un Médecin, qui
n'a pû d'abord nommer la maladie, si quelquefois les complications n'étoient trop difficiles à débroüiller.

§. III.

Les injures & les vicissitudes d'un
air aussi nécessaire qu'inévitable, la nature des alimens solides & liquides, l'im-
pression vive des corps extérieurs, les
actions de la vie, la structure du corps
humain, ont produit des maladies, (2.)
dès qu'il a y eu des hommes qui ont vécu comme nous vivons.

L'air est si nécessaire à la vie, qu'on ne
peut s'en passer deux minuttes de suite, mais

il eſt quelquefois ſi infecté, qu'il peut par lui-ſeul, & ſans nulle autre cauſe, produire les maux les plus cruels, & la mort même. C'eſt le cahos de tous les corps : toutes les graines des Plantes y voltigent ; l'or même, qui eſt le plus péſant de tous les métaux, peut y être élevé à la hauteur de dix hommes, comme la Chymie l'a fait voir. L'air eſt plein des exhalaiſons de la Terre, qui ſont différentes au matin, à midi, au ſoir, durant la nuit. Les Aſtres mêmes changent cet Elément, & principalement le Soleil & la Lune. Ces nuits ſi froides de la Méſopotamie, ſuccédant aux grandes chaleurs du jour, dûrent beaucoup altérer la ſanté de nos premiers Parens, comme on en peut juger par ce que M. de Tournefort raconte des nuits d'Arménie, dont le froid eſt ſi glacial, que les Plantes, malgré l'extrème chaleur du jour, n'y ſont pas plus avancées au mois de Juillet, qu'elles ne le ſont à la fin d'Avril aux environs de Paris : tant le froid agit ſur les végétaux, & en retarde l'accroiſſement. L'air chaud d'Egypte, l'air marécageux des Indes, l'air brûlant de la Chine, ne furent pas moins nuiſibles. Que dirai-je, des viciſſitudes des Saiſons, des vents, de météores, ſi fréquents dans les pays chauds, & de toutes les mauvaiſes qualités de l'air. (746-754) On ſçait que les tempêtes & les tonnéres aménent une chaleur ſuffoquante, à laquelle ſuccéde bien-tôt après un froid qui glace. Or, rien n'agit plus ſur les nerfs, ſur la tranſpiration, & ſur toute l'œconomie animale, que ce changement ſubit, comme notre Auteur l'explique Phyſiquement dans ſon magnifique Traité du feu. C'eſt principalement

A ij

la tranſpiration interceptée, qui cauſe le plus de maux, & elle ſe ſupprime ſurtout par les vapeurs que l'air rend à la Terre durant la nuit. J'ai vû des gens forts comme Hercule, attaqués toute leur vie d'un Rhumatiſme incurable, pour avoir une ſeule fois couché à la belle Étoile ; & de-là naît ce mal ſi fréquent en Orient, qu'on nomme *Beriberi*. Un de mes amis eſt affligé d'un catharre éternel de la membrane pituitaire de Schneider, pour s'être repoſé, il y a plus de dix ans, ſur l'herbe moüillée, étant en ſueur ; ſon né diſtille au mois d'Août, comme au mois de Janvier, & je le trouve heureux que l'humeur ne ſe ſoit pas jettée ſur des parties plus interreſſantes. Combien d'autres ont payé plus cher leur imprudence, attaqués de l'éripneumonie fauſſe, d'Aſthme, de Paralyſie, & autres maux, qui ne finiſſent ſouvent qu'avec la vie. Ce que j'ai dit des vapeurs de la Terre, raréfiées, élevées, ſoutenuës dans l'Atmoſphére durant le jour, & qui retombent par leur propre poids, pendant la nuit, s'entend principalement de celles du Printems & de l'Été : car lorſqu'il fait froid, les exhalaiſons reſtent empriſonnées ſous cette croûte dure, qui ſe forme à la ſurface de la Terre ; & de-là vient que l'air eſt fort ſain en Hyver : mais au Printems, c'eſt tout autre choſe ; la croûte ſe fond, & la chaleur fait ſortir les vapeurs, que trop de ſéjour a renduës fort nuiſibles. Seroit-ce pour cette raiſon, que les maladies Epidémiques & Contagieuſes, telles que la petite vérole, ſemblent commencer leur régne au Printems ? Et l'air, qui ſe refroidit de plus en plus dans l'Automne, ne fait-il pas éclore les maladies de cette

Saison ? On peut lire à ce sujet Lommius, *de sanitate tuendá* ; Cheyne, *l'Art de conserver la santé* ; Mead, *de imperio Solis & Lunæ*, *&c.*

Alimens. Les premiers hommes ignoroient les vertus des viandes, des fruits, des plantes, des bêtes sauvages, de l'eau froide, &c. Ils ont par conséquent dû faire bien des tentatives à leurs dépens. Tel aliment qui convient à un corps robuste, dérange, détruit un sujet foible & délicat : ce qui est sain dans un climat froid, ne l'est pas dans les pays chauds. Sçavoit-on tout cela autrefois ? On usoit des choses dangereuses, parce qu'elles étoient inconnuës ; & cela arrive encore aujourd'hui aux Navigateurs dans les pays lointains. On sçait que les Soldats d'Antoine furent obligés en Assyrie de manger les racines qui se rencontroient, & il s'en trouva de venimeuses, qui les mit en délire, au rapport de Plutarque ; & Diodore de Sicile raconte que les Grecs à leur retour de l'expédition de Cyrus, se nourrirent pendant vingt-quatre heures du miel de la Colchide.

Vive. Ceci comprend les chûtes, les entorses, les coups, la chûte d'un corps sur le nôtre ; & en un mot tous les accidens de la vie. Les défauts d'arcs-boutans, & de tant d'autres machines mécaniques, qu'on n'avoit pas eu le tems de trouver ; les chemins trop escarpés qu'on ne sçavoit point applanir : toutes ces choses firent naître mille cas de Chirurgie, pour ne rien dire des Guerres, qui s'élevérent presque aussi-tôt qu'il y eût des hommes, & dont Caïn donna le cruel exemple.

Vie. La vie est le mouvement continuel des solides & des fluides de tout corps animé. On peut la comparer à une fiévre qui consume, à la lame qui use le foureau. La trop grande agitation des humeurs cause des métastases, ou transports de sang, des gros vaisseaux dans les petits, ce qui forme des Pleurésies, & autres Inflammations, souvent incurables, principalement lorsqu'on s'échauffe à courir longtems, à perte d'haleine, en Hyver, lorsqu'il géle à pierre fendre ; delà naissent aussi des fiévres ardentes, putrides, & quelquefois la peste même, & la mort. Euchidas, dépéché en diligence pour annoncer la victoire à Delphe, expira en arrivant, suivant Plutarque. Il faut se tenir dans un certain équilibre, entre le repos & le mouvement ; les bésoins sont d'autant plus grands, qu'on est plus robuste ; les ressorts dissipent en raison de leur force & de leur vivacité ; la faim ne peut se supporter que quelques jours dans l'état sain, (car nous avons actuellement à nôtre Hôtel-Dieu de Saint-Malo une fille, qui dans l'affection hystérique, est dix ou douze jours sans boire, ni manger, sans parler, sans pouvoir desserer les dents :) la soif ne peut-être soufferte qu'un certain nombre d'heures ; de sorte qu'il est difficile de croire qu'un homme aussi fort, aussi robuste qu'a paru Charles XII. Roy de Suede, ait pû, comme on le dit, s'abstenir de tout aliment pendant quinze jours. Les seules actions de la vie devoient le détruire. Or, nos premiers parens étoient-ils capables de faire toutes ces réflexions ? Elles dépendent uniquement du méchanisme des corps animés, qu'ils ne connoissoient pas ?

Structure. Qu'on jette les yeux sur les vaisseaux de notre corps ; quelle molesse! quelle délicatesse! quelle exilité! la plus petite artére, rouge, ou sanguine, qui est le plus grand de tous les petits vaisseaux, ne paroît pas surpasser en épaisseur un dixiéme de fil d'Araignée ; & c'est une grosse artére, comme l'aorte, rélativement à une autre pareille artériole de la substance corticale du cerveau. Les vaisseaux de cette partie sont, suivant le clair-voyant Leuwenhoeck, cinq cens douze fois plus fins qu'un globule rouge, qu'il prétend n'être pas plus épais qu'un centiéme de fil d'Araignée. Calculez cela, & voyez si ce n'est pas un prodige continuel que des vaisseaux, dont l'exiguité & la finesse sont immenses, puissent recevoir nos injections, & résister aux seuls mouvemens qui sont absolument nécessaires à la vie, & à la santé. Que dis-je! Ils résistent aux fiévres les plus terribles. Mais les tuyaux par lesquels commence la filtration des esprits, sont infiment plus fins ; jamais l'Art de Ruysch n'a pû y pénétrer. Quelle prodigieuse petitesse! l'imagination se perd dans l'infini que la nature offre par tout. Ces mémes vaisseaux, qui sont l'objet de notre étonnement dans l'adulte, étoient autant de fois plus petits dans le fœtus, que l'adulte est plus grand que le fœtus, & le nombre en étoit par conséquent autant de fois plus considérable ; car bien loin qu'un nouveau né manque d'aucun vaisseau qui se trouve dans les adolescens, il en a bien davantage ; & d'autant plus, qu'il est plus près de son origne, comme Ruysch l'a observé en injectant de jeunes sujets de différens âges ; & comme la raison le démon-

A iiij

tre, c'eſt l'effet de la continuation de la vie,
de racourcir, de boucher, d'oſſifier, de détruire les tuyaux : diverſes liqueurs intime-
ment mêlées enſemble, mûës avec une grande rapidité dans tous ces labyrinthes vaſcu-
leux, d'un diamétre infiniment petit, heur-
tent avec force contre les parois de tuniques
extrêmement minces, qui ont cependant la
vertu de réagir, en raiſon des chocs qu'elles eſſuient de la part des liqueurs. Or, de ce
double mouvement continuel & réciproque,
n'ait la diſſipation des parties aqueuſes, mobiles, fluides ; le reſte épaiſſi devient imméa-
ble, impropre à circuler, & fait corps avec
le tuyau qu'il bouche. La même cauſe emporte des parties ſolides ; on les voit dans
l'urine ſous la forme de ſable. Les pertes de
ſubſtances, le beſoin de les réparer, les maladies, les dénégations de nature dans les
diverſes parties, la mort même ſont donc les
triſtes effets, mais néceſſaires, de la vie ; &
par conſéquent, ſi l'homme a toujours été
conſtruit, comme il l'eſt aujoud'hui, il a
toujours été ſujet aux mêmes conditions de
la vie, aux mêmes maux, aux mêmes calamités.

§ IV.

Lorſque notre corps eſt affligé de
quelque mal, (2.) il eſt machinalement déterminé à chercher les moyens
d'y remédier, ſans cependant les connoître. Cela ſe remarque dans les animaux, comme dans l'homme, quoique
la raiſon ne puiſſe point comprendre

comment cela se fait ; car tout ce qu'on sçait, c'est que telles sont les loix de l'Auteur de la nature, desquelles dépendent toutes les premieres causes.

Un Automate est une machine, dont les mouvemens se font, & se continuent par ceux qu'on lui a une fois donnés, sans le secours d'aucune autre cause. C'est ainsi qu'une Montre marque exactement toutes les heures, tournant toujours en rond l'aiguille, par la continuation du mouvement, dans lequel l'a mis un Ouvrier intelligent, & cela dure, tant qu'elle persévére dans le premier état de sa création, & qu'elle n'est aucunement dérangée. Cela posé ; il est facile de se faire une idée claire des mouvemens automatiques, ou machinaux. Tels sont tous ceux qui dépendent uniquement de la fabrique du corps, & sur lesquels la volonté n'a aucun pouvoir. Ces mouvemens ont beau déplaire à certains Philosophes, tels que les Staahliens, ils n'en existent certainement pas moins ; & de leur existence il ne suit pas que notre Auteur fasse du corps humain, ou plutôt de l'homme, une machine entraînée dans toutes ses actions par une fatale nécessité, comme des Théologiens peu judicieux le lui ont reproché. Ce ne sont que des faits, ou des expériences sûres, qu'il donne, qu'il rassemble en axiomes, sans s'embarrasser, ni de leur causes, ni de ce qui s'ensuit ; il n'est point de meilleur méthode d'étudier. Venons aux preuves : notre corps est composé de l'assemblage merveilleux d'une infinité de ressorts, faits par un Etre intelligent, & non par le hazard, ou le concours fortuit des Atômes, dont la matiere est composée, comme l'ont voulu Hippocrate, Démocrite, Epicure, Lucrece, & tant d'autres qui n'ont point connu de Dieu. On peut, sans craindre aucune erreur, regarder le cœur, comme le principal ressort, duquel dépendent tous ces petits ressorts subalternes, distribués çà & là dans toute l'habitude, tant interne, qu'externe du corps : ce muscle creux se contracte & se dilate sans cesse tour à tour machinalement, malgré la volonté de l'ame, jufqu'à l'entiere destruction de toute l'œconomie animale. Quel a pû être le but du Créateur, en faisant ainsi l'homme & tous les corps animés ? Ç'a été d'établir, comme autant de sentinelles, qui veillent en quelque forte à la conservation de son ouvrage, & mettent la machine qu'il a créé, en tout, & en partie, à l'abri de l'injure de tous les corps externes. La nature nous offre de toutes parts cette vérité devant les yeux. Qu'un homme en sueur s'expose à un froid vif & piquant, son sang arrété dans les vaisseaux, congelé, perdroit sa circulation, si tous les vaisseaux cutanés ne se resserroient aussi-tôt, pour fermer la porte à l'ennemi. On vient d'avaler un Poison, de la Cigue, de l'Arsenic, &c. C'est fait du malheureux, s'il passe dans le sang, ou méme s'il agit longtems sur les entrailles. Que fait la nature ? Tout ce que le plus excellent Médecin pourroit faire, elle excite un vomissement. La pupille s'étrécit, se dilate, suivant le jour & l'obscurité ; l'ame a beau vouloir tenir les paupieres ouvertes, lorsque l'œil est menacé de quelque coup, elles se ferment avec une vi teſſe inconcevable. Un morceau de verre, une épine ou tout autre corps étrange ſont entrés dans la chair, la ſuppuration ſçait nous en débaraſſer. On ſecoüe le joug de la Plethore par une abondante Hémorragie, dont le ſuccès aura vraiſemblablement fait inventer la ſaignée à Podalirius, qui guérit par ce reméde les filles du Roi Damoeth d'une très-grande maladie. De même on aura vû ces larmes, que la nature envoye pour balayer les corps étrangers qui ſont tombés dans l'œil, & en irritent la tunique blanche. Quoi de plus ſimple, que de l'imiter par des injections douces & tiédes, propres à calmer les irritations, les douleurs, & à emporter la cauſe matérielle qui les produit ! Cet autre vient de tomber en Apopléxie, on ne trouve au crâne, ni fracture, ni tumeur, ni aucun ſigne de ſang épanché ; mais il porte la main à tel endroit : & vous, Médecin, l'homme de la nature, vous balancez où appliquer votre trépan ? Tel eſt l'heureux concours de toutes les actions du corps humain, que le ſage & divin Hippocrate a nommé la nature ; c'eſt à lui qu'il a ſi prudemment confié les criſes des maladies aigues ; criſes qui ſont elles - mêmes des mouvemens machinaux, (Eh ! les maladies n'en ſont-elles pas accompagnées dans tout leur cours ?) & qui ſe faiſoient à la vérité bien plus exactement dans le pays chaud, où vivoit Hippocrate, que dans un climat tempéré, comme le nôtre ; car en général, c'eſt tems perdu que de les attendre, ſurtout aux jours marqués ; ce ſeroit s'endormir dans une fauſſe ſécurité. Rien de mieux que de laiſſer agir la nature, tant que ſes mouvemens méritent le nom d'auxiliaires ; mais il faut fçavoir les redreffer, quand ils fe font, pour ainfi dire, à contre fens.

Mais le corps humain n'a pas en propre ces mouvemens automatiques ; les animaux fçavent auffi-bien que lui, fe débaraffer de ce qui les gène, ou les irrite. Les Chiens ne guériffent-ils pas leurs playes en les léchant ? ne fçavent-ils pas trouver l'herbe dont ils ont befoin pour fe purger ? Les Oifeaux, qui, comme les Canards & les Oyes, mangent des grains durs, & n'ont cependant pas un ventricule très-robufte, avalent en même-tems de petites pierres, qui broyent ces grains, & font ainfi l'office des dents. Qu'un Coq trop longtems enfermé, & tranquille, devienne malade, il gratte la chaux des murailles , & l'avale, pour corriger l'humeur acide qu'il a dans les premieres voyes. Il fe guérit donc machinalement, comme une fille avale dans les pâles coleurs , de la craye , du myrthe, des rofes, du charbon, & autres chofes que la nature choifit abforbantes par la même raifon. Il y a en Afie un petit animal, appellé *Quirpele*, femblable à un Ecureüil, il fe bat avec le ferpent, & lorfqu'il eft bleffé, il va chercher une plante nommée *Mungos*, qu'on croit être la racine d'une efpéce de petite Valériane ; il fe roule fur elle, en avale, reprend vigueur, & retourne au combat. Les hommes ont connu par cette obfervation d'Hiftoire naturelle, la vertu thériacale reftaurante de cette plante, comme Mélampus découvrit la vertu de l'Hellébore noir, en voyant que cette plante, qui eft aujourd'hui hors d'ufage, purgeoit les brebis qui en broutoient. Mais ne fera-t'on pas furpris que la nature nous offre les mêmes mouvemens dans tous les corps du régne végétal, & même minéral ? L'or parmi les métaux, écarte, repouſe, rejette tout ce qui n'eſt pas or, comme le corps de l'homme ſe débaraſſe d'une petite vérole inoculée. Je me ſuis étendu ſur ces mouvemens ſpontanés, parce que je les crois dignes de l'attention des Phyſiciens ; il faut donc ſérieuſement les étudier, ſi l'on veut perfectionner la pratique de la Médecine, & avoir en même - tems l'honorable courage de renoncer à en chercher les premieres cauſes ; puiſqu'enfin il n'eſt pas poſſible de ſuivre la nature dans toutes ſes opérations.

§. V.

La perception déſagréable ou fâcheuſe d'un mouvement empêché dans certains membres, la douleur que produit la léſion d'une partie quelleconque, les maux dont l'ame eſt accablée à l'occaſion de ceux du corps, ont engagé l'homme à chercher & à appliquer les rémédes propres à diſſiper ces maux, & cela par un déſir ſpontané, ou à la faveur d'une expérience vague.

Quelle cauſe détermine à changer de ſituation, lorſqu'on ſouffre, pour en trouver une plus commode, à mettre ſur une playe la premiere plante qui tombe ſous la main, pour tâcher de la guérir, à porter la main ſur un œil irrité, à le frotter, & à augmenter ainſi l'abondance des ſucs qui coulent déja

machinalement ? C'eſt une aveugle perception, que donnent la douleur & l'inquiétude.
Pourquoi appette-t'on des alimens ſolides,
& des liqueurs rafraîchiſſantes, lorſqu'on eſt
fort échauffé, & excédé de faim & de fatigue ? Le jeu redoublé des reſſorts conſume,
épuiſe ; les ſels du ſang ſont devenus âcres,
& je ne ſçai quel inſtinct ſuggére ce qui convient. Il eſt difficile de donner la raiſon des
goûts dépravés des femmes, en certains
états, tels que la groſſeſſe, les pâles couleurs,
&c. Mais enfin, il ſeroit dangéreux de ne les pas
ſatisfaire ; tel appétit abſurde dans la ſanté,
ceſſe ſouvent de l'être dans la maladie, un Médecin doit s'y préter, en le réglant toujours.
On voit en effet ces ſortes de goûts mettre
fin à des maladies rébelles, qu'on n'eut peut-
étre jamais pû guérir. Une grappe de raiſin,
un ſeul verre d'eau froide, avalés furtive-
ment dans la fiévre, l'ont ſouvent guérie, en
calmant le mouvement du ſang, & débaraſ-
ſant les inteſtins farcis de colles non naturelles. Des Harangs, des Sardines, des Anchois, des Huîtres, ont guéri le Maraſme,
l'Hydropiſie, la fiévre-quarte ; ſuivant les obſervations de Tulpius, & comme je l'ai vû,
le jus d'Huitre, a guéri les toux ou coquelu-
ches les plus convulſives. Quelle eſt donc la
nature de tous ces inſtincts ? Pour décider
cette queſtion, M. Boerhaave veut qu'on
conſidére que ces ſortes de perceptions ne ſe
trouvent jamais dans ceux qui dorment, qui
ſont en Létargie, ou en Apopléxie, mais
toujours dans ceux dont les ſens internes
jouïſſent d'un libre & parfait exercice. D'où
il conclut qu'il ne voudroit pas donner ces
appétits au corps dans les animaux mêmes,

& que c'eſt à l'ame qu'on doit les rapporter ;
il entend ſans doute l'ame ſenſitive, prouvée
par les perceptions, connoiſſances & opérations des Bêtes, qui ne ſont pas de pures machines, du moins dans le ſens des Cartéſiens.
Mais ſi M. Boerhaave met au nombre des
mouvemens Automatiques, (comme on le
voit §. IV. *Text.* & *Explic.*) ces inſtincts qui
déterminent les animaux à toutes les opérations mentionnées ci-deſſus, pourquoi en
ſépare-t'il ceux qui engagent une femme
groſſe à manger une grande quantité d'abricots verds ? Sçait-elle plus que ce Coq dont
nous avons parlé, quelle a des aigres dans
les premieres voyes, & peut-elle donner la
raiſon qui la fait choiſir, comme on le voit
encore dans les pâles couleurs, & dans l'affection hyſtérique, tant de diverſes matieres
abſorbantes ? Croit-elle que c'eſt un dérangement d'humeurs & d'organes, qui font
naître dans ſon ame ces goûts dépravés ? Ils
viennent cependant ces goûts de la nature
même de la choſe ; c'eſt comme une idée,
ou vraye perception qui en réſulte ; mais
puiſqu'ils ſe montrent dans les animaux,
comme dans l'homme, ou ce ſont de part &
d'autre des mouvemens Automatiques, ou
des inſtincts qui ne ſont pas dépourvûs de
connoiſſances ; & ce ſeroit la derniere opinion qui me paroîtroit la plus vrai-ſemblable.
Aureſte, quelle différence aſſigner entre des
mouvemens Automatiques qui ſe font en dormant, comme en veillant, & d'autres mouvemens je ne ſçai quels, qui, poſé tel état du
corps, déterminent néceſſairement l'imagination à faire un choix, plûtôt qu'un autre ?
ou plûtôt une élection auſſi aveugle, un

choix, qu'on fait non sans raison, mais sans le sçavoir; en mérite-t'il le nom? Aureste, je laisse décider ces questions délicates à de plus subtils Philosophes que moi; les principaux ressorts, qui font l'ame de la matiere, pour ainsi parler, me sont inconnus; j'ignore la nature primitive de tous ces sens, de toutes ces volontés, dont le Tout-Puissant l'a pétrie, après l'avoir tirée du Néant; chose encore plus inconcevable, qui a enfanté ce Vers impie de Lucrece.

Nullam rem è nihilo fieri divinitus umquam.

De sorte que je pense que tout homme sage & prudent aura toujours pour systéme, de n'en point avoir. Ceci soit dit, dautant plus hardiment, que nous reconnoissons autentiquement dans l'homme deux substances distinctes, (§. XXVII.) & qu'ainsi nous avons peu à redouter les mauvaises chicanes des plus outrés fanatiques. L'homme seul a une ame immortelle; & tout ce qui est du ressort de cette ame, nous aurons soin de le distinguer scrupuleusement, de ce qui n'appartient qu'aux sens internes, qui sont communs à l'homme, & aux animaux. Un Chien réve, se souvient, est capable de combiner un petit nombre d'idées; ce seroit dégrader son jugement que de lui en refuser : nous faisons la méme chose, & par les mémes principes; Dieu a donné aux Bétes, comme à nous, la faim, la soif, & des sens, tant internes qu'externes, uniquement dépendans de la subtilité avec laquelle il a organisé & façonné la matiere; il a voulu faire les organes de l'homme plus déliés, plus fins, indépendamment de l'ame fpirituelle dont il l'a doüé ; de-là vient que nos goûts font plus rafinés, nos fens meilleurs, nos fenfations plus exquifes, nos plaifirs, nos imaginations plus vives. Cet Apopleétique refufe hautement le boüillon qu'on lui préfente & veut boire de l'eau ; il n'eft pas poffible de le tromper, comme on l'obferve quelquefois. La perception, ou la connoiffance qui a fait ce choix fi marqué, n'appartient certainement pas à l'ame immortelle, puifqu'elle eft étonnée de ce qu'on lui raconte, n'a aucune idée de ce choix, qu'elle a peine à croire, & ne paroit pas avoir aucunement exercé fa faculté divine de penfer pendant huit jours que l'attaque a duré. L'ame qui fait ce choix eft donc l'ame fenfitive ; celle qui fait qu'un Chien laiffe le pain, pour manger la viande ; c'eft-à-dire un refte d'action des fens internes, que la compreffion n'a pas tellement étouffés, que le fang & les efprits n'ayent encore quelque paffage libre, qui forment des traces, & ces traces des idées, & des volontés, pour ainfi dire, corporelles, fi l'on peut juger fainement de tous les états divers, où fe trouve le cerveau dans les maladies ; car à dire vrai, de tous les êtres créés, il n'en eft point de plus fuprenant que le cerveau ; il l'eft infiniment plus que toutes les parties du corps réünies enfemble ; c'eft une machine dont les tons font le plus fouvent indéfiniffables. Telle perfonne dans un accès de Létargie, a entendu tout ce qu'on lui a dit, & n'a jamais pû donner aucun figne de fon entendement, elle fentoit même que cela lui étoit impoffible : l'accès fini, quel étonnement d'entendre raconter tous les difcours qu'on a tenus par un malade qui ne fembloit

avoir aucune joüiffance de fes fens ? Jufqu'i-
ci je n'ai parlé que des perceptions qui naiffent de ces fens internes , dont on tâchera
d'expliquer le méchanifme, au chapitre qui
en traite fpécialement ; & peut-être qu'on
trouvera que je me fuis trop répandu au-delà
des Leçons de notre Auteur.

§. VI.

Telle eft (4. 5.) la premiere origine
de la Médecine , qui prife pour l'Art de
guérir (4. 5.) a été pratiquée dans tous
les tems & dans tous les lieux.

Les hommes n'ayant pû être exemts de maladies dans aucun tems, il fuit qu'on a toujours cherché des Remédes pour les guérir ;
& voilà quelle a été la Médecine naturelle ,
& fur quels fondemens elle s'eft établie. Mais
l'homme, n'étant pas borné, comme l'animal
à la Sphére des inftincts, n'eft pas fait pour
ne pourvoir qu'au préfent feul. Telle eft la
vafte étenduë que Dieu a donnée à fon intelligence, qu'elle embraffe le futur , comme le
préfent & la paffé, & cela par la feule comparaifon des chofes déja connuës. Un Médecin tire fon prognoftic, comme un Aftrono-
me prédit une Eclipfe. L'un & l'autre ont leurs
régles, fouvent également fûres, puifque c'eft
fur certaines apparences conftamment obfervées pendant une longue fuite de fiécles ,
dans le Ciel & dans le corps humain, que
l'Aftronomie & la Médecine fe font élevées.
On croit communément que les premiers
hommes vivoient beaucoup plus longtems
que nous , & pouvoient conféquemment fe

faire par eux feuls un grand fonds d'expériences, au lieu que nous ne pouvons par nous-mêmes acquérir une expérience fi confommée. Ce qui démontre bien fenfiblement la néceffité de s'approprier les lumieres de tous ceux qui nous ont précédés. L'amour propre mal entendu, & ridicule de ceux qui n'ajoutant foi qu'à leurs propres découvertes, dédaignent d'ouvrir les Livres, de s'inftruire aux fources, & de profiter des connoiffances d'autrui ! Qui ne voit que par fes yeux ne voit pas loin. Au contraire qui s'eft rempli la tête de bonnes lectures, d'obfervations données par des Auteurs d'une probité reconnuë, a une vrai vûë de Microfcope, ou de Linx.

§. VII.

Les Hiftoires & les Fables de l'antiquité nous apprennent que les (*a*) Affyriens, les Chaldéens, & les Mages font les premiers qui ayent cultivé cet Art, & qui ayent tâché de guérir ou de prévenir les maladies ; que de-là la Médecine paffa en (*b*) Egypte, dans (*c*) la Lybie Cyrénaïque, à Crotone, dans la (*d*)

(a) *Herodot.* 1. 197. *Strabon.* xvi. pag. 746. *Plin.* xvi. 56. & xxx. 15. *Eufeb.* præp. 1. 10.

(b) *Homer.* Odyff. iv. pag. 46. 47. *Herod.* iii. 129. 130. 131. & *Herod.* ii. 77. 84. *Herod.* iii. i. *Diod de Sicil.* 1. 43.

(c) *Herod.* iii. 129. 130.

(d) *Herod.* ii. 49. *Hippocrat.* Epître à *Philopœmon* vers la fin, & Ep. à *Crateva* auffi vers la fin *Galien.* Method. Med. Lib. i. *Paufan.* ii. 27. *Strabon.* xiv. pag. 652. *Soran.* dans la *vie* d'*Hippocrate.*

Gréce où elle fleurit, principalement à
Cnides, à Rhodes, à Cos & en Epidaure.

Il n'eſt pas facile de dire en quel tems la
Médecine prit la forme d'Art, ou, ce qui revient au même, quand il y eut des hommes
qui oſérent ſe mêler d'en guérir d'autres. Il
y eut peut-être avant & après le Déluge, un
ou deux vieillards, auſquels l'expérience
d'autrui & la leur propre, jointe à une curioſité naturelle, avoit donné du goût, & du
talent, pour tout ce qui eſt du reſſort de la
ſanté & des maladies. Tel fut, ſuivant les
Fables, le plus ancien genre d'Hiſtoire que
nous ayons, Phébus ou le Soleil ; mais ce
Phébus, ne fut autre que Horus, Roy des
Aſſyriens. Il eſt probable que la Médecine
à dû prendre naiſſance en Méſopotamie avec
le genre humain ; ce fut dans ce climat que
l'Aſtronomie & la plûpart des Arts ent été
inventés. De-là la Médecine, l'Aſtronomie,
& les Langues, furent tranſportées en Phéni-
cie, & en Egypte : que ce ſoit en ce dernier
pays, que nôtre Art ait été cultivé d'abord,
cela n'eſt pas vraiſemblable ; puiſque telle
étoit la nature du terrein, qu'il ne fut rendu
pratiquable que longtems après la culture des
Arts. Mais la Loy, par laquelle il étoit ordonné à un chacun de faire part de ſes expériences aux malades, étoit encore en vogue
en Aſſyrie, pluſieurs ſiécles après ce tems.
Telle fut à mon avis la premiere forme de la
Médecine. *Voyez l'Hiſtoire de M. le Clerc &*
de Bernier, chap. 11.

Chaldéens. Anciens habitans de l'Aſſyrie.
Les Mages furent leurs Chefs & leurs Juges ;

ces Philofophes mirent en vers les préceptes de leur doctrine, & furent Maîtres en toutes fortes de Sciences. Suivant Pline, les Roys ne montoient fur le Trône qu'après avoir été inftruits par les Mages. Zoroaftre fe diftingua fort parmi eux ; mais fon nom changé malignement en celui de Magicien, ou Sorcier, le fit reléguer par la fuperftition chez les complices de Satan ; & c'eft ainfi que les Romains haïffant la féditieufe curiofité des Aftrologues, chafférent tous les Mathématiciens d'Italie, vers le tems de l'Empereur Domitien. La Doctrine des Mages nous eft fort inconnuë, il nous en refte très peu de chofes, qu'il faut détacher par lambeaux d'Hérodote, ou faifir par conjecture. Le plus ancien des Hiftoriens eft Moyfe ; enfuite par ordre, les Auteurs du Livre de Jofué, du Livre des Roys, & des Paralypomenes, Sanchoniaton, Berofe, dont nous n'avons pas tous les Ecrits; après-eux, viennent Hérodote, Thucydides, Xénophon, quoique féparés par un grand intervale de tems. Quoique tous les plus anciens Ouvrages nous foient parvenus fort altérés, nous pouvons cependant juger par l'Ecriture Sainte, dont la fidélité eft la plus refpectable, qu'il y eut jadis des Médecins en Orient, & que ces Médecins y furent en grande vénération ; c'eft ce qui eft confirmé par l'Hiftoire de David & d'Afa. *Honora Medicum, nam propter neceffitatem Deus créavit eum.*

Egypte. Une grande partie des Egyptiens fit la Médecine. Les Prêtres & les Roys mêmes avoient foin de faire chercher dans les cadavres, les caufes des morts extraordinaires. Jacques qui mourut en ce pays fut embaumé par les Médecins de Joſeph ; cette coûtume étoit conſéquemment de vieille datte chez les Grands , & fait viſiblement connoitre qu'il y eut de très-anciens Médecins en Egypte. Comme chacun ne s'appliquoit qu'à guérir les maladies d'une ſeule partie du corps , de l'œil , l'oreille , &c. l'Art en étoit plus heureuſement cultivé. On regarde donc l'Egypte, comme la ſeconde Patrie de la Médecine : ce fut là, où les Grecs en général , & Démocrite en particulier, puiſerent leur ſçavoir, au rapport de trois grands hommes, Platon , Thalés , & Laërce. Mais après de funeſtes guerres qui arriverent ſous le régne des Pharaons, la ſageſſe des Egyptiens perdit beaucoup de ſon éclat, qu'elle reprit dans les ſiécles ſuivans. Hérophile, Eraſiſtrate, Ammonius, Dioſcoride, Phaca, &c. firent tellement briller la Médecine à Aléxandrie, que tous ceux qui vouloient acquérir des connoiſſances ſolides en cet Art, y accourroient en foule, pour entendre les Leçons de ces grands hommes, comme on a fait de nos jours à Leyde , pendant les trente dernieres années de la vie de notre illuſtre Maître.

Cyrene. Heureuſe Province de Lybie, ſituée entre des ſables brûlans & inhabités ; elle a produit des noms célébres parmi les Philoſophes, les Eratoſtenes, les Callimaques , les Carneades, &c. mais nul Médecin d'une grande volée ; quoiqu'après les Crotoniates, les Cyréniens tinſſent la premiere place en Médecine.

Crotone. Où fleurirent l'Ecole de Pythagore , & Démocédes qui en ſortit. Ce fameux Médecin Grec étoit aux Crotoniates , ſes

Compatriotes , ce que ceux-ci étoient aux Cyréniens. Il fut Médecin de Polycrate, Tyran de Samos , & ce ne fut qu'après sa mort qu'il fut mandé en Perse, de la part de Darius. Ce grand Roy s'étoit fait une entorse en descendant de Cheval , ses Médecins par leur mauvais traitement avoient tellement aigri le mal, qu'il étoit devenu très-difficile à guérir. Que fit Démocédes ? Il l'adoucit par des cataplasmes de mauves , & autres plantes émollientes , & vint enfin à bout de guérir parfaitement cette entorse, ce qui porta un terrible échec à la gloire des Egyptiens. Il fit plus : il guérit un ulcére qu'Atossa , femme de Darius, avoit au sein , & fut en conséquence comblé d'honneurs & de biens : cette brillante & superbe Cour mît tout en œuvre pour s'attacher un homme d'un mérite aussi essentiel, un vray Ministre de la santé , l'homme de l'Etat, le plus utile, après ceux qui sçavent le grand Art de le gouverner. Mais malgré tant d'éclat, de richesses , & d'attraits capables de séduire & d'enchaîner l'amour propre le plus en garde ; l'amour de la Patrie lui fit solliciter son retour, qu'il obtint enfin , à l'occasion d'une Ambassade , qui fut la cause de la premiere guerre de Perse. Les Sçavans lisent cette Histoire dans Hérodote ; mais ceux qui ne sont pas curieux peuvent se contenter de lire cette Histoire dans les œuvres d'un sage & élégant Ecrivain Moderne,* que la mort vient de nous enlever ; on y jouit des sources, sans avoir la peine d'y puiser , & la vérité s'embellit dans ses mains.

> * *Histoire ancienne de Cartag. &c. par M. Rollin, &c.*

Grece. L'Egypte & la Grece étant en grand commerce dans le tems d'Amasis, la Médecine des Egyptiens fut transplantée chez les

Grecs avec les Loix Attiques, au rapport de Solon. Le plus ancien Médecin Grec fut Mélampus, qui guérit par l'ufage de l'Hellébore noir les filles de Prœtus, Roi des Grecs, qui dans un délire hyftérique , s'imaginerent être tranformées en Vaches. Ce fut du nom de cet Obfervateur que cette plante s'appella longtems φυτον Μελαμπαδες. Hercule fut le premier qui fit fur lui l'effai de l'Hellébore blanc. Ces deux efpéces font aujourd'hui hors d'ufage ; on s'en fervoit autrefois, non-feulement pour purger & faire vomir , mais pour remédier à la folie , & pour aiguifer l'efprit. *Cryfippus* , dit Pétrone , *ut ad inventionem fufficeret , ter Helleboro animum detrefit.* Après Mélampus, fleurit le Botanifte Chiron, qui laiffa auffi fon nom au deux Centaurées, & enfuite fon Difciple, le célébre Efculape de Grece, Compagnon des Argonautes, Chirurgien-Médecin, qui fut mis au rang des Dieux après fa mort.

Gnide. Le voifinage de la Syrie favorifa le tranfport de la Médecine à Gnide. Il y eut en ce lieu une Ecole célébre , qui devint prefque l'Emule de celle de Cos, & d'où fortirent Ctéfias , Eudoxe, & plufieurs autres Mathématiciens, & Aftronomes diftingués ; Petrone, dit au fujet du dernier, *in cacumine excelfiffimi montis confenuit, ut aftrorum celique motus deprehenderet.* Hippocrate avoit compofé un Livre que nous avons perdu, qui ne contenoit que la Doctrine de cette Ecole. Mais il en cite ailleurs la façon de guérir, & nous en a confervé plufieurs traits, avec quantité de remédes appartenans aux Gnidiens, d'où eft venue cette ancienne calomnie , fi bien réfutée dans la vie de ce grand homme,

homme, qu'Hippocrate, après avoir enlevé les monumens du Temple de Gnide, y avoit mis le feu, pour s'approprier plus fûrement les découvertes qu'il avoit volées. L'Art des Gnidiens confiftoit à bien obferver ce qui précédoit, accompagnoit, & fuivoit les maladies, mais fans en tirer aucuns corollaires, n'ayant ni théorie, ni égard au régime. Surquoi Hippocrate, qui les louë d'une part, les blâme de l'autre.

Rhodes. Retraite chérie de l'Empereur Tibére, où s'établit une très-ancienne Ecole de Médecine. Mais elle étoit déja mife en oubli, du tems d'Hippocrate, qui n'en dit pas un mot.

Cos. La meilleure & la plus fameufe de toutes les Ecoles, tant par les Afclépiades, que par l'immortel Auteur des Coaques * qui en fortit, Ouvrage ainfi nommé, parce qu'il renferme la Doctrine de Cos.

* Coacæ prænot. Hippocr.

Epidaure. Une vieille Tradition ayant fait croire qu'Efculape avoit pris naiffance à Epidaure, on venoit en foule de toutes parts lui rendre un culte Divin, autorifé par de prétendus miracles qu'il faifoit fouvent. Ce concours dura, comme le raconte Valere-Maxime, jufqu'à ce que les ravages de la Pefte à Rome, euffent engagé ce Dieu charitable de s'y tranfporter, & d'y fixer fa demeure. On ajoûte que les Etrangers dormant en ce Temple attendoient tranquillement en fonge les réponfes de l'Oracle, qui ne fe mocquoit pas d'eux apparemment, comme il fait dans le Livre de la Bruyere. Toutes ces Ecoles furent le berceau de l'Empyrifme.

§. VIII.

Les premiers fondemens de cet Art, ſont dûs 1°. Au hazard. 2° A l'inſtinct naturel. 3°. Aux événemens imprévûs. Voilà ce qui fit d'abord naître la Médecine ſimplement empirique.

Hazard. Effet qu'on ne peut prévoir, quelque prudence qu'on ait. C'eſt ainſi qu'on remarque, par exemple, que l'eau froide bûë dans la ſueur cauſoit la Pleuréſie, comme les habitans du Caire, ſuivant Proſper Alpin, *de Mediciná Ægyptiorum*, ſçavoient par l'expérience ſeule que la Peſte ceſſoit, le jour même que leurs Terres venoient à être inondées par les débordemens du Nil.

Inſtinct. Nous avons vû ci-deſſus ce qu'on peut entendre par ce mot, dont tant de gens ſe ſervent ſans avoir d'idée, & qu'il a été plus facile de décrire, que de définir. Cet inſtinct renferme, non-ſeulement tous les ſecours que peuvent ſuggérer tous les mouvemens Automatiques (§. IV.) ; mais tous ceux que donnent les goûts ou appétits ſpontanés, qui ſe rapportent à l'ame ſeule, quoiqu'ils ne ſoient point refléchis, ou démontrés par le raiſonnement, & que l'ame fait, pour ainſi dire, machinalement, comme le corps fait les autres mouvemens de ſa dépendance.

Imprévûs. Effets contraires à ceux auſquels on s'attendoit ; comme lorſque la fiévre ſe guériſſoit par du raiſin, ou tout autre fruit défendu, ou qu'un Pleurétique mouroit pour avoir bû de l'eau froide, que les Anciens regardoient comme falutaire dans les fiévres ardentes, & dont j'ay bû avec fuccès dans un terrible Cholera-morbus qu'il m'a fallu effuyer au mois d'Août dernier, fuivant la marche ordinaire de cette fatale maladie. Arétée de Cappadoce n'a donc point tort de commander cette boiffon à ceux qui en font attaqués ; & un Praticien qui refuferoit de l'eau fraîche dans le *Caufus*, me paroitroit févére.

§. IX.

L'Art s'accrût enfuite & fit des progrès. 1°. Par le fouvenir des expériences que ces chofes (8.) offrirent. 2°. Par la defcription des maladies, des remédes & de leurs fuccès qu'on gravoit fur les (*a*) colonnes, fur les (*b*) tables & fur les murailles des Temples. 3°. Par (*c*) les malades qu'on expofa dans les carrefours & les places publiques, pour engager les paffans à voir leurs maux, à indiquer les remédes s'ils en connoiffoient, & en faire l'application. On obferva donc fort attentivement ce qui fe préfentoit. La Médecine empirique fe perfectiona par-là (8. 9.) fans cependant que fes connoiffances s'éten-

(a) *Paufanias.* Liv. 2. chap. 27.
(b) *ſtrabon.* Liv. 14. pag. 657. Edition de Paris, 1620. *Val. Max.* 11. 5. 6.
(c) *Strabon.* Liv. 16. pag. 746. *Herod.* Liv. 1. chap. 197. *Val. Max.* 11. 1.

diſſent plus loin que le paſſé & le préſent. 4°. On raiſonna dans la ſuite ana-
logiquement ; c'eſt-à-dire , en comparant ce qu'on avoit obſervé (8. 9.)
avec les choſes préſentes & futures.

Strabon parle d'un grand nombre de dons,
& de formules de remédes qui avoient opéré
des guériſons, donnés & conſacrés au Temple de Cos. Pauſanias fait mention de pareils
monumens gravés ſur les piliers du Temple
d'Epidaure. Pline le Naturaliſte donne la
compoſition d'une Thériaque , faite avec le
Serpolet, l'Opoponax, le Fenoüil, l'Anis,
l'Ache, le Miel, le Trefle , l'Ammi, & pluſieurs autres drogues, broyées & mêlées dans
de bon vin ; cette deſcription étoit gravée ſur
l'airain dans le Temple d'Eſculape. On trouvoit auſſi dans ce Temple, ſuivant Mercuri-
lis, l'Hiſtoire des maladies guéries par ce
Dieu, & cet Auteur nous en a conſervé pluſieurs. S'il en faut croire Strabon , bien des
perſonnes ont crû que tout ce qu'Hippocrate
avoit écrit ſur le régime, étoit tiré des tables
du Temple de Cos. La coûtume de faire des
vœux, & de les accomplir, eſt donc fort ancienne, & tous les Tableaux dont nos Cha-
pelles de la Vierge ſont garnies , ſont le modele de ceux dont on faiſoit jadis préſent à
la Divinité qu'on avoit invoquée dans le péril d'un naufrage, ou d'une grande maladie ; excepté qu'autrefois on liſoit au bas des
Tableaux l'Hiſtoire de la maladie dont on
avoit échappé ; ce qui étoit plus utile , &
peut-être ſeroit-il encore à ſouhaiter que
cette pratique fut d'uſage aujourd'hui , quel-

ques progrès qu'ait fait la Médecine depuis ce tems. Mais non, on aime mieux faire retentir les Saints lieux d'éloges, dictés par la flatterie, pour un grand, qui souvent n'étoit qu'un fot, que de faire part au public des maux extraordinaires dont il est mort, ou guéri.

Comparaison. C'étoit la coûtume d'expofer autrefois les malades dans les places publiques, & de leur demander l'hiftoire de leurs maladies, afin de tâcher de les foulager par des confeils. Une faignée avoit-elle vifiblement mis fin à une Pleuréfie? on la confelloit à ceux qui étoient tourmentés de violens points de côté. C'eft ainfi que l'Art s'éleva de l'Empirifme à l'Analogie, chofe abfolument néceffaire, où il y a fans ceffe à comparer le préfent avec le paffé, ce qu'on voit, avec ce qu'on a vû. Les Empyriques mêmes ont beau déclamer à haute voix contre toutes fortes de raifonnemens; ils font eux-mêmes forcés de raifonner en fecret, de combiner & de faire au moins tacitement l'éloge de ce qu'ils condamnent, ou plûtôt de ce qu'ils font incapables de faire avec juftelle. Si c'eft une efpéce de vengeance, que de méprifer les chofes qu'on ne fçait pas, c'eft en même-tems l'aveu de fa propre ignorance. *Vocali fibimet ignorantiâ nocent.* Boerh. *Pref. des Aphor.*

§. X.

Il fe perfectionna encore davantage. 1°. Par les (*a*) Médecins qu'on établit, pour guérir toutes fortes de maladies,

(*a*) *Ariftot.* Polit. 3. chap. 15. *Diodore de Sicile,* Liv. 1. chap. 82. *Herod.* Liv. 2. chap. 84.

ou quelques - unes en particulier. 2°. Par les maladies (*a*) dont on fit une énumération exacte. 3°. Par l'observation & la description exacte des remédes, & de la maniere de s'en servir. Alors la Médecine devint bien-tôt propre & héréditaire à certaines familles, & aux Prêtres qui en retiroient l'honneur & le profit. Cependant cela même ne laissa pas de retarder beaucoup ses progrès.

La Médecine a dû faire de grands progrès en Egypte, à cause des Loix sages qui y étoient établies. 1°. Il n'étoit pas permis de sortir des bornes de sa profession, il falloit s'en tenir à la partie de l'Art qu'on exerçoit de pere en fils. 2°. On ne faisoit la Médecine que suivant la Doctrine généralement reçûë, qui étoit celle d'Hermés, suivant Diodore, ou l'on étoit puni en cas de mauvaises suites, si l'on osoit prendre sur soi de pratiquer autrement. 3°. Il étoit ordonné de ne rien mouvoir avant le troisiéme, ou le quatriéme jour, & de ne donner dans les fiévres que des lavemens, & des choses très-adoucissantes ; & par conséquent de s'abstenir dans le commencement des maladies de tout vomitif, purgatif, & autres remedes irritans : Loy blâmée par Aristote. 4°. De ne pas faire la Médecine, sans être Médecin.

Observations. L'exactitude des Anciens à remarquer toutes les circonstances des maladies

______
(a) *Hippocr.* Liv. 1. de victu acutorum.

a été pouſſée au dernier période. Le ſexe, l'âge, le tempéramment, les forces, les maladies qui avoient précédé, l'air même du viſage, la façon de vivre ordinaire, rien ne leur échappoit On raiſonnoit moins qu'aujourd'hui, mais on obſervoit mieux ; & on peut citer pour exemple ces Hiſtoires du premier & du troiſiéme Livre des *Epidémiques* d'Hippocrate, ſur leſquels M. Freind nous a donné un excellent Commentaire, & le Traité *des maladies & affections.*

Remédes. Il eſt naturel de penſer avec M. le Clerc, que la Botanique précéda de fort loin la Chirurgie, & la Chymie, puiſque l'une s'annonce par un appareil effrayant & terrible, & que l'autre ne fournit rien que d'inuſité & de fort changé par l'action du feu. De-là vient que les Chymiſtes, dont l'Art enfante tant de miracles, furent d'abord pris pour des Sorciers, & les Chirurgiens pour des Bourreaux. Auſſi furent-ils véritablement chaſſés de Rome, & non les Médecins, comme M. Méad, ſçavant Anglois, l'a démontré contre le préjugé ordinaire, dans un diſcours ſur les honneurs rendus dans tous les tems à la Médecine, & dont j'ai donné l'Extrait dans un Mercure de France. J'oſe dire que le Chirurgien Anonyme qui m'a répondu, n'a aucunement détruit les preuves Hiſtoriques alléguées. Quoiqu'il en ſoit, les remédes ſe tiroient jadis des plantes, & cette Médecine eſt approuvée de Vanhelmont même, comme la plus naturelle de toutes. Comme on ne connoiſſoit qu'un petit nombre de végétaux uſuels, on faiſoit des recherches à l'infini ſur leur lieu natal, ſur le tems propre à les cueillir, ſur la façon de les conſerver.

Que l'Epître d'Hippocrate à Cratéra ſoit ſuppoſé, ou non, elle prouve toujours l'extrême curioſité des Anciens ſur ce ſujet. Mais ce que le même Pere de la Médecine dit véritablement ailleurs de l'Hellébore, vaut beaucoup mieux, & ne laiſſe rien à déſirer.

§. XI.

1°. L'inſpection des entrailles des victimes. 2°. La coûtume d'embaumer les cadavres. 3°. Le traitement des playes. 4°. Les boucheries mêmes ont aidé à connoître la fabrique du corps ſain, & les cauſes prochaines & cachées, tant de la ſanté, & de la maladie, que de la mort même.

Entrailles. L'oblation des victimes étoit une cérémonie Religieuſe de nos premiers parens, comme on le voit par l'Hiſtoire d'Abel, & de Noachus, & par les plus anciennes Fables de l'âge d'or : on auroit crû déplaire à la Divinité, & ne pouvoir apaiſer ſa colére, ſi la victime eût été ſoüillée de la moindre maladie ; c'eſt pourquoi nous liſons dans le Lévitique qu'on n'immoloit que les animaux les plus ſains & les plus purs ; & c'eſt ainſi que les Prêtres commencerent à s'appliquer à connoître les marques diſtinctives de la ſanté & de la maladie.

Embaumer. Voyez le §. V. & VI. Si on en croit Hérodote, l'Art d'embaumer conſiſtoit à plonger le bras par une large ouverture dans le bas ventre, à arracher à tâtons les entrailles, à tirer de même le cerveau par le nez avec un crochet. [Ainſi on ne voyoit aucune partie en ſon entier, tout ſe déchiroit ; & par conſéquent, ſi par-là on eût des idées d'Anatomie, comme en effet on en pût avoir, elles dûrent être des plus groſſieres. Le ſoin que les Rois mêmes prenoient de faire ouvrir les corps de ceux qu'une maladie extraordinaire avoit enlevés, jetta ſans doute de bien meilleurs fondemens. On ſçût dèslors que le cœur ſe conſumoit, comme les autres parties du corps, & devenoit quelquefois vrayment atrophyque. Pline qui rapporte ce fait, dit qu'on trouva le raifort ſauvage pour reméde à ce mal. Croira Pline qui voudra.

Playes. Les guerres étant jadis beaucoup plus fréquentes qu'aujourd'hui, on avoit ſouvent des playes à examiner, & à traiter : ce qui donnoit occaſion de connoître les os, les articulations, les muſcles, les glandes, les vaiſſeaux, &c. Ce qui a fait dire à quelques Auteurs qu'on pouvoit tirer d'Homére une Anatomie aſſez complette. Il eſt vrai qu'on trouve dans cet ancien Poëte des playes décrites, comme par un Anatomiſte, telles que celles que Machaon fit à Ménélas ; celle d'Eurypile, guérie par Patrocle, & principalement celle qu'Enée reçût de Dioméde. Croiroit-on que l'Auteur de l'Illiade ait pû s'exprimer ainſi ? „ les deux nerfs qui retien-
„ nent le femur s'étant rompus, l'os ſe briſa
„ au-dedans de la cavité, où eſt reçù le Con-
„ dyle ſupérieur. " L'ouverture des animaux dans les boucheries, a dû faire auſſi jetter les yeux ſur l'état naturel des viſcéres, ſur leur ſituation, leur nombre, leur figure, & leur differentes humeurs ; mais quels foibles pro-

grès dût faire une Anatomie cultivée par des Bouchers ? Il y a encore aujourd'hui bien des Bouchers en Anatomie, & qui se croyent de grands hommes, parce quils sçavent dégraisser un muscle parfaitement.

§ XII.

Enfin les animaux (*a*) vivans qu'on ouvroit pour des usages Philosophiques; l'inspection attentive des (*b*) cadavres de ceux dont ont avoit traité les maladies ; l'Histoire (*c*) des maladies, de leurs causes, de leur naissance, de leur accroissement, de leur vigueur, de leur diminution, de leur issuë, de leur changement, de leurs effets ; (*d*) la connoissance, le choix, la préparation, l'application des médicamens, leur action & leurs effets bien connus & bien observés, semblerent avoir presque entiérement formé l'Art de la Médecine.

Démocrite au fait de la Philosophie des Phéniciens & des Egyptiens, passa une très-longue vie à faire des expériences sur les animaux, comme on le voit dans la prétenduë Lettre d'Hippocrate à Damagete, où il n'est cependant pas dit qu'il ait disséqué des animaux vivans. Voyez le Clerc, & Bayle sur la vie de Démocrite. Quoiqu'il en soit, le Scal-

(a) *Hippoc.* Lett. à *Damagete.*
(b) *Plin.* XIX. 26. *Euseb.* Chron. gr. p. 14.
(c) *Hippoc.* Liv. 1. de diæta acutorum.
(d) *Hippoc.* Epît. à *Crateva.*

pel n'a pû être un instrument inutile en des
mains aussi intelligentes que les siennes, &
celles d'Hippocrate, qui nous fournit en effet plusieurs beaux exemples d'Anatomie
comparée, & spécialement dans des Brebis &
des Chèvres épileptiques, dont il raconte
qu'il trouva le cerveau singuliérement affecté. Anaxagoras fit autre chose, il détourna
l'explication superstitieuse d'un Bélier qui
n'avoit qu'une corne, & enseigna qu'une
seule chambre du cerveau avoit formé cette
corne ; comme un fameux Chirurgien de
Paris, qui faisant l'ouverture de la tête d'u-
ne Princesse, borgne de l'œil gauche, &
voyant beaucoup d'eau dans le ventricule
gauche, parce que la tête étoit panchée de
ce côté, s'écria doctement, Messieurs, voyez
cet amas d'eau, & la cause qui a empéché
l'œil de ce côté de voir, en faisant compression sur l'origine des nerfs optiques ; un Médecin de mes amis, qui étoit présent, retour-
na la tête de l'autre côté, & comme on sçait
l'évidente communication qui se trouve entre les deux ventricules du cerveau, toute
l'eau passa à droite, & le Médecin s'écria à
son tour, voyez, Messieurs, la Princesse auroit dû être aveugle.

Les anciens Philosophes, aussi laborieux,
que clairvoyans, ont donc frayé aux modernes le chemin de l'Anatomie de l'homme,
par celle des animaux, trop négligée aujour-
d'hui. La nature éclipsée en quelque sorte
dans les cadavres, se montre à découvert
dans le vivant. D'où l'on conçoit l'insigne
avantage de l'Anatomie comparée, & tout
ce qu'on doit aux Hérophiles, aux Pecquets,
aux Harveys, & à tant d'autres illustres mo-

dernes, qui fur les traces des anciens, ont
été bien plus loin qu'eux. Mais parmi les expériences dont j'ai parlé, les unes fe faifoient
par hazard, comme ledit Celfe ; les autres
fe faifoient pour des raifons Philofophiques,
comme celles d'Hippocrate & de Démocrite.
Ce dernier paroît avoir réüni les Mathématiques à la Phyfique dans fon Traité de la *Péfanteur*, des *Elémens*, & *du Vuide* : trois principes de fa Philofophie, la plus pure de toutes, mis en oubli pendant une longue fuite
de fiécles , & enfin folidement rétablis de
nos jours par l'immortel Newton. Tant ce
qu'Horace a dit des mots, peut s'appliquer
aux opinions.

*Multa renafcentur , quæ jam periere, cadent-
que, quæ nunc funt in honore vocabula.*

§. XIII.

Hippocrate , contemporain de Démocrite, fort au fait de toutes ces chofes, (7. jufqu'à 1 3.) & de plus, riche
d'un excellent fonds d'obfervations qui
lui étoient propres , fit un recüeil de
tout ce qu'il trouva d'utile , en compo-
fa un corps de Médecine, & mérita le
premier le nom de vrai Médecin ; parce
qu'en effet, outre la Médecine empirique & analogique qu'il fçavoit, il étoit
éclairé d'une faine Philofophie, & il fut
le premier Fondateur de la Médecine
dogmatique.

Hippocrate fut un homme d'un très-beau

génie & d'une érudition variée. Versé dans la Philofophie de Démocrite, d'Héraclite, de Pytagore, il neft pas fûr quels principes il fuivit préférablemenr aux autres. Schulfius, Gefner, Boerhaave, &c. font tous d'un avis different ; & ce qui rend cela fi difficile à décider, & révolte en même-tems, c'eft la quantité de Livres faux ou fuppofés, dont on eft accablé. Les plus habiles gens ne croyent pas que les Ecrits théoriques, dans lefquels Hippocrate differte fur les caufes naturelles, foient véritablement de lui, tant parce qu'ils feroient fouvent honneur aux Phyficiens d'aujourd'ui, que parce que l'Auteur dont il s'agit, s'eft le plus fouvent abftenu de raifonner dans les œuvres, que perfonne ne s'eft jamais avifé de lui contefter. Mais il ne faut pas pour cela prendre à la rigueur ce que Celfe dit, qu'Hippocrate a le premier féparé la Médecine de la Philofophie, car c'eft de la Philofophie morale qu'il veut parler ; la feule qui fut pour lors enfeignée dans l'Ecole de Pytagore. Ce pere de la Médecine n'entend encore rien autre chofe que la Philofophie morale, lorfqu'il dit lui-même que la Philofophie ne fert aucunement à notre Art. Tout prouve d'ailleurs fon goût pour la Phyfique, la Méchanique, l'Aftronomie, les Mathématiques. Hippocrate, dit Hoffmant, ,, eft le premier qui ait employé ,, des raifons tirées de la Méchanique, & qui ,, ait fçû déduire de la jufte mefure, de la ,, proportion, de la modération & de l'équi- ,, libre des mouvemens, la nature de la fanté, ,, & du dérangement de toutes ces chofes, les ,, caufes des maladies. " Toutes les Loix Phyfiques & Mathématiques alors connuës, il les appliquoit avec juſteſſe au corps humain ; ſes raiſonemens ſont courts, mais ils en ont plus de force, & n'exposât-il que des faits, il s'en acquitte avec tant de préciſion, & de clarté, que la cauſe s'en préſente d'elle-même avec eux. Il eſt donc évidemment faux qu'Hippocrate ait omis la théorie, & qui plus eſt, qu'il l'ait condamnée, lui qui blâme ſi fort à ce ſujet la trop grande timidité des Médecins de Gnide.

Il ſuit de ce que je viens de dire qu'Hippocrate fut au fait, non·ſeulement de l'Oſtéologie, dont perſonne ne lui refuſe la connoiſſance, mais de l'Anatomie en général, quoiqu'il n'ait rien écrit exprès à ce ſujet ; de ſorte que le Clerc & Sculſius me paroiſſent faire tort à leur érudition, lorſqu'ils nient qu'il ait jamais ouvert de cadavres humains. Ne dit-il pas qu'on trouve toujours le jéjunum vuide, ou preſque vuide d'alimens ? Et il eſt manifeſte par divers paſſages, que je pourrois rapporter, qu'il en a ouvert exprès, puiſqu'il confirme ſon avis par une expérience Anatomique, où il eſt parlé de la Clavicule, partie qui eſt preſque propre à l'homme, & qu'il paroît à peine qu'Hippocrate ait pû connoître par l'Anatomie comparée. Mais voyez ſes Traités des veines, des humeurs ; de la génération, des principes des chairs, des fiſtules, des glandes, de la nature de l'homme, & jugez s'il ne fut que curieux d'Oſtéologie.

Les Aphoriſmes, les Coaques, &c. font voir que leur Auteur poſſéda le Diagnoſtic, & le Prognoſtic au plus éminent dégré ; le Prognoſtic n'eſt pas la partie guériſſante de l'Art, mais j'oſe dire que c'eſt la ſeule qui prouve qu'il eft une Médecine , & qui faffe véritablement honneur au Médecin , parce qu'elle ne peut être rejettée fur l'effet du hazard , comme la guérifon même. Il fut également heureux dans l'Art de guérir , & Sydenham l'a été d'autant plus lui - même , qu'il s'eft moins écarté de ce modéle. S'il employa des remédes durs & paradoxaux , s'il tomba dans bien des erreurs , tout cela n'eft · il pas pardonnable , dans un tems qui étoit le berceau de la Médecine , dans un Ecrivain qui en étoit le Pere , & le Fondateur ? Mais quelle fageffe dans fon traitement des maladies aiguës ; toujours les remédes les plus doux , tirés des végétaux , & la diette la plus humectante. Sans doute que notre Auteur , qui dans un difcours fait exprès , recommande fi fort l'étude d'Hippocrate , a fenti lui - même tout ce qu'il lui devoit dans ces régles générales , qu'il nous a données fous le nom d'Aphorifmes. Si la pratique de cet ancien Médecin lui mérita des honneurs prefque divins , dans la pefte d'Aftique , c'eft ce que je n'ofe décider , quoique Galien l'affûre , parce que Thucydide garde là-deffus un profond filence , & ce qui rend le fait douteux , c'eft fon affinité avec une Hiftoire femblable , de Jaquin d'Egypte , & d'Acron d'Agrigente , qui fe trouve dans les fragmens d'Ælianus , & dans Plutarque.

Mais il eft conftant qu'Hippocrate brilla en Chirurgie , comme en Médecine d'une façon toute particuliere. Quel ordre , quelle vérité , quelle pénétration , quelle candeur régnent dans ce qu'il a écrit fur les playes de la tête , fur les fractures , fur les articulations ! Il fut auffi grand obfervateur Clini-

que, qu'excellent Chirurgien. Outre le premier & le troiſiéme Livre des *Epidémiques*,
que j'ai déja cités, les ſeuls que Galien donne à Hippocrate, qu'on liſe ſon régime dans
les maladies aiguës, ſes Traités de l'uſage des
humides, de la diette, &c. & on ſera convaincu de ce que j'avance. Il eſt vrai qu'il re-
cüeillit dans ſes voyages les Obſervations des
Gnidiens, & peut-étre des Egyptiens, qu'il
prît les Leçons d'Hérodius & de Georgia,
& profita des expériences, tant de ſa propre
famille, dont il fut le dix-neuviéme Médecin, que de ſes Diſciples, qui étoient en
grand nombre. Tel fut le fonds riche & fer-
tile, ſur lequel il éleva d'abord l'Empiriſme,
enſuite l'Analogie, à laquelle il fit ſuivre les
Loix du plus ſévére raiſonnement. Si, ſuivant l'Index de Duret, on vouloit ſe donner la peine de ramaſſer avec ordre tous les
dogmes qu'Hippocrate a trop épars ç'a & là
ſur la Phrénéſie, la Squinancie, la Pleuréſie,
&c. & de les comparer enſuite à tout ce
qu'on a écrit depuis ſur les mémes maladies,
on verroit preſque d'un coup d'œil que les
Modernes ont ajouté bien peu de choſes eſ-
ſentielles à la Doctrine de cet ancien Médecin. Hippocrate, ſuivant tout ce qui a été
dit, a donc formellement déduit les cauſes
des maladies, de leur nature, connuë par certains ſignes, & ſymptomes; il a prédit leurs
ſuites, leurs iſſuës, il conclut le plus ſouvent par une très-bonne méthode thérapeutique. C'eſt donc deshonorer ſon jugement,
que de lui refuſer le titre de Fondateur de la
Médecine Dogmatique, puiſque c'eſt en cela
que toute ſa ſphére eſt renfermée : & ce n'eſt
pas aſſez reconnoître les grands ſervices qu'il

a rendus à l'Art, que de se contenter de dire
qu'en général, c'est un grand homme qu
nous est encore utile aujourd'hui. Quant à
son style, il est simple, & élégant, nullement
pompeux ; & cependant l'Auteur n'a pas
moins mérité d'etre aussi fort élevé au-dessus
de tous les autres Médecins, qu'Homére &
Virgile, le sont au-dessus des Poëtes, Cicé-
ron & Démostene, au-dessus des Orateurs.
Erotianus nous a laissé un Catalogue de toutes les œuvres de ce grand homme ; mais
Galien en a fait depuis une revûë, & bien plus
exacte, & bien mieux raisonnée. Une chose
sur laquelle j'ai oublié de faire jetter les
yeux, c'est la fortune d'Hippocrate. Je n'ose
décider s'il est vrai qu'il donna son fils Thessalus aux Athéniens, pour accompagner leur
flotte en Sicile, avec un vaisseau armé à ses
frais, & grande provision de Médicamens ; car
cette Histoire ne se trouvant que dans un Livre apocriphe, n'est crûë que d'un petit nombre de personnes. Mais quoiqu'il en soit, un
homme aussi célébre, aussi employé dans la
pratique, dût amasser de grands biens. On
en peut juger par les deux milions de florins
qu'à laissés M. Boerhaave.

§. XIV.

Après que la Médecine eut été long-
tems cultivée dans la famille d'Asclépiade, Arétée de Capadoce en fit un corps
mieux digéré & plus méthodique : ensuite cet Art se perfectionna par le différent
succès des tems, des lieux, des choses ;
de sorte, qu'après avoir brillé sur tout

dans (*a*) l'Ecole d'Aléxandrie, il ſub-
ſiſta dans cet état juſqu'au tems de Claude Galien.

La famille d'Eſculape fut dépoſitaire de la
Doctrine d'Hippocrate , juſqu'au tems de
l'Empereur Claude , & de Galien , ſi l'on en
juge par ce que Xénophon de Cos ſe dit Aſ-
clépiade , & accorda alors une immunité aux
Habitans de Cos, ſuivant Tacite. Mais l'Hiſtoire des Aſclépiades finit véritablement à
Hippocrate IV. ou à Dracon , Médecin de
Roxane. Tous ces grands hommes riches de
leur propre fonds, & de celui de leurs ayeux,
ne faiſoient point la Médecine par une tradition ſuperſtitieuſe , mais par une expérience
ſcellée du ſuffrage de puſieurs ſiécles. Voici , par exemple, quelle étoit leur méthode
thérapeutique dans la Pleuréſie. Un coup
d'œil ſur la nature des crachats, ſur l'état de
la reſpiration , ſur les douleurs , & l'ardeur
de tout le corps, leur ſuffiſoit pour prédire à
coup ſûr, qu'en l'eſpace de trois jours la Pleuréſie dégénéreroit en ſphacele ; mais ayant
obſervé qu'un homme attaqué de la Pleuréſie , avoit été guéri de ce mal, à l'occaſion d'une bleſſure qui lui avoit fait perdre du ſang, juſqu'à défaillance, & que ceux
qui ayant la même maladie, n'avoient point
eu le même accident , étoient morts avec
tout leur ſang. Qu'arriva-t'il ? Ils imiterent
les conſeils que la nature avoit ſemblé leur
donner, & firent couler des ruiſſeaux de
ſang, à l'exemple de leur Maître Hippocra-
crate. Ils uſerent auſſi comme lui de tiſan-

(*a*) Gallien. 2. Adminiſtr. au dernier chapitre.

nes douces, aqueuſes, aigrelettes, délayantes, &c. Mais ayant appris du même Auteur
que la Pleuréſie, avec une reſpiration libre,
des crachats épais, & un peu ſanguins, toux,
& autres bons ſignes dans la chaleur, dans
les douleurs, &c. le premier jour, auroit une
heureuſe iſſuë; en ce cas ils laiſſoient à la nature preſque tout le ſoin de la guériſon; ils
euſſent craint de ſupprimer les crachats par
la ſaignée, & de lui rendre ainſi le mal plus
long, & plus périlleux. Surquoi il y auroit
à faire ici bien des diſtinctions d'une fine pratique, mais elles ſeroient déplacées.

Aretée. Avant cet Auteur nous devons dire un mot d'Hérophile, & d'Eraſiſtrate. Le
premier enſeigna la Médecine à Aléxandrie,
& ſur-tout l'Anatomie, dans laquelle il ſe
diſtingua. Il fut très-curieux de la connoiſſance du pouls, que Bellinis a cultivée depuis avec tant de ſuccès; mais on lui reproche d'avoir été trop porté pour l'Empiriſme.
Que Viſeuſſens ait diſſéqué cinq cens cadavres, avant que ſa belle Nérographie fut
en état de paroître; cela eſt très-croyable:
mais qu'Hérophile en ait diſſéqué trois cens
dans un tems, où c'étoit un crime d'approcher des cadavres humains, c'eſt un ancien
conte reçû par Celſe, amplifié par Tertulien,
& que M. le Clerc paroit être fondé à rejetter. On ajoute plus; on dit qu'Hérophile
diſſéquoit des criminels condamnés à mort,
comme Fallope a fait depuis; ce qui lui a
donné occaſion de voir les veines lactées
dans le méſantere de l'homme. Le ſecond,
je veux dire Eraſiſtrate, contemporain &
confrere d'Hérophile, vit dans les Boucs les
mêmes veines blanches: Je ne ſçai pourquoi

Galien, qui admet la découverte de l'un, tâche de détruire celle de l'autre. Le défaut dominant d'Erafiftrate fut d'être grand fyftematique , grand amateur des hypothéfes ; il condamna hautement la faignée dans tous les cas ; il affirma qu'il n'y avoit du fang dans les artéres, que dans la maladie, & qu'elles étoient remplies d'efprit dans la fanté ; & qu'enfin il fe faifoit inflammation, quand le fang paffoit des vaiffeaux fanguins, dans ceux qui ne portent que l'efprit. Hérophile peut fervir à prouver plus qu'Erafiftrate, que les Grecs n'ont pas été fi peu verfés dans l'Anatomie qu'on le penfe communément. Mais tous les Ouvrages de ces Auteurs furent incendiés avec la Bibliothéque des Ptolomées, dans le tems de Jules Céfar. Philadelphe, & autres Rois, l'avoient fait bâtir, & remplir d'un très-grand nombre d'excellens Ecrits.

Hérophile & Erafiftrate ne furent pas les feules Médecins de nom, qui profefferent la Médecine à Aléxandrie ; il y en avoit bien d'autres, tous nourris & entretenus aux frais publics ; tous les jeunes gens venoient de toutes parts prendre leurs Leçons, & furtout ceux qui fe devouoient à la Médecine. Philotas d'Amphife, s'y tranfporta du tems de Cléopatre ; Galien y fit fes Etudes. De-plus Plutarque rapporte qu'Attalus, Roy de Pergame, non-feulement fit conftruire une Bibliothéque, mais fit des expériences Médecinales de divers poifons, fur des criminels condamnés à mort. Enfuite Afclépiade de Bythirie , comptant fur la force de fon tempérament, pour mettre fon Art plus en crédit, prenoit & vantoit des remédes fecrets

pour chasser les maladies, & faire vivre long-
tems. Il se glorifioit d'avoir ressuscité la femme d'Empédocle, qu'il disoit morte, quoique
ce ne fut qu'une syncope, causée par une
forte affection hytérique. M. le Clerc raconte une autre Histoire d'Asclépiade dans le second Livre de son Histoire de la Médecine.
Thessalus ne fit pas voir moins de vanité
qu'Asclépiade, en bornant l'étude de la Médecine à six mois, en négligeant la Physiologie, & recommandant pour toutes choses aux
Médecins, de ne s'occuper dans la pratique,
qu'à voir si le tissu des fibres solides du corps
étoit trop serré, ou trop lâche, pour relâcher l'un, & resserrer l'autre, comme nous
l'apprend Celse.

Venons à Arétée. M. le Clerc le fait à
peu-près contemporain de l'Empereur Vespa-
sien ; mais il est évident qu'il contient une
très - ancienne Doctrine, des descriptions
très-belles, & très-énergiques, & de meilleures méthodes curatoires, qu'on n'en avoit employées avant lui ; c'est dommage qu'elles
soient entremêlées du subtil système des
Pneumatistes : car d'ailleurs c'est un digne
émule d'Hippocrate ; il a le premier rassem-
blé & redigé en un corps de Doctrine, tous
les dogmes épars dans cet Auteur, & dans
tous les autres Ecrivains Grecs. Esprit né
pour observer, il a beaucoup enrichi l'Art :
Son style est mâle, élégant, précis ; c'est le
plus excellent Ecrivain qui ait paru depuis
Hippocrate, au jugement de M. Freind, qui
se plaint avec raison de ce que les Médecins
ne le lisent pas assez. On a vû dans mon *Traité du Vertige*, que c'est à Arétée qu'on doit les
principales Observations qui ont été faites

ſur cette maladie ; & c'eſt ſans contredit une ſource, où l'on pourroit en puiſer bien d'autres.

N'oublions pas Celſe & Lommius, quoique j'en ai déja parlé dans la vie de notre Auteur. Que le premier eſt bien digne d'être appellé le Prince des Latins ! Quel homme ſenſible aux charmes de la belle Latinité, ne l'eut pris pour un Rhéteur ? Et combien l'élégance & les fleurs de cet Ecrivain n'ont - ils pas ſéduit de Lecteurs ? Mais que les hommes ſont aveugles & injuſtes dans leurs jugemens ! Quoi, une perſonne qui parle & écrit bien , n'eſt propre qu'à jetter de la poudre aux yeux, & comme on dit, à dorer la pilule ! Ceux qui penſent ainſi, Celſe va les détromper. Quoique homme de condition, il exerça la Médecine, & la ſçût à fond, ainſi que la Chirurgie. Quoique beau parleur, & charmant Ecrivain, il montra les plus profondes connoiſſances. En Médecine, il porte d'excellens jugemens dans les plus grands différends. En matiere de Chirurgie, il oppoſe ſon propre avis à celui des autres ; & au ſujet de l'opération que les Grecs nomment αγκυλοβλεφαρος, qui eſt l'Art de remédier à la coaleſcence des paupieres entre - elles, ou avec le blanc de l'œil ; il dit qu'il ne ſe rappelle pas qu'aucun malade ait été rétabli par tel & tel moyen : *Ego ſic reſtitutum eſſe neminem Vidi.* Tom. II. p. 426. Preuve très-manifeſte qu'il aſſiſta toujours en perſonne au lit des malades, & aux Operations de Chirurgie. Celſe paroît avoir vécu du tems d'Auguſte ; il eſt plus jeune que Thémiſon. Puiſque cet Auteur traite toutes ſes matieres avec autant d'ordre, de clarté, & de vérité, que d'agrémens, M. Freind n'a pas tort de se mocquer de tous ces petits Juges subalternes, qui ont prétendu, avec M. Danet, que jamais Celse ne fut Medecin, & ne mérita ce Titre.

Lommius, quoique bien moderne, en comparaison de Celse, se présente cependant après lui, par la force & l'énergie de son style, qui est très-agréable à lire. Il a suivi avec un jugement exquis & une exactitude scrupuleuse, le chemin frayé par les anciens, dans les excellentes descriptions qu'il nous a laissées; & de-là vient que personne n'a fait en si peu de mots, l'Histoire d'une aussi prodieuse multitude de maladies.

§. XV.

Celui-ci ramassa ce qui étoit fort épars, sçût digérer & éclaircir les choses confuses & embroüillées; mais comme il étoit honteusement asservi à la Philosophie des Péripatéticiens, il expliqua tout suivant leurs principes, & par conséquent s'il contribua beaucoup aux progrès de l'Art, il n'y fit pas moins de dommage, en ce qu'il eut recours aux Elemens, aux qualités cardinales, à leurs dégrés & à quatre humeurs, par lesquelles il prétendoit avec plus de subtilité que de vérité, qu'on pouvoit expliquer toute la Médecine.

Galien parut 140 ans après Jesus-Christ, la 14e. année du regne d'Adrien, il fleurit dans le tems d'Antonin, & vécut jufqu'à l'Empire de Severe. Je ne dirai rien de fa vie, elle a été donnée par un Jéfuite, nommé Philippe Labbe, & d'ailleurs Galien en expofe une grande partie, & l'intérieur même de fon ame, dans un de fes Ouvrages (*de Præcognitione.*) Il fuffira donc d'abord de faire connoître cette célebre hypothéfe, par laquelle il crut pouvoir rendre raifon de toutes les obfervations, tant de la Phyfique, que de la Médecine même. Il prétendoit »» que »» les corps étoient faits d'une matiere infor-»» me, étenduë fuivant trois dimenfions, lon-»» gueur, largeur & profondeur, & d'une »» forme fubftantielle qui donnoit à la ma-»» tiere telle façon d'être & de paroître ; que »» parmi les conditions qui manifeftoient la »» nature des corps, il y avoit quatre qualités »» radicales ou primordiales, diftinctes des »» Elémens, qui avoient été mal-à-propos »» confonduës avec elles par un Difciple d'A-»» thénée ; fçavoir, le chaud, le froid, l'hu-»» mide & le fec, par lefquelles qualités s'ex-»» pliquoient toutes les actions des corps : que »» de-là naiffoient les Elémens primitifs, dif-»» tincts des qualités, le feu, l'air, l'eau & la »» terre, dont la diverfe combinaifon déter-»» minoit la nature de tous les corps, dans lef-»» quels fe trouvent les quatre Elémens qu'on »» vient de nommer ; que le feu étoit ou conf-»» tituoit le chaud & le fec : l'air, le chaud & »» l'humide : l'eau, le froid & l'humide ; & la »» terre enfin, le froid & le fec : qu'il y avoit »» dans le corps humain quatre humeurs pre-»» mieres ; la bile qui répond au feu ou au »» chaud & au fec ; le phlegme qui eft analo-»» gue à l'eau, ou au froid & à l'humide ; le

fang

» fang qui répond à l'air ou à l'humide, &
» enfin l'atrabile qui eſt froide & ſeche com-
» me la terre, ces humeurs combinées, &
» conſervant les qualités de leurs Elémens,
» forment les différens tempéramens ; les dé-
» grés de ces qualités varient conſidérable-
» ment, en ce qu'ils ſont ſuſceptibles d'aug-
» mentation ou de diminution : ainſi la cha-
» leur a quatre dégrés, dont le premier en-
» tretient la chaleur naturelle, le ſecond fait
» la fiévre, le troiſiéme, l'inflammation, &
» le quatriéme le ſphacele. Les mêmes vertus
» ſe trouvent dans les médicamens, qui ont
» non-ſeulement les mêmes qualités, mais les
» mêmes dégrés de ces qualités : par conſé-
» quent ceux qui ſont chauds potentiellement
» & non actuellement, rétabliſſent au premier
» dégré, la chaleur vitale, au ſecond, don-
» nent la fiévre, au troiſiéme l'inflammation,
» brûlent ou gangrenent, au quatriéme. Le
» grand art conſiſte donc à bien connoître les
» qualités & les dégrés de ces qualités, & ceux
» des maladies & des remedes mêmes. Car
» ſuppoſant que le froid d'une fiévre quarte
» montât preſqu'au quatriéme dégré, que la
» chaleur fût à peine d'un demi troiſiéme dé-
» gré, que la maladie ne différât du plus grand
» froid que d'un autre demi dégré ſeulement,
» & qu'à cet égard le froid de la pituite ſur-
» paſſât le feu de la bile, il faut donner des
» remedes chauds d'un demi troiſiéme dégré,
» qui redonnent au corps cette chaleur mo-
» derée qui lui eſt ſi ſalutaire, comme la Thé-
» riaque. C'eſt pourquoi l'Euphorbe qui eſt
» un remede très-chaud, doit être corrigé
» par l'Opium qui eſt très-froid.
Juſqu'ici Galien. Ce que M. Q. dit dans ſon

Traité de l'Economie animale, au sujet des tempéramens, pourroit aller de pair avec ce système, si son Roman avoit la même subtilité. Cet art seroit sans contredit bien admirable, en ce qu'il pourroit très-aisément se réduire à un simple calcul ; c'est dommage qu'une imagination péripatéticienne en ait jetté les fondemens. L'Eau forte n'agit, ni par chaud, ni par froid, ni par aucune des facultés Galéniques, mais par le sel dont elle est saoulée. Le Mercure guérit la Vérole par sa pésanteur, par sa pénétrabilité, &c. les dégrés des maladies & des remedes ne peuvent se connoître que par les signes des unes, & l'effet bien observé des autres, & non par une spéculation vive & rapide, qui nuit toujours aux Sciences, lorsqu'elle est faite hors du sein de la nature. Il faut convenir que la brillante invention de Galien a fait plus de tort à la Médecine, que toutes ses vastes connoissances ne lui ont servi. Ceux qui sont venus après cet Auteur, charmés, séduits par sa grande érudition & son éloquence, ont admis sans balancer tous les points de sa doctrine, & n'ont eu garde de penser à rien innover dans un art qu'ils croyoient élevé à sa plus grande perfection. Ce qui est très-vrai de l'Anatomie, de la Théorie médicale & des vertus des médicamens, sur quoi on n'a rien ajouté pendant près de 14 siécles. Il n'en a pas été ainsi de la Botanique, de la Thérapeutique, de la Pharmacie, de la Chirurgie ; ces Sciences ont fait de grands progrès depuis Galien, quoiqu'il en ait lui-même si amplement traité, que la vie de l'homme paroît à peine suffire à de si grands travaux. Très-versé dans la doctrine d'Hippocrate, d'Hérophile,

d'Erafiftrate, des Afclépiades, des Péripatéticiens, de tous les Médecins Empyriques &
méthodiques, il nous a confervé plufieurs
monumens curieux qui ne fe trouvent point
ailleurs ; l'hiftoire des maladies rares qui fe
préfenterent à lui dans le cours de fa vafte
pratique, d'excellentes notions fur le pouls
dont il eut une grande connoiffance ; enfin
le fyftême bien rédigé de prefque toutes les
chofes alors connues. Habile Dialecticien,
Phyficien, beau génie, imagination fé-
conde, Ecrivain pur, élégant, Praticien
employé au plus honorable exercice de fon
Art, grand homme en général, fçavant dans
toutes les parties de la Médecine : que n'a-t'il
pas été ? bon Médecin.

§. XVI.

Après le fixiéme fiécle, on perdit en
Europe prefque jufqu'au fouvenir des
Arts. Ils furent détruits par des Nations Barbares, qui vinrent du fond du
Nord, & qui abolirent avec les Scier-
ces tous les moyens de les acquérir,
qui font les Livres. Depuis le neuviéme jufqu'au treiziéme fiécle, la Médecine fut cultivée avec beaucoup de fubtilité par les Arabes, dans l'Afie, l'Afrique, & l'Efpagne. Ils augmenterent &
corrigerent la matiere médicale, fes préparations, & la Chirurgic. A la vérité ils
infecterent l'Art plus que jamais des vices Galéniques, (15.) prefque tous

ceux qui les ont suivis ont cependant été leur Partisans. En effet, les Amateurs des Sciences étoient alors obligés d'aller en Espagne chez les Sarrasins, d'où revenant plus habiles on les appelloit Mages par dérision. Or, on n'y expliquoit dans les Académies publiques que les Ecrits des Arabes ; ceux des Grecs étoient presque inconnus, ou du moins on n'en faisoit aucun usage.

L'Histoire de la Médecine a été écrite par M. le Clerc jusqu'au tems de Galien. M. Freind commence où l'autre finit. L'Histoire devient plus intéressante, & par elle-même, & par la maniere dont elle est traitée, elle s'approche peu à peu de nos jours, & l'on s'instruit où l'on ne croyoit que s'amuser. Tous les Connoisseurs font grand cas des œuvres de cet illustre Anglois ; c'est par les graces de la plus pure Latinité, qu'on est attiré à une source des plus profondes connoissances. Ce beau génie a porté le flambeau de la démonstration dans le sein de la Médecine même.

Après Galien, on compte ordinairement cinq Médecins de réputation ; 1°. Cœlius Aurelianus, méthodique, à qui nous devons plusieurs monumens de l'Antiquité. Cet Auteur aussi étendu qu'exact dans les descriptions qu'il fait des maladies, en distingue les signes & les classes avec pénétration, & montre partout de l'ordre & du jugement dans le plan de son Ouvrage. Mais son Latin est aussi dur, barbare & dégoûtant, que celui des Mé-

decins eft ordinairement plein de douceur &
d'élégance. 2°. Oribafius qui nous a auffi
confervé plufieurs chofes des Livres perdus
fur la pratique, l'Anatomie & la matiere Médicale, & a fçû raffembler ce qui fe trouve
épars çà & là fans ordre, furtout dans Galien;
mais cela ne fait qu'un Ecrivain laborieux,
bien au-deffous du précédent. 3°. Ætius,
grand Chirurgien, mais trop grand faifeur
de formules. 4°. Trallianus, qu'on ne doit
point confondre avec les Compilateurs. Il
donne quelquefois dans la charlatanerie,
dans la magie, dans la fuperftition, & eft
un peu trop diffus dans les remedes qu'il pref-
crit; mais à quelques termes près, étrangers
& barbares, fon ftyle eft concis & expreffif,
rien n'eft oublié par rapport aux diftinctions
des maladies qu'il expofe; c'eft-là où il ex-
celle, & il n'ordonne que des médicamens
dont une expérience confommée lui a fait
connoître les vertus.

Détruits. La deftruction des Empires fuit
toujours celle des Arts, ils tomberent à Rome
avec les forces de l'Etat. Une incurfion de
Peuples féroces qui vinrent fondre du fond
du Nord, détruifit tout ce qui en reftoit. Ce
fut le V. fiécle, témoin de tant de calamités,
qui vit naître ces tems malheureux où les
hommes ne fongeant qu'à vivre, cefferent
d'afpirer aux charmes de la fageffe. Ces Barbares brûlerent les Ecoles, les Bibliothéques,
& faccagerent tout. La Langue Latine périt
la premiere; les Lombards, alors maîtres de
l'Italie, la corrompirent par un mélange de
termes étrangers & barbares, qui infecterent
toute l'Europe. Tel fut le fort des Lettres
depuis le VI. jufqu'au VII. fiécle, où s'éleva

Mahomet, fourbe infigne & adroit, qui fentant tout le danger de l'efprit & du fçavoir, établit une religion formellement ennemie des Beaux Arts, quoiqu'il fçût lui-même la Médecine, fur laquelle il écrivit des Aphorifmes. Bientôt la nouvelle Secte fut répanduë dans la Paleftine, dans l'Arabie, dans l'Egypte ; la Langue Arabique fut préférée à toutes les autres, tant dans les Lettres, que dans la Théologie : les Grecs furent traduits, & les Arts enfeignés en cette Langue.

Au VIII. fiécle, l'Efpagne, où les Beaux Arts s'étoient réfugiés, fut fubjuguée par les Sarrafins d'Afrique. Cette ingénieufe Nation jouiffant d'une paix affurée par la victoire, apprit peu à peu à feuilleter les Livres Grecs traduits, & toute la Nation vers le X. fiécle, brûla d'une telle ardeur pour toutes les Lettres, qu'on établit à Maroc une Ecole où les Etudians étoient nourris gratuitement, & où peu à peu l'on fit une excellente & nombreufe Bibliotheque. Mais l'Ecole de Tolede fut encore bien plus célebre. Tous ceux qui vouloient fe diftinguer dans les Sciences, y accouroient en foule pour apprendre la Médecine & les Arts. Les Etudians à leur retour en Italie, y répandirent les Livres des Arabes, les feuls qu'on put trouver ; & comme ils parurent au Peuple, toujours fot admirateur de ce qu'il ignore, d'une capacité fupérieure, ils paffoient pour tenir leurs grandes connoiffances de ces démons qu'on avoit imaginés venir enfeigner les Beaux Arts dans une caverne voifine de Tolede : Fable enfantée du moins par la célebrité de cette Ecole.

Les plus fameux Médecins Arabes, furent,

1°. Rhazés qui parut au X. siécle, & fut l'Ecrivain le plus pur & le plus reſſemblant aux Grecs. C'eſt le *Sydenham* de l'Arabie, tant il a ſurpaſſé tous ſes Contemporains dans ſon Traité de la petite Vérole, dont M. Freind a fait un Extrait long & circonſtancié. 2°. Avenzoar, Médecin dogmatique, le premier des Arabes Eſpagnols. 3°. Avicennes, Médecin médiocre, mais Philoſophe diſtingué & ſubtil Métaphyſicien. 4°. Averroës, Commentateur d'Ariſtote, qui crut que ſans lui la *raiſon ne voyoit goute*, & que le *bon ſens radotoit*, & obſcurcit toute la Médecine par le verbiage des Péripatéticiens. 5°. Enfin, Meſué, qu'on croit être le même que Jean Damaſcêne, Chrétien, qui exerça la Médecine à la Cour d'Aaron Alraſchid, & donna avec beaucoup de ſuccès dans la Pharmaceutique.

En général les Arabes ont rendu de grands ſervices à l'Art. Ils ſe ſont diſtingués dans la Botanique, & principalement dans la Pharmacie, qu'ils ont les premiers ſoumiſe à la Médecine, & dont ils ſont en quelque ſorte les Créateurs. Freind parlant d'Actuarius, nous apprend que les Arabes ſont les premiers qui ayent introduit la Chymie en Europe, ou qui l'ayent du moins conſidérablement augmentée, car les Grecs la connurent à peine. Ils nous ont fait mieux connoître l'utilité & l'action des Aromats & des purgatifs doux, tels que la Manne, le Séné, la Caſſe, la Rhubarbe, &c. La plûpart des compoſitions de nos Apoticaires conſervent encore les noms qu'il leurs ont donnés; les Sirops, les Juleps, les Looks, & tant d'autres, ſont originairement tirés des noms Arabes; & quoi-

qu'ils ayent presque tous été Compilateurs
des Grecs , ils inventerent cependant de meilleures façons de traiter les maladies aiguës,
& firent encore plus de progrès dans la Chirurgie que dans la pratique; la raison en est,
que n'osant par pusillanimité approcher des
cadavres , à peine ont-ils eu quelque teinture
d'Anatomie. La théorie de Galien les mit
dans le goût de l'abstrait, doüés d'un génie
pénétrant, propre à réflechir , mais trop ami
des subtilités métaphysiques , ils firent leurs
plus cheres délices de Galien & d'Aristote.
La gloire des uns consistoit à réduire leurs
systèmes en abregé, celle des autres à les
commenter. Heureux qui pouvoit faire voir
que son opinion étoit conforme à la leur ;
c'étoit le seul moyen de mettre fin à toutes
les disputes, & de réunir tous les suffrages.

§. XVII.

Cela dura jusqu'au tems d'Emmanuel Crhysoloras , de Theodore Gaza ,
d'Argyropulus , de Lascaris , de Démé-
trius Chalcondylas , de George de Tré-
bisonde , de Marius Mysurus , qui , ainsi
que d'autres firent ensuite, interpréte-
rent à Venise & ailleurs des Manuscrits
Grecs , tirés de Byzance , firent revivre
la Langue Grecque, & mirent en vogue
les Auteurs Grecs vers l'an 1453. &
comme l'Imprimerie venoit d'être découverte , Alde publia avec succès les
Oeuvres des Médecins Grecs. C'est

sous ces heureux aufpices, que la doctrine d'Hippocrate fut reſſuſcitée, &
ſuivie par les François. Alors Arnauld
de Villeneuve, Raymond Lulle, Baſile
Valentin, Paracelſe introduiſirent la Chymie dans la Médecine & la Phyſique.
Les Anatomiſtes ajouterent leurs expériences à celles des Chymiſtes. Ceux
d'Italie travaillerent avec ardeur à l'e-
xemple de Jacques Carpi, qui ſe diſtingua le premier dans l'Art Anatomique.

Emmanuel. Tous ceux-ci furent Grammai-
riens, & l'un d'eux, Theodore Gaza, tra-
duiſit Théophraſte en Latin avec plus de hardi-
eſſe que de vérité. L'Ecole de Salerne ayant
été établie par Charles le Grand, Conſtan-
tin l'Africain commença à interpréter les
Arabes dans le XI. ſiécle. Ce goût des Lettres
fut inſpiré aux Italiens par les Eſpagnols,
lorſque la Nation eût enfin recouvert ſa patrie. La barbarie commença deſlors à ſe diſſiper, mais lentement, tous les eſprits étant
aveuglés par le preſtige du Péripatétiſme.
Pendant tout le XV. ſiécle les malheureux
Grecs fuyant les ruines de leur patrie, ap-
porterent avec eux en Italie, leur Langue,
& comme autant de Dieux Pénates, leurs
Livres, monumens de leurs Ancétres, vraies
ſources d'Erudition. Alde, riche Imprimeur,
publia Théophraſte & Ariſtote en 14 9. Dioſcoride, en 1506. Galien, en 152 . Hippocrate, en 1526. Pauli, en 1528. On ceſa
d'interpréter Avicennes; Galien qui ſortit

C v

ſeul du vaſte ſein des Arabes, & parut plus
pur qu'eux, fut bientôt éclipſé lui-même &
mis en oubli. On eut une meilleure doctrine
de Mercurialis , de Guinterus, de Fuchſius,
de Linacre , &c. enfin Hippocate parut en
France au XVI. ſiécle avec toute ſa ſplen-
deur. Brilleau, Sylvius, Fernel, Hollier,
Baillon, Duret, Pietre, Jacotius, Heurnius,
Fœſius, noms immortels, pour avoir fait revivre la ſaine doctrine du Fondateur de l'Art!
Duret, docte Commentateur des Coaques,
Fernel, heureux Praticien, Ecrivain élégant, eſprit pénétrant, & propre à ſe faire
de nouvelles routes ; Baillon, dont les *Ephé-
mérides* ſont marquées au coin de l'ancienne
Gréce : vous enfin, heureux Diſciple de Cal-
chondylas, Linacre, parfait modéle des Médecins , ceux qui ne vous reſſemblent pas ,
ſont indignes de l'être!

Je paſſe ſous ſilence bien d'autres illuſtres
Perſonnages, tous fort au-deſſus de mes éloges , & tous employés à ſecouer le joug des
Arabes, & à reſſuſciter la Médecine dogmatique avec toute ſa bienfaiſance. Mais tandis
que les François, Hippocrate en main , ren-
verſent les Galéniſtes & les Arabes, on leur
fait encore moins de quartier en Suiſſe & en
Allemagne. C'eſt de Paracelſe & de Vanhelmont dont je veux parler. Le premier, Pro-
feſſeur de Phyſique & de Médecine à Baſle
en 1527. ſubſtitua le Sel, le Souffre & le
Mercure aux Elémens d'Ariſtote & des Péripatéticiens , & voyant les trop doctes diſpu-
tes des Arabes & des Galéniſtes, tout-à-fait
ſtériles, fut, après Roger Bacon, vrai pere
de la Chymie , le Créateur d'une nouvelle
Secte, qui eut tant de crédit en peu d'années

qu'il ne fut plus poffible de devenir Médecin
d'une certaine volée, fans être Chymifte de
profeffion. C'étoit une néceffité abfoluë de
guérir, ou plutôt de tuer par la Chymie.
Les Partifans mêmes d'Hippocrate l'invo-
quoient en fecret, comme plus puiffante que
la Pharmacie. Les formules des Arabes,
foibles de leur énormité, étoient fans vertu,
tandis que l'Opium, le Mercure & le Tur-
bith minéral, remedes alors inconnus en
Allemagne, devoient, du moins quelquefois, faire des miracles en des mains auffi har-
dies que celles de Paracelfe ; auffi dans fa plus
grande mifere il lui vint tant d'argent, que
le bon Oporinus affure que le Diable le lui
fourniffoit. Le fecond, c'eft Vanhelmont,
Médecin médiocre, mais au fait des myfte-
res de la Chymie les plus fecrets, d'un génie
pénétrant, vif, fubtil, contentieux, fait
pour la difpute, hardi, entreprenant, Phyficien, Logicien, homme d'une imagination
forte & brillante dans fes travers les plus
extravagans ; Vanhelmont, dis-je, inftruit
de toutes les opinions de Galien & des Arabes, au fait de l'Anatomie de Véfale, &
éclairé de fes propres expériences, les employa avec la plus grande hauteur. Philofophe par le fer, il fit voir tout le néant des
Ecoles, il battit les Scholaftiques à plattes
coutures, & leur fit, pour ainfi dire, mordre
impitoyablement la poudre de leurs Ecoles.
Il brilla dans le XVII. fiécle, eut d'autres
principes que Paracelfe ; au lieu de la puiffance & de l'influence des Aftres que celui-ci
ajouta à fes Elémens Chymiques, il inventa
l'archée, les femences, le duumvirat, &
tant d'autres vifions qui ont étourdi fur fon

C vj

compte le jugement de Guy Patin. Ceux qui voudront sçavoir plus en détail l'histoire de ces deux fameux Chymistes, peuvent la lire dans la Chymie de Boerhaave, dans la Chymie de M. Senac, dans la Médecine Raisonnée de M. Hoffman, & dans le Traité des Maladies Vénériennes de M. Astruc. Mais Vanhelmont voulant guérir l'art des playes qu'il avoit reçûës, lui porta d'autres atteintes encore plus rudes, préférant ses idées brûlées de laboratoire à la saignée qu'il condamna dans tous les cas. Après Vanhelmont, Sylvius de le Boë fit regner la Chymie à Leyde, & c'est à lui qu'on doit cette Ecole publique de Chymie qui y est aujourd'ui établie, & si bien remplie par M. Gaubius. C'est ainsi qu'on négligea les causes, les tems, les changemens des maladies qu'on substitua aux végétaux des remedes brûlés, & que la sage Médecine d'Hippocrate se vit, peu de tems après son espece de résurrection, attachée en esclave au char triomphant de la Chymie. Nous ne donnons point dans les extravagans préjugés de ceux qui, à l'exemple de Guy Patin, ne veulent aucunement en entendre parler, & s'imaginent que les préparations Chymiques sont des Poisons: nous ne voudrions pas non plus être aussi réservés que Sydenham; le peu de connoissances qu'il avoit de la Chymie, le privoit des bons remedes qu'il en eût pû tirer, & ses préjugés l'empêcherent long-tems d'oser se servir d'une Limonade minérale, faite avec l'Esprit de Vitriol, à laquelle il est cependant obligé d'avoüer qu'il a dû la conservation d'un grand nombre de malades. Mais pour trancher court, la Chymie est comme la Chirurgie, excellente, en tant que soumise à la Médecine, détestable, si elle ose lever la tête, agir seule, & maîtriser sa propre Maîtresse.

Carpy. Mundinus fut le premier qui publia une Anatomie en 1315. Ensuite Jacques Beranger Carpy cultiva le premier l'Anatomie humaine & comparée avec un grand succès. C'est aussi le premier qui nous ait donné des Planches Anatomiques, comme on le voit dans la Bibliographie Anatomique de Douglas. Il fut grand Chirurgien, & gagna des biens immenses par le bon usage qu'il sçut faire du Mercure dans la Vérole, qui faisoit du tems de cet Auteur de terribles ravages. Mais M. Astruc a solidement réfuté l'erreur de ceux qui pensent qu'il ne fut pas Docteur en Médecine, & qu'il employa le premier ce merveilleux fossile dans cette maladie. Carpy donna, outre ses Commentaires sur Mundinus, qui parurent en 1521. sa propre Anatomie en 1523. & certainement dans ces deux Ouvrages, il s'y trouve un grand nombre de bonnes choses peu connues même des Anatomistes modernes. Après lui Vésale en 1539. commença à se montrer parfait Restaurateur de l'Anatomie, & le même XVI. siécle vit naître Eustache, Fallope & tant d'autres, dont nous aurons si souvent occasion de parler.

§. XVIII.

Tel étoit l'état de la Médecine jusqu'à l'immortel Harvey, qui renversa par ses démonstrations toute la théorie de ceux qui l'avoient précédé, éleva sur ses débris une doctrine nouvelle & certaine, & jetta ainſi la baſe fondamentale de l'Art de guérir.

Enfin parut l'immortel Harvey, qui par ſes beaux écrits de la *circulation du ſang* & de la *génération des Animaux*, délivra l'Art du honteux eſclavage où les Galéniſtes, les Arabes & les Chymiſtes, le faiſoient gémir. Il éleva ſur les débris de toutes ces Sectes, une doctrine que l'éternité des tems ne pourra ébranler, & fit, pour ainſi dire, tomber d'un ſeul coup toutes les têtes des Hydres, ou des monſtres de vanité que la Métaphyſique & les Fourneaux avoient enfantés. On ſçut dès-lors que l'homme n'eſt qu'un Etre Phyſique, dont tous les attributs dépendent tellement du mouvement du ſang en cercle, que ne pouvant ſubſiſter ſans lui, il faut de toute néceſſité qu'ils périſſent avec lui. Le goût de l'obſervation ſe réveilla par-là chez les bons eſprits; & Harvey eut cette ſatisfaction ſi flateuſe de voir tous ſes Contemporains forcés de ſuivre le chemin qu'il leur avoit tracé, & d'embraſſer ſon opinion. Je diviſerai donc la Médecine en Ancienne & en Moderne. L'Ancienne, eſt celle qui a précedé Harvey, & la Moderne, eſt celle qui l'a ſuivie, & qui ne change rien à l'autre, mais ſert à l'expliquer. Les Obſervations d'Hippocrate n'en ſont-elles pas plus admirables, puiſque la théorie des Modernes s'accorde avec elles? Et n'eſt-ce pas en même tems une preuve de la vérité de nos lumieres, puiſque tous nos raiſonnemens ne portent que ſur des faits conſtatés pendant une longue ſuite de ſiécles? J'oſe dire qu'à cet égard la Phyſique proprement dite, n'eſt pas ſi avancée que la Médecine. Les Académies amaſſent à la vérité bien des faits, & elles ont raiſon de s'en tenir-là. Mais quand viendra, pour ainſi dire, cette heureuſe *circulation* de raiſons qui les expliquera tous, & fera un ſyſtême complet? Il faut cependant convenir que depuis Harvey on n'a cependant pas renoncé au plaiſir de bâtir des hypothèſes. Deſcartes & ſes Diſciples, Craancer, Bontekoë, Regius, Blanchard, Waldſchmid, &c. ont abuſé de la plus belle découverte pour diverſes théories, pour expliquer l'action du cœur, pour expliquer toutes les maladies par l'acide & le viſqueux mélés enſemble, &c. On a vû les fermens, les archées, les cribles, l'air étranger, s'introduire hardiment en Médecine depuis Harvey. N'eſt-ce pas par l'acide des eſprits animaux, de la lymphe, de la ſalive, du ſuc pancréatique en efferveſcence avec la bile alkaline, que Sylvius a expliqué la préparation du chyle, le mouvement du cœur, & la nature des fiévres intermittentes & continuës? pour ne rien dire ici de Doleus, de Havers, de Willis, &c. De notre tems les Italiens & les Anglois ont donné dans les ſyſtêmes les plus ſubtils. Les Italiens different des Méchaniciens, & ceux-ci mêmes, entr'eux. L'un ne reconnoît, par exemple, que la trituration pour cauſe de la digeſtion, l'autre veut un commencement de fermentation avec elle; perſonne ne cultive l'art ſans hypothèſe; ſi on differe, c'eſt ſeulement en dégrés. Mais qu'on conſidere qu'il eſt impoſſible que l'Art ſoit lié partout, & n'ait pas de fréquens *hiatus*, qu'on n'ait pas la vanité de remplir ces vuides de ce qu'une imagination chaude & vive peut ſuggérer ; enfin qu'on ne dédaigne point un Art court, & , pour ainſi dire, coupé par morceaux, & je promets qu'on aura une Médecine à l'abri du poiſon des hypothèſes : Projet digne de l'attention des Médecins , & qui intéreſſe plus que tout autre la ſanté des Citoyens.

§. XIX.

Cette Science eſt donc aujourd'hui dégagée des préjugés & des erreurs de toutes les Sectes , & ſi elle a fait tant de progrès ; à qui les doit-on , ſi ce n'eſt aux découvertes qu'on a faites dans l'Anatomie, dans la Botanique, dans la Chymie , dans la Phyſique , & dans les Méchaniques , & aux obſervations de pratiques ?

Nous ſommes donc enfin en droit de conclure. 1°. Que la Médecine n'étoit autrefois qu'un recüeil fidéle de ce qu'on avoit obſervé. 2°. Qu'on penſa enſuite à rechercher par les voyes du raiſonnement les cauſes des expériences qui ſe préſentent. 3°. Que la premiere partie n'a pû tromper, & a toujours été également évidente, utile, & néceſſaire , au lieu que la derniere a été douteuſe , incertaine , ſujette à changer, & différente en effet preſque dans chaque Secte ; de ſorte que cependant en faiſant un bon uſage de ſa raiſon & de ſes

connoiffances, ont peut aujourdh'ui rendre la Médecine rationnelle auffi certaine que la Médecine empyrique qui l'a
précédée.

Celui donc qui ne voudra pas faire de
l'Art, une efpece de chaine, dont toutes les
parties fe tiennent, mais qui rejettant avec
une judicieufe févérité tout ce qui a été dit,
fans être démontré, ramaffera feulement tout
ce que les Anciens & les Modernes nous ont
appris de vrai & d'indubitable dans toutes
les parties de la Médecine, celui - là feul
pourra fe vanter de poffeder un Art libre des
préjugés de toutes les Sectes. C'eft ainfi
qu'Hippocrate a été fans Secte, parce qu'il
n'a propofé que des Obfervations vrayes,
& qu'on n'a pû fe difpenfer de recevoir. Depuis ce Médecin on a fait bien des Livres ;
& fi, comme dit Montaigne, on en peut faire
un bon des plus mauvais, il n'y auroit qu'à
recueillir toutes les propofitions évidentes
qui ne fouffrent aucune difficulté, afin de
les donner comme autant d'axiômes dans
l'Art, & c'eft le feul moyen d'y avancer à
pas de Géant.

Secte. Il faut dire plus clairement ce que
nous entendons par Secte ; c'eft un certain
nombre d'hommes qui ont reçû une opinion
probable, mais qui n'eft cependant pas affez
évidente, pour qu'un efprit droit foit forcé
de l'admettre. Tout ce qui eft d'une Secte,
doit donc être diftingué de l'obfervation.
Quand le *Caufus,* ou la fiévre ardente eft à
fon plus haut dégré ou à une extrême chaleur ; voilà un fait évident, il faudroit être

dépourvû de tout bon ſens, pour n'en pas convenir. Mais Galien dit qu'elle vient de l'excès de la bile, d'autres, petits *Médicaſtres*, d'une bile exaltée, volatiſée, &c. Vanhelmont l'attribuë à la fureur de ſon Archée. Toutes ces choſes ſont incertaines, & tiennent aux Seétes qui les ont débitées. Si l'on veut conſerver l'Art dans cette pureté, & cette ſalubrité, dont on a reſſenti les effets dans tous les tems, il ne faut admettre que ce qui a été fidélement & conſtamment vû, ou ce qui s'enſuit ſi clairement, que ce fut manquer de bonne foi, que de nier la juſteſſe de la conſéquence. Nous avons une foule d'expériences Phyſiques, Méchaniques, Anatomiques, Botaniques, Chymiques, & Pratiques : Nous devons les admettre, comme telles, ſans y laiſſer rien ajouter, que par le raiſonnement le plus ſévére. Tout ce qu'un bon Anatomiſte voit dans un cadavre, dans un animal vivant, eſt vrai : les mémes choſes paroîtront vrayes à la poſterité, dans Galien, comme dans Winſſow. Ce n'eſt que lorſque la connoiſſance des parties nous conduit à leur uſage, que nous pouvons nous égarer, comme il arrive ſouvent. La fabrique, la ſituation, la proximité des parties, tout ce qui eſt en un mot apperçû des ſens, eſt vrai ; mais l'action des fluides, comme des ſolides ſe dérobe aux yeux, & par conſéquent doit être regardé comme incertaine. Voilà le vrai doute méthodique, qui eut empêché le grand Deſcartes de tomber de ſi haut.

Nous appliquerons la même façon de penſer à la Chymie. Cette belle ſcience n'eſt autre choſe que l'obſervation des changemens des corps mêlés, combinés entre-eux,

& exposés au feu qui les pénétre. Si les Chymistes se contentent de nous faire part de leurs expériences, ils ne peuvent nous tromper : mais si la demangeaison de raisonner les empêche de s'en tenir-là, & qu'ils tirent des conséquences avec peu de justesse ; c'est-à-dire qu'ils appliquent des Phénoménes d'un corps aux Phénoménes d'un autre corps, & enfin au corps humain, dans lequel ils ont la fureur de transplanter leurs Laboratoires ; alors l'erreur est amenée par le mauvais raisonnement. Le sel fixe de Tachenius est bon dans une Hydropisie naissante ; cela est vrai : mais comment ce sel opére-t'il ? Suspendons notre jugement sur les explications qu'on en donne. Une once d'Antimoine purge doucement, & la chaux de ce minéral, cause des vomissemens énormes. Ce Phénoméne est vrai ; & les raisons qu'on en donne peuvent être vagues & arbitraires. Un certain dégré de feu éléve du sang, de l'eau, du sel, de l'huile ; & il reste au fond du vase une terre morte. Donc, il y a dans le sang de tels sels, de telles huiles. Conséquence fausse. L'Analyse des corps faite par le feu nous trompe ; les principes sont changés par l'action de cet Elément. Le Chymiste ne peut donc nous tromper, que comme Philosophe.

En Botanique, les caracteres arbitraires & les vertus des Plantes peuvent nous induire en erreur, & non leurs genres, ni leurs caracteres primitifs, émanés de Dieu ; car ils sont immuables comme lui-même. Tout Physicien qui expose fidélement les Phénoménes des corps est digne de notre vénération ; mais s'il entreprend d'en approfondir

les caufes, fon jugement fe dégrade le plus
fouvent ; il devient fyftématique , & par
conféquent l'erreur n'eft par loin. Les Loix
de la Méchanique font éternelles, mais il
faut bien connoître les corps aufquels on les
applique. L'Aiman peut nous fervir d'exemple. Nous fçavons que tous les corps fubli-
naires gravitent : Voilà la Loy générale dans
laquelle l'Aiman eft compris. Mais pour cela expofera-t'on par les Loix de la péfanteur , la propre effence de l'Aiman ? Non,
cette Pierre contient des vertus tout à fait
finguliéres, propres , individuelles, & très-
éloignées de la pefanteur : tombant librement , elle s'arréte , dès qu'un autre Aiman
placé dans fon voifinage , fe préfente à fes
pôles dans la fphére de leur action. Rien donc
de plus évident que les axiòmes généraux
de la Méchanique , & rien de plus trompeur,
que ce que les Méchaniciens déduifent de
leurs régles , pour l'appliquer au corps de
l'homme. En effet, tout le but de leurs connoiffances eft de faire des épreuves fur les
corps, & du concert de ces expériences, d'inférer des regles générales , qui renferment
tous les corps fur lefquels ils ont opéré.
Mais il faut bien prendre garde de ne pas y
introduire les corps, qui n'ont pas, pour ainfi dire , paffé par la même étamine. Telle
Loy peut avoir lieu dans mille corps, & ne
pas s'obferver dans tel autre. S'appliquer à
connoître la maffe, la figure , & le mouvement de toutes les parties de notre corps, &
les forces qui en réfultent , au moyen d'un
calcul Géométrique, jufte & févérement appliqué : Voilà donc en quoi confifte le bon
ufage qu'un Médecin doit faire des Mécha-

niques ; mais il faut fans doute que cela fuppofe une tête bien faite, puifque parmi cette multitude d'Auteurs dont nous fommes inondés de toutes parts, il fe trouve fi peu de Médecins, nommés à jufte Titre Méchaniciens. Bellini, Borelli, Malpighi, Santorine, Baglivi, Bianchi, Lancifi, Pitcarn, Freind, Keil, Albinus, Brunner, Bergerus, Vater, Hoffinan ; parmi ceux-là qui fe font fort diftingués dans la Médecine Méchanique, que d'erreurs & de contradictions ne pourroit on pas faire voir ? On peut appliquer à de bien meilleurs Ecrivains que Sylvius, ce que Freind dit de lui, ,, que tout ,, le fruit que nous avons retiré de la lecture ,, de fes Ouvrages, c'eft que nous fommes ,, aujourd'hui forcés d'avoüer qu'il faut ou- ,, blier pour jamais la doctrine que nous ,, avons faifie avec le plus d'avidité. " Borelli, par exemple, pour mouvoir 20 ♯ de fang, employe une force de 180, 000 ♯. Keil ne veut qu'une ♯ pour en mouvoir cent. Ainfi voilà deux Mathématiciens qui font entre-eux ; comme 1 à 900, 000. Jurin, rejettant les deux hypothéfes, fait la force du cœur égale à 30 ♯ $\frac{1}{2}$. Ce peu d'acccord des Méchaniciens, ne donne-t'il pas aux Profanes, fujet de les calomnier ? ou plutôt n'eft-il pas honteux que tant d'erreurs naiffent du fein même de la vérité, & de la démonftration ? Encore une fois, n'appliquons-donc jamais au corps humain des Théorêmes, qui regardent des corps d'une autre nature connuë ; car tout ce qu'on nous a dit fur des tuiaux d'une réfiftance infinie, fur un liquide, qui n'eft ni compreffible, ni vifqueux, ne peut que porter à faux, étant appliqué à nos vaiffeaux qui font fléxibles, & élaſtiques, & qui contiennent des humeurs ſuſceptibles de compreſſion , & viſqueuſes.

Il faut encore raiſonner de la même maniere ſur la pratique ; puiſque ce n'eſt que la curation des maladies, elle eſt, & ſera toujours la même qu'elle étoit du tems d'Hippocrate : Mais ſi faute de connoître, ou de faire attention aux ſignes des maladies, on prend une maladie pour une autre ; ſi on exécute dans un tems de la maladie , ce qu'Hippocrate recommande dans un autre tems, il n'eſt pas ſurprenant que d'auſſi fauſſes applications nous égarent. Nous avons cela au-deſſus des anciens, qu'aucun préjugé , qu'aucune ſuperſtition , nulle autorité, ni ſcrupule ne nous ſéduit ; libre des nos volontés , nous n'acquieſçons qu'à la vérité des expériences , ou à ce qui en découle ſenſiblement. Ainſi , ſuppoſé que nous vivions moins long-tems qu'eux , & qu'ainſi nous puiſſions moins amaſſer d'expériences par nous-mêmes , nous avons encore plus d'avantage par toutes les connoiſſances , que des jours plus heureux nous ont découvertes, & par tous ces nuages de l'eſprit, que la raiſon a enfin diſſipés.

Pluſieurs choſes ont concouru à perfectionner l'Art. 1°. Les commerces litteraires devenus plus faciles par l'établiſſement des Poſtes & des Journaux. Le premier, *des Sçavans* parut en 1665. Tout le monde ſçait qu'on y publie tous les mois le mérite de chaque Livre nouveau, avec des Obſervations : combien de Livres tomberoient dans un éternel oubli, ſi ce Journal ne les annonçoit à tous les Sçavans ; on en ſent donc toute l'utilité, pour peu furtout qu'on réflechiffe qu'on ne peut avoir à meilleur marché, quelques connoiffances, fouvent fuffifantes d'un grand nombre de Livres qu'il eft impoffible d'acheter. Je ne parlerai point du Journal de Trévoux, de celui de Verdun, de Lipfic, de la Bibliothéque raifonnée, des differens Mercures & de tant d'autres Obfervations données fous divers titres & que tout le monde connoît. 2°. Les expériences devenues plus certaines par l'invention de toutes fortes de Machines, telles que la Machine pneumatique, ou le vuide de Boyle, l'injection de matiere céracée trouvée par Swammerdam en 1670. & fi fort perfectionnée par le grand Art de Ruysch, l'ufage des microfcopes perfectionné auffi par Lewenhoeck, la culture des Plantes Etrangeres, &c. 3°. Les Societés ou Académies littéraires établies en faveur de l'accroiffement de la Phyfique, de l'Hiftoire naturelle & de la Médecine, telles que celle de Londres, qui commença d'abord à Oxford, & dont la premiere Tranfaction parut en méme tems que le premier Journal des Sçavans : c'eft la plus ancienne de toutes les Académies. Celle de Paris fut établie en 1666. réformée en 1699. Depuis ce tems on donne tous les ans les excellens Mémoires des Membres de cette Académie, bien plus utile qu'on ne penfe communément, comme le fait voir M. de Fontenelle dans un excellent Difcours qu'il a mis à la tête du premier Volume. Je placerai ici la Societé des Curieux de la Nature, qui commença à paroître en 1620. Celle de Berlin, qui fut établie en 1710. Celle de Petropol qui n'a pris naiffance qu'en 1725. Celle de l'Inftitut de Boulogne, de Marseille & tant d'autres petites Académies subalternes. 4°. L'Anatomie. Depuis deux siécles, on a bâti un grand nombre d'Ecoles Anatomiques, & les cadavres ont été beaucoup plus communs qu'auparavant. De-là cette multitude de découvertes & une histoire des parties plus certaine & plus étenduë. Les vaisseaux lactés furent découverts par Gaspard Asellius en 1622. La circulation du sang par Harvey en 1677. (quoique plusieurs Auteurs en croyent voir des traces dans Hippocrate *des Alim.* §. IV. *des Songes*, §. VIII. *des Vens*, §. XXI. & *des lieux dans l'homme*, mais, à mon avis, sans aucun fondement.) Les vaisseaux lymphatiques, par Rudbeck & Bartholin, vers 1650. Le canal thorachique, par Pecquet, en 1552. Le canal pancréatique, en 1641. par Virsungus & Hoffman ; les conduits salivaires inférieurs, par Warthon, en 1652. Ensuite les supérieurs, par Sténon en 1661. Quelques-uns de ces conduits, par Rivinus & Bartholin, en 1678. La structure des oreilles, par Duverney, en 168;. Les nerfs, par Willis & Wieussens, en 1685. Les vaisseaux & la structure des visceres, par Ruysch ; les glandes, par Malpigihi & Boerhaave, les muscles, par Cowper, par Douglas, par Albinus, toute la sphere de l'Anatomie, par Heister, Winslow, & tant d'autres. 5°. La Botanique. Les Anciens n'avoient qu'une connoissance Empyrique d'un très - petit nombre de Plantes. Hippocrate en connut près de 300. Galien 600. Nous en connoissons aujourd'hui près de 2000. Tournefort dans un seul voyage ajouta 1356 nouvelles Plantes à celles qui étoient déja connuës.

Herman

Herman en ajouta bien davantage ; Pierre-
Antoine Micheli, plus de mille, pour *ne*
rien dire de Vaillant, de Mrs. de Juſſieu, & de
tant d'autres illuſtres Botaniſtes. Combien
de Jardins bâtis, de voyages entrepris aux
quatre coins du monde, de belles Planches
gravées, & d'autres moyens qui ont embelli
la Botanique, & nous ont procuré tant de
Médicamens nouveaux & efficaces ! mais c'eſt
au ſiécle paſſé que nous devons cette heureuſe méthode, par laquelle en examinant
quelque Plante que ce ſoit, de 2000, on en
rejette ſur le champ 1900, parmi leſquelles
celle qu'on cherche ne ſe trouve pas ; enſuite
par une autre marque, de 1000, on en laiſſe
900, & enfin parmi 100, en peu de minu-
tes, il n'en reſte plus qu'un petit nombre
parmi leſquelles on peut ranger celle qu'on
vient de trouver. C'eſt ainſi que la Botanique apprend non - ſeulement les ſignes
par leſquels une Plante ſe diſtingue de toute
autre, mais ceux par leſquels on peut mettre une Plante reconnuë dans ſa claſſe. Cette
méthode fut d'abord pratiquée par Céſalpin &
par ſon Imitateur Moriſon, enſuite embellie &
perfectionnée par Herman, mais bien mieux
encore par Tournefort qui la réduiſit en vrai
ſyſtéme, comme on peut le voir dans ſes *inſ-*
tituiones rei herbariæ ; d'autres ont encore
ajouté bien des choſes au ſyſtème de Tournefort, de ſorte que les progrès que cette
Science a faits depuis deux ſiécles nous font
entrevoir de loin quelque eſpece de perfection. 6°. La Chymie, que les Grecs ont à
peine connuë, & que les Arabes n'ont fait
qu'effleurer. Ce fut dans les derniers ſiécles
barbares qu'elle s'accrut, fut Empyrique &

riche en expériences difficiles. Roger Bacon, dont nous avons déja parlé, & que nous nommons ainſi pour le diſtinguer de l'autre fameux Bacon, Comte de Verulam, Chancelier d'Angleterre, homme d'un beau génie, donna en quelque ſorte naiſſance à ce bel Art. Mais il éleva bien plus la tête ſous Paracelſe, & regna dans la Médecine pendant 50 ans. Boyle fut le premier qui le détacha ou purifia du lucre ſordide & de cette ſoif des richeſſes dont il étoit infecté; il s'en ſervit pour connoitre la nature des corps. Elle ne commença donc qu'après lui à ſervir aux Uſages Philoſophiques, ſurtout entre les mains des Homberg, des Lemery, des Staahl, des Geofroy, des Boerhaave, &c. mais ce dernier eſt de tous ſans contredit celui qui s'eſt acquitté des plus grands travaux, & qui a vû de plus près la Nature la plus intime des Élémens. 7°. La Phyſique. Deſcartes a paru dans la nuit obſcure de la Phyſique, & l'a diſſipée; ſes propres erreurs ſont reſpectables en ce qu'elles ont applani le chemin de la vérité. Un goût plus décidé pour l'expérience a formé les Newtons, les Maupertuis, les Bernouilli, & tant d'autres que je n'oublie pas pour ne pas les nommer. Quel avantage n'avons-nous pas principalement retiré de la belle Phyſique expérimentale, clairement développée dans le premier Tome de la Chymie de notre Auteur? cette ſorte de Phyſique ne peut jamais nous tromper. L'Or eſt dix-neuf fois plus peſant que l'eau, le Mercure diſſout l'Or; le Nitre & le Soufre mélés détonent au feu, cela eſt vrai; mais le bruit que fait le tonnerre vient-il de la même cauſe? je n'en ſçais rien, je puis me

tromper dans l'application, la Physique rationelle demande donc bien des précautions.

Caufes. La plûpart, même des bons Efprits, ont le défaut de vouloir tout connoître
par fes caufes. D'où il arrive qu'on perd de
vûë les faits pour fe jetter dans des généralités, ou qu'on ajufte de fon mieux les expériences avec la fable qu'on a imaginée, ou que
d'un petit nombre de faits, on ofe en déduire
des théorèmes d'une étenduë fans bornes.
C'eft ainfi qu'on fe perd dans les chaines que
celui-là feul qui les a fabriquées peut appercevoir. Mais puifque j'ai fait voir qu'il eft
ridicule d'apliquer aux humeurs du corps
humain ce qui eft vrai des autres fluides en
général, il fuit que nous fommes bien éloignés de prétendre pouvoir jamais expliquer
méchaniquement tous les phénomenes de Médecine. Les loix générales, vrayes de tous les
corps fimples, ne fuffifent pas pour expliquer
tous les phénomenes qu'on y obferve; comment fuffiroient-elles par rapport au corps
humain qui eft fi compofé?

Certaine. Rien ne peut infirmer ce que démontrent les fens; il n'y a qu'un fceptique
ou un fou qui puiffe attaquer une pareille
autorité. La circulation du fang fera une vérité
démontrée dans 2000 ans comme aujour-
d'hui. Mais nous avons fait voir plus qu'il ne
faut, que les conféquences tirées des principes les plus vrais, vifent fouvent à autre
chofe. Eft-il poffible que la raifon qui femble toute divine, s'égare où les fens qui ne
font que des organes foibles & groffiers fai-
fiffent fi bien la vérité? mais fans doute que
toutes nos erreurs doivent moins être mifes

D ij

fur le compte de notre raifon, que fur celui
de notre impatience. Nous appercevons clairement les idées, mais nous les joignons
trop-tôt avant que d'avoir examiné fi elles
ont une connexion naturelle. La chaleur
peut nous fervir d'exemple. Les Anciens
avoient obfervé que l'homme en fanté, a une
chaleur de quelques dégrés plus confidérable
que celle de l'air ; qu'il a cette chaleur en
naiffant ; que le cœur eft le premier membre
où elle fe faffe fentir, & le dernier qu'elle
quitte ; qu'ainfi la caufe qui entretient la chaleur dans le cœur, eft plus conftante ; que le
corps n'eft chaud que par lui, & que par
conféquent le cœur eft la vraye fource ou
caufe de toute la chaleur du corps humain.
Ils avoient véritablement éprouvé tout cela,
mais ils o t mal conclu de ce qu'ils avoient
remarqué. Ils ne connoiffoient, ni la nature
de la chaleur, ni celle du cœur ; pourquoi
donc ont-ils fi précipitamment décidé fur ce
qui l'a produit ? il falloit fufpendre fon jugement jufqu'à ces heureux tems qui virent
naitre l'immortel Harvey. Le cours du fang
une fois folidement démontré, on fçait que
le cœur envoye à chaque feconde deux onces de fang dans l'aorte, de fang très-bouil-
lart, & qu'il en reçoit de pareil. Il y a 3600
fecondes dans une heure ; tout le corps fe
tient chaud, tant que cette même quantité
de fang paffe autant de fois par le cœur dans
le même efpace de tems ; on eft fûr qu'il fe
refroidit, lorfqu'il s'écoule quelques fecondes
où le fang n'y paffe pas, & qu'enfin tout le
corps fe glace, quand le fang ne circule pas
pendant tous ces nombres. Ces découvertes
bien conftatées, il eft donc évident que le

cœur n'eſt pas la cauſe de la chaleur, mais
plutôt la continuation & ſurtout l'augmentation du mouvement du ſang ; car plus le frottement des corps entr'eux eſt rapide & violent, plus il en réſulte de chaleur. Cette loi
Phyſique n'a point d'exception. J'apperçois
ici des vaiſſeaux qui ont un jeu proportionné
à celui des fluides ; la même cauſe produira
donc le même effet : un bon Eſprit ne pourra
refuſer d'acquieſcer à la juſteſſe & à la vérité
de cette concluſion. Mais depuis vingt trois
ſiécles qui ſe ſont écoulés depuis Hippocrate,
tous les Sçavans de chaque ſiécle n'ont pû
avoir le courage d'avoüer leur ignorance,
ils ont manqué de cette patience ſi néceſſaire
dans la recherche de la vérité. C'eſt cependant par elle ſeule que ſéparant l'yvraie du
bon grain, on peut enfin faire de la Médecine
un Art mâle & inébranlable. Quoiqu'on en
diſe, notre Art n'eſt conjectural, qu'autant
qu'il reſſemble à tous les autres qui ne ſont
pas parfaits, & cette imperfection vient plus
des Artiſtes que de l'Art même. Mais les
choſes qui ſont inceſtaines en Médecine, ne
détruiſent pas l'évidence de ce qu'on ſçait,
& ſi de tous les effets bien obſervés, leurs
cauſes s'en déduiſent naturellement, quoi de
plus certain & de plus beau que la Médecine ?
c'eſt ce qu'on verra dans tout le cours de nos
Commentaires. Lors donc qu'il vient à s'of-
frir des doutes qu'une hypothèſe ſeule pourroit diſſiper, il faut réſiſter au plaiſir de l'imaginer, & laiſſer à la poſtérité le ſoin de faire
là-deſſus des expériences que le hazard &
l'induſtrie ne nous ont point encore préſen-
tées. Nous nous ferons donc une gloire de
n'avoir point d'opinion ſur l'uſage de la rate,

D iij

sur le siége de l'ame, sur les vertus d'un grand nombre de Plantes, sur la cause de la Peste & de la petite Vérole, &c. Par cette conduite, l'Art en sera plus court, mais plus certain ; au lieu que des expériences mutilées, des demi-idées, sur lesquelles nous voulons bâtir, ne peuvent faire qu'un édifice frivole & de notre Art, qu'une vraye fable, que des Spéculateurs oisifs pourroient stérilement orner & embellir, mais qui ne pourroit guider l'intelligence du Médecin à la guérison des Citoyens malades ; & c'est de toutes les Professions, celle où la plus légere faute entraine souvent les plus fâcheuses suites.

PRINCIPES ET PARTIES

DE LA MEDECINE.

§. XX.

VOilà (2. & 3. 19.) la source des choses inutiles, & de toutes les erreurs qui se font glissées dans la Médecine. Pour s'en garentir, il faut considérer que cet Art n'a pour but que de remédier à la douleur, d'empêcher la débilité, & d'éviter la mort, & conséquemment de conserver la santé présente, & de rétablir celle qui est alterée ; d'où il suit qu'un Médecin ne doit rien apprendre, ou faire, qui ne tende uniquement à ce but.

Principes. Nous entendons par-là, non les Principes conftitutifs, ou les Elémens des corps, mais des vérités primitives, defquelles dépendent toutes les autres.

Inutiles. Tels que font, le fyftème des Pythagoriciens fur la nature des corps démontrée par les nombres, la matiere fubtile des Cartéfiens, l'air étranger, l'attraction Newtoniene, introduite par Freind dans la Chymie, par d'autres dans la Médecine; les hypothèfes fur la correfpondance du corps & de l'ame, toutes les caufes expofées §. XXVIII. les regles du mouvement, l'horreur du vuide, &c. Ce qui frappe les fens, eft ce qu'il y a de plus utile à l'homme; cependant fon efprit ne peut s'en tenir là. C'eft mal expliquer la nutrition, que de ne pas expofer la vraye nature du froment; & celle-ci eft mal connuë, fi on n'examine pas en quelle quantité y font les Elémens, & fi on ne fait des recherches à l'infini fur ce fujet. On veut fçavoir à force de méditer comment la matiere de l'Univers a quitté fa ferme fubftantielle, pour prendre la figure & la nature du froment. Toutes connoiffances qui feront toujours au-deffus de la portée de l'homme, & qui, quand on les auroit, n'en feroient pas plus utiles au genre humain. Voyez le Difcours de M. Boerhaave *de repugandi Mediciná.*

Erreurs. Tel eft le fort des hypothèfes, que tout ce qu'il en a coûté pour faire le plus brillant enchaînement de conféquences, eft facile à renverfer de fond en comble, dès

qu'une fois on en a découvert les faux principes. Deſcartes, par exemple, avec ſes regles du mouvement & ſa matiere ſubtile
muë autour de certains centres, & ſon monde plein, nous a donné ſur la fabrique du
monde une vraye fable philoſophique, or-
née d'ingénieuſes comparaiſons, pétillante
d'eſprit, bien liée de toutes parts, admirable
par l'eſpece d'harmonie de tous ſes accords,
de ſorte qu'on y trouveroit peu de choſes à
reprendre, ſi tout l'édifice ne portoit ſur des
fondemens ruinés. Auſſi Deſcartes ne fait-il
pas difficulté d'avoüer hautement lui même
que ſon ſyſtéme ne lui paroît pas vrai. Belle
leçon que donne ici ce grand Philoſophe à
ce nombreux eſſain de petits Auteurs hypo-
thétiques, qui ſans expérience & ſans théorie,
dédaignant même les découvertes faites avant
eux, ingénieux créateurs de ſonges ſinguliers
& biſarres, croyent ſeuls poſſéder la vraye
Philoſophie du corps humain, & être les
confidens de la Nature. Mais quelques ridi-
cules & extravagantes que ſoient les productions de leur imagination, ſemblable à une
mere tendre, elle n'a que des yeux de com-
plaiſance pour ſes enfans les plus contrefaits
& les plus monſtrueux ; ſa fécondité lui
ſuffit, & ce n'eſt jamais qu'à la vûe d'autrui
qu'ils ſe montrent tels qu'ils ſont. Heureux
amour propre, vous nous payez en ſecret
avec uſure les loüanges que le Public nous
refuſe, vous nous dédommagez de ſes cen-
ſures les plus ameres ! Un Géometre n'a qu'à
donner les proprietés d'un triangle rectangle
à un triangle obliquangle, il formera de cela
ſeul un ſyſtéme de Géométrie nouvelle,
très-bien enchaîné, mais ſemblable à un

fonge que le reveil diffipe, & dont rien n'eft plus aifé que de détruire les principes & de renverfer ainfi toute l'hypothèfe. Il faut donc rejetter en Médecine tout ce qui n'eft pas néceffaire pour conferver la fanté & guérir les maladies ; & par conféquent tout ce qui n'eft que curieux, quoique vrai, n'eft aucunement utile au Médecin. Telle eft la regle qui eft fi fortement recommandée par les Staahliens. Mais qui ofera marquer le point précis où la connoiffance de l'Anatomie eft néceffaire, & au-delà duquel il n'y a plus que pure curiofité? on peut croire que toute les chofes vrayes font utiles d'une utilité plus proche ou plus éloignée par rapport au corps humain. Mais les Sciences font tellement liées entr'elles qu'on n'en peut féparer aucuns membres fans faire tort aux autres. Il faut donc foigneufement diftinguer ce qui eft véritablement inutile, de ce qui paroît tel à la premiere vûë, & ne pas trop fe livrer à une regle qui pourroit empécher les Studieux d'étendre les bornes de l'Art. Où en feroient la Botanique & l'Anatomie, fi Ruyfch & Tournefort n'avoient penfé autrement que les Staahliens? Où en feroit la Chymie, fi Staahl lui-même n'avoit perdu de vûë fa propre loi? La Botanique pratique, l'Anatomie Chirurgicale, l'application des remedes Chymiques font d'une utilité plus proche ; mais enfin les caracteres des Plantes, la fine Anatomie, les Operations de Chymie, &c. ont quelque ufage éloigné. N'a-t'il pas fallu connoître le Cerfeuil avant que de découvrir fes vertus? Les Arts ne font donc pas comme ces corps peu vigoureux qui profitent du membre qu'on a coupé.

D v

Mais d'un autre côté, qui ne feroit frappé
de la vérité du premier Aphorifme d'Hippocrate, *ars longa, vita brevis?* Et quel homme avec un peu de fens commun, ne gémit
pas fur la frivolité des connoiffances après
lefquelles la vanité a fait courir les Médecins dans tous les tems? Plus la vie eft courte, plus il femble donc qu'on doive fe bor-
ner à choifir le genre d'étude le plus utile;
mais la variété des goûts entraîne fouvent
hors de la fphere de fa propre Profeffion, &
c'eft comme un torrent auquel il faut que
tout cede : on eft emporté malgré foi par fon
talent.

§. XXI.

En effet, la vie, la fanté, les maladies, la mort de l'homme, les caufes
qui les produifent, les moyens qui les
dirigent, font l'objet de la Médecine.

Objet. Ce dont notre Art s'occupe. S'il
contemple, médite, réflechit, raifonne, c'eft
la théorie : agit-il fuivant les lumieres de
cette théorie? c'eft la pratique.

L'homme. D'un corps vivant & animé, &
non d'un Etre Métaphyfique, ni de l'ame,
car ni l'un ni l'autre n'entrent dans l'étude du
Médecin.

Mort. Un Médecin doit confidérer la
mort, pour tirer fon prognoftic ; il doit fé-
rieufement examiner les fymptômes & les fignes qui l'annoncent ; retenir les funeftes événemens qu'il a vûs, pour mieux les prévoir
une autrefois, & tenir les affiftans dans une
crainte néceffaire. Par exemple, une groffe

artere vient d'être piquée ; jamais bleffure ne fut fi petite & fi pure : qui l'eut crû, fi l'expérience ne nous l'eut appris, que tout le fang fortit par cette piqueure, jufqu'à la Paralyfie, ou l'entiere réfolution des nerfs du cœur, & qu'on périt enfin par une caufe fi légére ? Tous les accidens finiftres doivent donc être remarqués & connus, afin de fçavoir au moins prédire la mort, fi on ne peut venir à bout de l'écarter.

§. XXII.

La Médecine eft donc l'Art d'appliquer des remédes, dont l'effet conferve la vie faine (1.) & redonne la fanté aux malades (2.).

La Médecine eft-elle un Art ou une Science ? Queftion intereffante, & bien digne de l'Ecole. Il eft évident que notre théorie eft une Science, & une des plus belles Sciences du monde, puifqu'elle eft elle-même la connoiffance de prefque tous les Phénoménes qui fe montrent dans le corps humain, par leurs caufes ; & la pratique eft un Art, & un Art des plus néceffaires, puifqu'elle nous apppend à réduire en Acte, au lit des malades, tous les principes de théorie, que l'évidence nous a forcés d'admettre, & à s'en fervir, fuivant l'indication de chaque circonftance. Or ce changement qui arrive dans les fymprômes des maladies, après que le Médecin a donné fes remédes ; ce changement heureux, quand le mal n'eft pas incurable ; ce foulagement qui fuit, par exemple, l'ufage d'une faignée ;

D vj

d'un lavement, d'une purgation, &c. N'est-il pas la preuve convaincante qu'il y a une Médecine, & une Médecine créée par Dieu, comme salutaire & bienfaisante Voici une comparaison propre à éclaircir ce que je viens de dire. Un Sculpteur au fait de tous le préceptes de son Art, a dans sa tête l'Image de la Statuë qu'il veut faire ; il taille le Marbre conformément à l'Hercule qu'il imagine ; il sçait ce qu'il en doit ôter, pour en faire sortir la figure qui semble s'y tenir cachée ; il sçait se servir des instrumens propres pour cela ; voilà la science du Statuaire : il se met à l'ouvrage ; il choisit son Marbre ; il le divise en tête, en bras ; il le taille ; il le creuse ; il fait un gosier, des yeux : enfin Hercule paroit ; la science est mise en œuvre : voilà l'Art. On dit cependant que la Médecine est un bel Art, parce qu'on la considere rélativement à sa fin ; on dit que c'est une Science admirable, parce que ce n'est pas une imitation aveugle & grossiere qui la guide, comme dans les Arts méchaniques. Le Teinturier peut-il dire pourquoi il ajoute à sa Teinture, l'étain, l'alun, les gommes, &c ? L'avenir n'est pas caché au Médecin ; la seule structure du col lui fait prédire l'Apopléxie, ou la Phtisie ; il annonce une petite vérole, dont l'éruption ne doit se faire que dans trois jours, & sçait à plus forte raison justifier sa conduite dans les fiévres, comme dans toutes les maladies. Il ne peut guérir, il est vrai, une Pleurésie, le troisiéme jour ; mais est-il au pouvoir des hommes de dissiper un mal actuel ? N'est-ce pas assez qu'il l'empeche de causer l'empyéme, ou la mort ? La nature seule peut conferver la fanté préfente, ou la rétablir fur le champ ; le Médecin qui en eſt l'imitateur & le glorieux Eſclave, ne peut que créer une nouvelle fanté en la place de celle qui vient de diſparoître, ou de la maladie qui ſubſiſte. Mais enfin il ſçait relâcher les fibres, détremper le ſang viſqueux, rendre les humeurs plus fluides. lever les obſtructions ; & c'eſt ainſi qu'il diſſipe tant de maux cruels. Le Statuaire. le Peintre, ne ſçavent pas mieux ce qu'il faut faire, pour faire une Statuë, ou un Tableau, que le Médecin, ce qu'il doit entreprendre, pour donner la fanté. Il connoît le corps. la nature de l'état fain, en quoi conſiſtent les maladies, les ſignes diſtinctifs qui les caractériſent, les remédes dont l'effet a été obſervé & décrit, & les divers moyens de s'en ſervir rélativement aux tempéramens divers. Que nous manque-t'il donc ? Les complications d'une infinité de dérangemens, forment des nuages qu'il eſt difficile de percer ; la meilleure vûë a le plus d'avantage, encore ne peut-elle pas fuivre la nature dans toutes ſes opérations ?

§. XXIII.

Cet Art paroît donc de lui-même utile, néceſſaire, noble ?

Utile. Plus on fera de progrès dans l'Anatomie & la Méchanique, plus la Médecine deviendra certaine & utile ; il faut pardonner aux gens du monde le titre de conjecturale qu'ils lui donnent ſi libéralement ; ils n'ont pas acquis le droit d'en juger autrement : & c'eſt véritablement le plus grand malheur de cette fcience, qu'elle ne foit à la portée que d'un petit nombre, de ceux mêmes qui l'étudient, & la profeffent toute leur vie ; car parmi les Médecins mêmes, combien y en a-t'il qui foient vrayement dignes de ce nom, & ne l'ufurpent pas ? Et à qui doit-on cette grêle de traits plaifans, que Montaigne, Moliere, &c. ont fait pleuvoir fur nous, fi ce n'eft à l'ignorance empefée des mauvais Médecins ? Chacun, on a beau dire, ne peut être fon propre Médecin. Il faut pour cela trop d'efprit, de talens, de connoiffances, & de peines. Qui peut vaincre l'horreur naturelle qu'on a pour les cadavres ? Un petit nombre de gens. Qui a la force de foûtenir la fatigue des herborifations, de fouffler nos fourneaux Chymiques, & d'attendre patiemment le réfultat d'une expérience pendant plufieurs années. On a mille affaires, & un Médecin ne doit en avoir aucune, qui le diftraye de fa profeffion ; elle demande un homme tout entier, & qui ait le courage de renoncer aux lectures amufantes, & aux connoiffances agréables. Rien donc de mieux établi, que l'ufage de confulter ceux qui s'appliquent fans ceffe à connoître l'éconnomie animale, & fes dérangemens. Otez du monde la Médecine & les Médecins ; que de gens en proye à la douleur, inutiles à la fociété ! combien d'autres vont périr, qu'une feule faignée faite à propos, va rappeller à la vie pour un grand nombre d'années ? En voilà affez pour faire voir l'utilité de la Médecine : Ceux qui l'éprouvent tous les jours auroient-ils l'ingratitude de reclamer contre-elle, & de faire les petits Hérétiques dans un Art, qu'ils font peut-être encore fur le point d'invo-

quer. Pour moi, que mes petites lumieres
ont plufieurs fois tiré des portes de la mort,
& qui ait affez de confiance dans l'Art, pour
ne me pas priver dans le béfoin du fecours de
mes Confreres, j'avoüe que je crois fermement en la Médecine, & non pas à ceux qui
l'exercent, fans y croire : peu de connoiffances donnent ordinairement ces airs-là, qui
démafquent plutôt le Médecin, que la Médecine. De plus, l'Art eft noble, libéral, indé-
pendant ; il n'y a rien de plus refpectable &
de plus refpecté qu'un habile Médecin.

§. XXIV.

Quant à fa certitude, on peut dire
qu'elle eft folidement fondée fur deux
chofes ; fçavoir, 1°. Sur l'exacte obfervation de ce qui fe manifefte aux fens
externes dans l'homme fain, malade,
mourant, & mort ; foit que fes effets
naiffent des caufes qui fe trouvent dans
l'homme, ou de celles qui agiffent fur
lui, & cela par hazard, ou par Art.
2°. Sur les fcrupuleufes recherches des
principes, qui dans l'homme fe cachent à
nos fens, & de ce qu'exigent les cas préfens, fixes, & connus. Or, on ne peut
réüffir dans ces recherches, que par la
jufteffe du raifonnement, en examinant
mûrement ₂ les expériences (1. de cet
Art.) Chacune en particulier, en reflé-
chiffant fur toutes leurs ₅ propriétés, en

le comparant γ ensuite soigneusement entre - elles, pour voir clairement en quoi elles conviennent, ou different, ʃ & enfin en marquant avec autant de bonne foi que de prudence, toutes les choses renfermées dans ces expériences, & qu'on en peut clairement déduire. Alors la voye du raisonnement deviendra aussi solide & aussi sûre que celle de l'expérience.

Sain. Il faut faire attention au pouls, à la respiration, à la couleur, à la chaleur, à la moiteur de la peau, au brillant des yeux dans la santé, afin de connoître combien la maladie les a changées, c'est par là qu'on juge en effet de la force de la vie, de la maladie, du péril où sont les malades, de la convalescence, &c. On doit observer encore plus attentivement tout ce qui se montre aux yeux dans un malade, & s'il ne peut rendre compte lui-même de son mal, interroger à chaque visite les assistans & les gardes, pour sçavoir ce qui s'est passé, ou ce qu'on a fait depuis la derniere. La Médecine, dit Hippocrate, est composée de trois choses, de la maladie, du malade, & du Médecin. Il ne faut pas se contenter de demander, comme on fait le plus souvent, si c'est un homme ou une femme qu'on a à traiter, & s'il n'y a aucun dérangement dans les regles, dans les urines, dans les selles, &c. Il faut sçavoir si on n'a pas été sujet aux hémorroïdes, aux hémorragies des narines, aux fleurs blanches, quel genre de vie on mene, de

quels alimens on ufe, quel caractere d'efprit
on a, guai, vif, ou lent, & mélancolique,
&c. & lorfqu'enfin la nature du fang & de
la maladie paroît dévoilée, on recommande
aux affiftans d'être bien exacts à faire prendre au malade les remedes prefcrits & aux
heures marquées; car fi les domeftiques &
le malade n'aident pas le Médecin, il fait
inutilement tout ce qu'il y a de mieux à
faire. L'air que le malade refpire, les linges, les couvertures, tout ce qui l'environne
doit entrer dans les vûes du Médecin. Vient-il
une mauvaife nouvelle, attendez la guérifon
pour la dire. Combien d'autres confeils qui feroient trop longs à décrire, & font faciles à devenir, font renfermés dans ce peu de paroles du
premier Aphorifme d'Hippocrate : *Oportet au-*
tem non modo feipfum exhibere quæ oportet facien-
tem, fed etiam ægrum & præfentes & externa.
M. Hecquet n'a pas dédaigné d'entrer dans de
bien plus grands détails dans fon Commentaire Latin fur cet Ouvrage de cet ancien
Auteur. Les changemens qui arrivent dans un
corps malade, & que nous avons fait voir
qu'un Médecin doit obferver, viennent tous
d'un mouvement qui a fon origine dans la
machine; mais les uns font fenfibles, & les
autres ne le font pas. Cependant le Médecin
doit fçavoir, & ce qui s'apperçoit, & ce qui
fe dérobe aux fens. Or, c'eft ce que nous
apprend le rapport analogique qui fe trouve
entre telles parties bien connuës, & telles autres qui le font moins : mais qu'il faut un efprit attentif pour faire avec juftelle toutes ces
combinaifons !

Mourant, dont la maladie va caufer la mort.
Dans une phrénéfie, qui eft un mal mortel

le quatriéme jour, on commence à mourir au milieu du troifiéme; dans le *cau us*, ou la fiévre parfaitement ardente, on ne palle pas le feptiéme; mais on commence à mourir auparavant, le cerveau fe détruit d'abord, & enfuite tout le refte de l'édifice. Malheur à ceux qui ayant une foif terrible & une chaleur extreme, ont tout-à-coup les extrémités glacées, & ne veulent plus boire! dans toutes les maladies, il faut donc fcrupuleufement obferver tous les fignes avant-coureurs de la mort; doctrine trop négligée depuis Hippocrate, merveilleufement expofée dans les feuls Aphorifmes de Boerhaave.

Morts. La caufe des maladies nous eft fouvent cachée, elle le feroit moins, fi on ouvroit plus communément les cadavres. Tel a pris une hydropifie enkiftée dans la duplicature du péritoine, pour une hydropifie ordinaire, qui dans le meme cas eût toujours commis la meme erreur, fi la dilfection ne la lui eut fait connoitre. Mais pour trouver les caufes qui nous ont échappé, il ne faut pas fe contenter d'un examen fuperficiel; il faut fouiller tous les vifceres, remarquer attentivement tous les changemens que la mort produit dans chacun & dans toute l'économie animale; car autant un corps mort differ-t'il à l'extérieur d'un vivant, autant il en differe dans l'intérieur. Ainfi ces fortes de recherches ne doivent pas étre légerement faites, & fuppofent qu'on eft habile Anatomifte. J'ajouterai ici un mot fur la néceffité des Confultations & des Affemblées de Médecine. J'ai vû deviner fur les feuls bruits de la Ville des maladies que le Médecin traitant prenoit à gauche; pour s'en tenir à un feul Médecin, comme le veut Montaigne, il faut donc qu'il foit excellent; mais s'il eft jeune, quelque mérite qu'il ait d'ailleurs, il y a de la témérité à prendre fur fi i un mal de conféquence dans une perfonne confidérable; c'eft rifquer fa réputation, quand elle n'eft pas encore affez établie.

Senr. Rien ne démontre mieux combien il eft utile d'obferver ce qui eft le plus fenfible, que les découvertes de Sanctorius fur la tranfpiration. Certainement ce feul phénomene bien obfervé dans le vivant, a jetté plus de lumieres dans l'Art, & a été plus utile au genre humain, que vingt fiécles de méditations métaphyfiques. Ce font les Gnidiens, comme on l'a vû, qui ont les premiers cultivé ce genre d'Obfervations; & Hippocrate, après-eux & depuis Hippocrate, Sydenham. Wepfer nous a donné de très-belles Obfervations fur les Poifons. M. Méad nous en a donné un Traité curieux; Mrs. de Réaumur, Swammerdam, Rhedi, & tant d'autres ont beaucoup enrichi l'Hiftoire naturelle Mais on n'obferve plus les effets des alimens & des autres chofes non naturelles, l'effet d'un froid fubit, d'une trop grande dofe d'un purgatif, d'un émétique, ou de tout autre remede, &c.

Raifonnement. Il fe trouve à peine deux cas abfolument les mémes; ainfi on a toujours befoin d'un efprit jufte & d'un raifonnement exercé, pour en découvrir l'analogie. La feule expérience ne fait donc pas le Médecin, elle le fortifie.

Particulier. Toutes les Obfervations qu'on a faites au lit d'un malade, doivent fe jetter fur le papier, & fe lire enfuite avec réflexion, pour mieux retourner fon objet, pour en

confiderer chaque face, difcerner ce qui eft
propre à la maladie, d'avec ce qui lui eft commun avec d'autres, comparer les phénomenes entr'eux, les paffés avec les préfens, les
préfens avec ceux qu'on a vûs auparavant
provenir de caufes internes; & c'eft ainfi que
par dégrés, à force de combiner, on peut
parvenir à la connoiffance de la maladie la
plus compliquée. Si vous n'avez la théorie
de tout ce qui fe paffe dans la refpiration,
comment pourrez-vous comparer ce qui
doit étre, avec ce qui eft en défaut, & fçavoir
tous les maux qui naiffent de fes divers dérangemens. Le pouls, dont la parfaite connoiffance eft fi utile au Médecin, ne montre
point à l'œil ce qui fe paffe au dedans & le
produit, mais la théorie du pouls nous l'apprend avec une évidence qui ne laiffe rien à
défirer. Le cœur pouffe fortement le fang
dans les arteres qui font toujours pleines,
leur réfiftance augmente la contraction du
cœur & la dilatation de l'artere; dans chaque
artere, l'onde qui va devant, ne peut ni re-
culer, ni avancer librement, & parce qu'elle
eft pourfuivie par derriere comme par un
flot qui pouffe l'autre, & parce que d'autres
ondes plus antérieures qui ne cedent pas, lui
oppofent une certaine réfiftance, d'où il fuit
que l'artere fe dilatera, par cela feul que le
fang artériel ne marche pas avec autant de
vîteffe qu'il eft pouffé par celui que le cœur
envoye; ainfi le pouls qui eft une expanfion
de l'artere en un plus grand cône, eft un effet
néceffaire de tous ces mouvemens intérieurs,
& les démontre clairement. La réfiftance aug-
mente-t'elle dans les premieres ondes ou dans
les petits vaiffeaux capillaires, l'artere fe di-

latera davantage & plus fréquemment, le poulmon s'engorgera, & la respiration sera gênée. Mais l'action du poulmon est de fouetter le sang avec force, de le briser, de l'atténuer ou affiner, afin qu'il puisse passer par les petits diametres des vaisseaux capillaires ; par conséquent plus ce viscere opprimé aura de travail, plus le sang s'épaissira & deviendra impropre à la circulation.

Conviennent. Si une societé d'habiles Médecins vouloit se donner la peine de recueillir tout ce qui se trouve de meilleur, épars dans les bons Livres de l'Art, tant théorique que pratique, & rédiger le tout en chapitres & en Aphorismes ou regles générales, suivant l'idée de Baglivi, on feroit un excellent systême de Médecine, par lequel il seroit aussi facile de résoudre tous les problémes qu'on voudroit proposer, que dans toute autre Science. L'ordre qu'il faudroit mettre dans les Observations seroit peut-être ce qu'il y auroit de plus difficile ; on pourroit suivre le plan que donne M. Gorter dans un discours fait sur ce sujet.

§. X X V.

Mais pour cela, il faut certains principes, de la connoissance, & de l'application, desquels résulte une démonstration distincte, claire & certaine. Or, ce qui est purement corporel dans l'homme, ne nous offre que des principes tirés des Méchaniques & des expériences de Physique ; & on ne peut connoître par-là que les forces générales & particulieres des corps.

Démontrer. C'eft déduire une propofition
douteufe à une telle évidence, que quiconque
aura l'efprit droit & recevra les axiòmes généraux, ne pourra lui refufer fon affenti-
ment. Or, nous avons des Démonftrations
fondées fur une Science auffi certaine que
les Mathématiques, je veux dire l'Anatomie ; nous pouvons diftinguer de toute autre
chofe celle qu'on démontre ; la Médecine a
donc des Démonftrations diftinctes, & même
fi claires, c'eft-à-dire compofées de notions
fi fimples, fi aifées à comprendre, fi évidemment vrayes, qu'il faut étre infenfé pour les
nier. Voici un exemple que je tire encore de
la refpiration. Tout animal vivant refpire
fans cefle, c'eft-à-dire infpire, ou prend l'air
& l'expire ou le rend tour à tour ; dans l'infpiration, les véficules du poulmon fe dilatent, les vaiffeaux diftribués entr'elles fe relâchent & laiffent un plus libre paffage au
fang : dans l'expiration, ces vaiffeaux font
comprimés, le fang eft fortement chaffé du
cœur aux poulmons par une artere élaftique,
conique, convergente, contre les parois de
laquelle toute la partie du liquide qui y eft
contenu, doit néceffairement heurter, &
conféquemment, comme on l'a vû, doit la
dilater en raifon de fon action. Ainfi le fang
eft tantòt plus mollement pouffé par le cœur,
& tantòt pouffé avec force dans les petits
vaiffeaux par la compreffion des véficules,
qui ne manquent pas de reffort. De cette Méchanique démontrée par la diffection des animaux vivans, on déduit clairement tous les
effets de la refpiration, & l'on fçait pourquoi dans tous les maux, où le poulmon ne
laiffe pas librement paffer le fang, comme

dans l'Asthme , dans la Péripneumonie, vraie, fausse, &c. le visage est si rouge, ses vaisseaux, & ceux du col si gonflés, la tête entreprise jusqu'au vertige, & au délire ; le sang qui reflue par les veines jugulaires, se mêle à celui de la veine-cave ; de-là dans le ventricule droit du cœur, & dans l'artere poulmonaire ; mais c'est à son extrémité qu'est la digue qui empêche le trajet du sang ; il retournera donc sur ses pas, & produira toutes sortes d'accidens fâcheux, si on ne dissipe ces obstacles, & il est également évident que la saignée, & les délayans peuvent en venir à bout. La définition du cercle n'est pas plus claire en Géométrie, que les lumieres qui guident souvent un sçavant Praticien. Il ne s'occupe que du corps, & il ne connoit que les Loix Méchaniques, que suivent tous les corps, & par lesquelles il est facile d'expliquer leur action ; ainsi il peut appliquer au corps de l'homme, sans se tromper, tout ce qui est vrai de tout autre corps. Le frottement de deux parties solides produit de la chaleur dans le corps humain, comme par tout ailleurs.

§. XXVI.

Mais comme il se trouve dans l'homme d'autres Phénoménes , dont ces principes ne donnent point d'intelligence, & que par conséquent on ne peut expliquer par eux ; pour éviter l'erreur il faudra recourir à des moyens bien différens, comme il est aisé d'en juger, en considérant & en admettant comme vrayes les chofes fuivantes, démontrées ailleurs.

D'autres. Comme la mémoire, l'intelligence, le raifonnement, la connoiffance du paffé, du préfent, & quelquefois du futur, le fentiment de plaifir, & de douleur, tous Phénoménes, qui dépendent de l'ame.

§. XXVII.

α. L'homme eft compofé de corps & d'ame unis enfemble.

ϐ. La nature de ces deux fubftances différent l'une de l'autre.

γ. Par conféquent leur vie, leurs actions, leurs affections différentes.

δ. Cependant elles font tellement unies entre-elles que certaines penfées de l'ame occafionnent toujours, & accompagnent certains mouvemens du corps & réciproquement.

ε. La penfée eft produite, ou par l'opération feule de la fubftance qui penfe, ou par le changement de l'état du corps.

ζ. Il fe fait auffi des mouvemens dans le corps fans attention, fans fentiment interieur, fans la participation de l'ame, fans qu'elle y concoure comme chofe efficiente, ou conditionnelle ; il s'en fait encore qui dépendent de l'action de l'ame qui les précéde, les pro-

duit

duit & les détermine, tant que la santé
subsiste ; on voit enfin des actions corporelles composées ou formées de ces
deux espéces.

η. Tout ce qui a rapport à la pensée
dans l'homme, ne doit être attribué
qu'à l'esprit pur, comme à son princi-
cipe.

θ. Tout ce qui comprend l'étenduë,
l'impénétrabilité, la figure, ou le mouvement, ne doit se rapporter qu'au
corps seul & à son mouvement, comme à son principe ; & c'est par les propriétés de ce corps qu'il faut le concevoir, l'expliquer & le démontrer.

ι. On a beau examiner la nature de
l'ame & du corps, les connoissances
qu'on en a jusqu'à présent ne nous apprennent point comment ces deux substances peuvent agir mutuellement l'une
sur l'autre, ou souffrir tour à tour l'une
de l'autre.

κ. En effet, comme on n'en connoît
que les effets qu'on a observés, on n'explique rien en les alléguant. Je dis plus ;
pourvû qu'après la solution d'un problê-
me de Médecine, il ne reste plus à expliquer que les moyens par lesquels se
fait ce rapport (*δ. ε. ζ.*) on aura suffisamment satisfait à la demande, puisqu'il est impossible de pousser plus loin

ſes recherches ; & d'ailleurs cette ſolution ſuffit à un Médecin.

L'ame. Ce qui penſe au dedans de nous, s'apperçoit penſant, & l'objet de ſa penſée.

Corps. Partie de notre Etre, étenduë, ſuivant trois dimenſions, d'une certaine figure déterminée, propre au mouvement & au repos. Quelques Médecins modernes Allemands ont admis pour troiſiéme partie, un certain genre d'*Archée*, mais je ne ſçais ce qu'ils veulent dire, & je penſe qu'ils ne ſe ſont pas entendus eux-mêmes.

Unis. De ſorte que l'ame ne peut s'empêcher de ſe repréſenter les idées de la douleur, de la volupté, de la lumiere, toutes les fois que le corps eſt modifié d'une certaine façon ; & réciproquement dans l'état ſain, il faut que le corps obéiſſe aux volontés de l'ame.

Nature. Nous appellons ainſi tout ce qui bien connu, donne une parfaite connoiſſance de tous les attributs propres à l'Etre. L'eſſence de l'ame eſt de penſer, c'eſt-à-dire d'avoir une conſcience ou ſentiment intime de ſon exiſtence, & non de penſer à telle ou telle choſe, car cela eſt accidentel à l'ame. La nature du corps eſt d'être étendu & impénétrable. Or ces attributs n'ont rien de commun. La claſſe commune des Etres qui les renferme ne prouve pas leur ſimilitude ; car j'ai beau penſer à l'étenduë, cela n'implique point avec l'idée de cette conſcience que j'ai intérieurement ; de même l'idée de l'ame n'a rien de commun avec celle de l'étenduë. Donc il n'y a rien dans l'idée du corps qui ſoit dans l'idée de l'ame, & réciproquement, &c. c'eſt ainſi que nous n'avons aucune idée commune du tems & du son, de la pésanteur, & de la lumiere, quoiqu'ils soient contenus dans l'immensité des Etres. Pour mieux sentir toute la difference du corps & de l'ame, considerons que le corps suit la direction qu'il a une fois commencé de suivre, à moins qu'une autre cause ne lui donne une nouvelle détermination. Au contraire notre ame en raisonnant ne se repose pas, lorsqu'elle reçoit les notions de deux perceptions ou de deux idées, puisqu'elle infere qu'elles se ressemblent, ou ne se ressemblent pas. De plus, notre ame se détermine librement à examiner tel objet, & refuse d'en considerer un autre. Ce que ne peut faire la matiere qui étant exposée à l'action des corps environnans, ne peut que recevoir sa direction, sans jamais la choisir.

On peut placer ici une réponse de Socrate, qui prouve ce qu'il pensoit de l'ame. Interrogé par Criton sur la sépulture qu'il désiroit: Vous pourrez, dit-il, faire de mon corps tout ce qu'il vous plaira, Socrate n'y sera plus, & je ne sentirai pas ce que vous ferez à mon ancien domicile. Dans la vie même, on ne manque pas d'exemples qui démontrent que l'ame peut en quelque sorte se détacher du corps, & en oublier les besoins dans de profondes méditations. Vieta, ce fameux Mathématicien qui le premier a rétabli l'Algebre, fut trois jours & trois nuits si appliqué à un objet fixe, qu'il n'entendoit aucun bruit extérieur, & n'étoit pas plus occupé de son corps que si l'ame en fût déja sortie depuis long-tems. Tout le monde connoît cette fatale extase qui coûta la vie à Archimedes, & jusqu'où ont été les méditations du P. Malebranche.   E ij

Vie. La vie du corps est de produire du mouvement, du moins en certains états, tels que l'aiman à l'approche du fer ; de faire que ses parties constitutives s'attirent ou s'approchent mutuellement les unes des autres. D'où naît la résistance contre l'action des corps environnans, c'est ce qu'on nomme *force d'inertie;* de graviter, c'est-à-dire de tendre vers le centre de sa planete. D'ailleurs chaque corps a des actions qui lui sont propres. La vie de l'ame est, 1°. D'appercevoir, de se représenter l'image d'un objet externe, par exemple, d'un triangle, & cela à l'occasion d'un changement fait dans les sens externes. 2°. De juger, c'est-à-dire de comparer les notions de deux idées, & d'en conclure, ou qu'elles sont les mêmes, ou qu'elles sont differentes. C'est ainsi que les idées que nous avons de triangle & de cercle, nous font juger de leur difference. 3°. De vouloir, qui est accorder l'attention de son ame à telle idée & non à telle autre ; toutes fonctions de l'ame qui se rapportent à un même principe. En un mot, la vie de l'ame est le sentiment intime, & comme la conscience de la pensée.

Actions. L'action du corps est de communiquer son mouvement à un autre corps, au lieu que sa passion est tout changement qu'il essuye par l'opération d'un autre corps ou de l'ame. L'action de l'ame est la volonté, que tout le monde connoît, & que personne ne comprend ; ses passions, sont les changemens qui lui arrivent par les objets du dehors qui la frappent, & vont la remuer de mille façons diverses, au travers les sens. Je pense à un cercle, on tire un coup de canon, adieu

l'idée du cercle, celle du son prend sa place.
L'ame ne peut retenir l'idée du cercle, &
chasser celle du son, qui lui demeure passivement. Ensuite il y a dans l'ame des affections differentes de celles dont j'ai parlé,
comme des troubles involontaires, auxquels
elle ne peut résister, & une faculté par laquelle sa volonté produit dans le corps certains mouvemens déterminés.

Réciproquement. Comment deux substances
ou principes qui n'ont rien de commun, peu-
vent-ils concourir à faire les mêmes choses ?
c'est ce qu'on a tâché d'expliquer, 1°. Par
l'*influence Physique* d'Aristote, fortement sou-
tenuë par Staahl ; hypotèse qui suppose que la
chose à laquelle on pense, & la chose même, objet de la pensée, ne different pas,
ce qui est absurde, puisque notre ame ne
sçait rien de certain de son propre corps.
2°. Par les *causes occasionnelles* de Descartes.
3°. Par l'harmonie établie par Dieu, suivant Leibnitz ; & dans ce système, on pose
pour ce principe que certains mouvemens du
corps font naître certaines pensées, & celles-
ci certains effets corporels. Loi véritablement
créée de Dieu, mais qui ne nous donne pas
une idée plus claire de la façon dont se fait
la correspondance du corps & de l'ame. Que
dis-je ! & que nous sommes bornés ! notre
ame ne conçoit pas qu'elle puisse agir sur un
corps. N'étant pas sujette aux loix du mouvement, elle n'en devroit ressentir aucune
atteinte, comme le corps incapable de penser, ne devroit point être remué par la pensée. Mais taisez-vous, ma raison, Etre divin
& inconnu, il est plus aisé de captiver votre
curiosité que de l'éteindre ou de la satisfaire.

E iij

Cette grande queſtion ſera toujours un myſ-
tere, & la foi ſeule pourra lever nos doutes.

Conditionnelle. Cela eſt vivement nié par
Staahl qui veut que l'ame faſſe toutes les
fonctions vitales, que le mouvement ſoit un
Etre immatériel dépendant de l'ame & ne
pouvant s'expliquer par aucun corps. Que
ſi les fonctions vitales ſe font ſans que l'ame
en ſoit inſtruite, c'eſt, dit-il, qu'elle n'a de
perception & de ſouvenir que des ſeules choſes qu'elle a reçûës par la vûë & le tact, &
que cependant elle a quelque ſentiment ob-
ſcur vers les parties vitales. Quoi ! ſi j'ai
les hémorroïdes, c'eſt mon ame qui me les donne ! *Fiat lux.*

Satisfait. Si j'ai à expliquer quelque action
produite par le concert du corps & de l'ame,
comme la douleur, la reſpiration volontaire, &c. Je ne ſuis tenu qu'à raconter en quoi
l'ame & le corps y ont contribué tour à tour,
ſans me ſoucier du lien des deux ſubſtances.
Staahl qui fait l'ame, le principe du mouvement, des criſes, eſt obligé de dire quelque
choſe de ce lien. Mais cela ne change ni
n'ajoute aucune choſe en Médecine. Un Plé-
thorique a-t'il les hémorroïdes ? tous les
Médecins conviennent qu'il ſe délivre par-là
d'un ſang groſſier, croupiſſant, & par conſéquent ne different en rien dans la pratique.
Leur théorie eſt auſſi la mëme. Le ſang hé-
morroïdal eſt un ſang qui n'a pas un libre
reflux par la veine-porte & le foye ; en conſéquence des obſtacles, il cherche à ſe faire
jour par des vaiſſeaux délicats placés dans le
rectum. Le poids, l'irritation, la ſtagnation,
la dureté des excrémens, ſont les cauſes qui
le font fluer. Nous en convenons tous, &

Staahl même. Que m'importe donc de ſçavoir que tout cela ſe fait par l'empire de l'ame. Cela n'augmente en rien la ſcience du Médecin ; mais tranchons le mot. Le ſyſtême de ce Chymiſte eſt ridicule.

La choſe du monde non-ſeulement la plus inconcevable, mais la plus inutile au Médecin, eſt donc le commerce mutuel de l'ame & du corps. La chaleur produite dans le corps peut bien ſe concevoir, quand même l'homme ne ſeroit qu'un, comme parle Montaigne, puiſque les pierres s'échauffent par le frottement. Le mouvement ne peut s'expliquer, ni par les affections du corps, ni par les proprietés de l'ame. Il n'y a rien dans l'idée de l'ame, qui ſe trouve dans celle du mouvement. C'eſt pourquoi la chaleur & le mouvement ne peuvent s'expliquer par l'ame ; & ſi voulant expliquer le mouvement volontaire, vous dites qu'il conſiſte en ce que l'ame veut le mouvement, vous n'éclairciſſez rien, parce qu'il n'y a rien dans l'idée du mouvement que vous puiſſiez trouver dans l'idée de l'ame : car éclaircir, ou rendre raiſon d'une choſe, c'eſt faire voir clairement qu'il y a dans l'idée d'A. quelque choſe contenuë auſſi dans celle de B. Mais encore une fois, le Médecin ne doit s'embaraſſer que de rétablir la ſanté. Or cette curation eſt un changement qui ſe fait dans le corps humain par l'action d'autres corps. Mais l'ame n'eſt pas ſuſceptible de pareils changemens, ainſi tous les ſyſtêmes ſur ſon commerce avec le corps ſont inutiles. Qui a guéri le corps, ne doit pas s'inquiéter de l'ame ; elle revient toujours ſurement à ſes fonctions, quand le corps revenant aux ſiennes, leve tous les

obſtacles qui ſembloient l'empêcher d'agir.
La cataracte ſe forme dans l'œil, & empêche l'ame de voir ; détrônez le criſtallin, les
rayons reprendront leur ancienne route,
l'ame verra, & vous aurez fait toute votre
charge. Cet autre eſt en défaillance. Comment rappeller ſon ame, avec laquelle la
vôtre n'a aucun commerce ? Irritez les nerfs
de l'odorat, les fonctions de l'ame reparoî-
tront, comme ſi elle ſe fût réveillée au bout
de ces nerfs, ou comme ſi la correſpondance des organes avec cette ſubſtance ſpirituelle
vous étoit parfaitement connuë.

C'en eſt aſſez ſur la nature, & l'empire de
l'ame ſur le corps. Que Dieu qui a donné
aux Bêtes la faculté d'appercevoir, de ſe ſouvenir, d'avoir quelques idées, ait pû communiquer à nos organes plus déliés une intelligence bien ſupérieure, comme l'a voulu
M. Lock, c'eſt une queſtion dans laquelle
nous n'entrerons point ; nous dirons ſeulement que nous n'oſerions déſavoüer que cela
eût été poſſible à Dieu, lui qui d'un ſeul mot
a fait ſortir l'Univers du néant, mais que
cependant cette conſcience qu'il nous a
donnée pour nous éclairer au - dedans de
nous-mêmes, nous aſſure qu'il ne l'a pas
fait. Nous n'avons du moins rien de plus
fort à objecter aux Matérialiſtes, & ce n'eſt
certainement pas la faute de nos déſirs, ſi
nous n'avons pas de vrayes démonſtrations
à leur oppoſer.

§. XXVIII.

Quant aux dernieres cauſes Métaphy-
ſiques , & aux premieres Phyſiques ,

comme les Elémens, l'origine, &c. de
la premiere forme, des sémences & du
mouvement, il n'est ni utile, ni nécessaire, ni même possible à un Medecin de
les rechercher.

Métaphysiques. Attributs qui conviennent
à l'Etre, comme à l'Etre, & sont conséquemment fort universels & éloignés d'agir.

Premieres. Celles qui ont produit les causes secondes: mais Dieu qui se trouve partout dans leurs recherches, met des bornes
à la curiosité de notre esprit. Dieu est un Etre
infini, auprès duquel l'Univers entier n'est
qu'un point, qu'il n'apperçoit, suivant l'expression de l'excellent Auteur des Lettres
Persanes, qu'à cause de l'immensité de ses
connoissances.

Physiques. En Physique, ce qui ne peut
être déterminé par l'expérience, ne doit point
être recherché par une vaine théorie ; car
nous ne pouvons jamais être certains d'avoir
trouvé la vérité, & quand cela seroit, de
quelle utilité pourroit - elle être au genre-
humain ? le mouvement n'entre pas plus dans
l'idée du corps, que le cercle dans l'idée de
l'esprit. De-là vient que nous ne sçavons
rien de l'origine du mouvement. Que ces
Philosophes qui semblent avoir assisté à la
création du monde, parlent & m'expliquent
une expérience aussi constante que simple,
je veux dire la communication du mouvement ; pourquoi un globe venant à rencontrer un autre globe lui donne une partie de
son propre mouvement: quiconque sera aussi
sincere que raisonnable répondra que telles

E v

ſont les Loix du Créateur, & qu'il faut ainſi en tout s'en tenir aux expériences dont il n'eſt pas poſſible de trouver la raiſon. Les Chymiſtes mémes nous donnent le modele de cette ſage ignorance, lorſqu'en faiſant un détail modeſte des phénomenes qu'ils ont apperçûs, ils négligent d'en rechercher les cauſes. C'eſt de Barthol Schwartz dont je veux principalement parler. Avec le nitre, le ſoufre & le charbon, on ſçait qu'il trouva cette poudre qui imite le foudre & le tonnerre, & a changé la face de l'Univers; & cette expérience admirable dût ſans doute le frapper d'étonnement, à ne pas s'embaraſſer des cauſes Phyſiques qui l'avoient enfantée, & à ne s'occuper tout entier que de ce qu'il avoit vû. Les Modernes ont trouvé que deux grains d'or diſſous dans ſix grains d'eau régale ſe précipitoient au fond du vaſe, par le moyen de trois grains de tartre par défaillance qu'on y verſe, & qu'enſuite il s'élevoit une pouſſiere qui, à certains dégrés d'une chaleur déterminée, a la force de lever cent livres. Il faut s'en tenir à ce phénomene; le Philoſophe chercheroit en vain par quelle machine méchanique deux grains peuvent avoir tant de force.

Elémens. Un élément eſt ce qui compoſe quelque corps que ce ſoit, & ce en quoi la derniere diviſion le réſout; ou, ſi l'on veut, ce ſont de ſi petites particules des corps, que les ſens ne peuvent les appercevoir, & leur liaiſon eſt ſi forte, qu'il eſt impoſſible d'en briſer les liens. Ce que je dis des Elémens, eſt également vrai des *Atômes*, des *Monades*, car tous ces mots ſignifient la même choſe. Ils ont donc une figure, une meſure toujours la même, ils font individuels, indiffolubles, fans quoi l'Univers feroit bien-tôt détruit, ou plutôt n'eut pas fi long-tems confervé fa ftructure. Mais les petites parties qui condenfent l'atôme, & dans lefquelles la raifon nous démontre qu'il eft divifible à l'infini, comme tout le corps même fait d'atômes, me font auffi effentiellement inconnuës, que la caufe qui les a condenfées en un feul corpufcule d'une certaine maffe & figure. Si Dieu ne m'a point donné d'idée du premier principe de la matiere, en vain en attendrois-je de Defcartes, d'Ariftote & de tous les Philofophes. La *matiere premiere* & *l'étendue* ne m'apprennent rien. Je conçois l'étenduë, comme un vuide immenfe, immobile, immuable, fans mouvement fans repos, qui s'étend, & eft facile à traverfer de toutes parts ; & cette perception s'accorde avec ce que démontrent l'Aftronomie, la Phyfique, & la Méchanique, touchant l'exiftence de ce vuide ; mais qu'y a-t'il en cela qui puiffe me donner une idée de la matiere ? Il en eft ainfi de la péfanteur ; elle ne nous apprend rien fur la nature des corps, ni fur ce qui les rends graves ; l'idée que j'ai de la gravité n'a rien de commun avec les propriétés du corps ; c'eft-à-dire avec l'idée d'étendu, de divifible, de mobile, d'impénétrable. L'attraction ne nous éclaire pas davantage. Il eft à la vérité conftant qu'il y a entre certains corps quelque chofe d'inconnu, qui fait que placés à une certaine diftance, ils s'attirent mutuellement. Il a donc été fort permis à Newton de donner le nom d'attraction à cette caufe inconnuë, furtout après le foin qu'il a pris d'avertir qu'il ne vouloit défigner par-là que cet effet fingulier, d'une cause qu'il ne connoît pas, & c'est surquoi le célébre M. de Maupertuis l'a pleinement justifié. Mais l'attraction nous fait-elle connoître la nature de la matiere ; on a beau observer presqu'autant d'attractions diverses, qu'il y a de différens corps, on n'est pas plus instruit sur ce sujet, que sur les moyens qu'employe la cause inconnuë de l'attraction, pour produire ce Phénoméne. L'atôme, le corps, l'espace, la gravité, l'attraction, le mouvement méme, sont donc autant d'étres dont l'essence nous est cachée. Il n'est pas une seule cause premiere qui nous soit connuë, pas un seul principe dont on puisse découvir le moindre effet sans l'expérience. On a beau méditer sur ce qui constituë la nature de quelque chose que ce soit, on ne peut la découvrir qu'en observant attentivement par les sens les loix de ses propriétés, encore cela est-il souvent impossible. Je veux qu'on connoisse toutes les loix de la gravité, du magnetisme, de l'électricité, de l'attraction, de l'élasticité, &c. on ne sera pas plus au fait de ce qui produit ce mouvement, que ma volonté peut créer à chaque instant, & de ce qui le fait tant durer ; l'oscillation des corps qui peut conserver le mouvement reçû, n'explique pas le nouveau qui se produit. De même on n'est pas plus éclairé sur l'essence de la matiere, soit qu'on admette pour premiers principes l'eau seule, avec Thalés ; l'air, avec Anaximénés ; l'air & le feu, avec quelques-uns, les Elémens des Peripatéticiens, ou le sel, le souffre, le Mercure, avec d'autres ; ou les atômes de Démocrite, ou les monades de Pythagore, ou ces corps simples, immuables, &

indiſſolubles de Leibnitz; car d'un côté, de tous ces principes, aucun ne peut véritablement être un Elément, car un Elément doit être ſimilaire ; & cela poſé, comment concevoir qu'une matiere homogène ait formé tant de corps divers ? & de l'autre côté, en pouſſant les choſes à trop de ſubtilité, c'eſt nous promener par des eſpaces chimériques, c'eſt avancer des choſes qu'on ne peut ni ſuivre, ni réfuter. Notre ame n'a que les idées qui leur ont été tranſmiſes par l'organe des ſens, & conſéquemment nulle idée des choſes abſtraites, ſur leſquelles les ſens n'ont point de priſe. Souvenons-nous donc avec Madame la Marquiſe du Châtelet que » l'expérience ſeule » eſt le bâton que la nature à donné à nous » autres Aveugles, pour nous conduire dans » nos recherches ; nous ne laiſſons pas de » faire bien du chemin avec ſon ſecours, » mais nous ne pouvons manquer de tom- » ber , ſi nous ceſſons de nous en ſervir.

Semences. Outre la matiere , la forme , & le vuide, quelques Chymiſtes ont admis un principe ſéminal propre , qui dirige la ſtructure des corps , leur donne telle ou telle forme , diſtincte de toute autre choſe. Tout le monde connoît la végétation des Plantes, & des Animaux. Prenez de l'eau de pluie avec de la terre, ſemez-y de la graine d'anis, expoſez-la à une chaleur ſemblable à celle de la poule, vous aurez de l'anis, dont l'odeur, le goût, & la forme, ſeront entiérement différens de toute autre Plante ; cet anis naiſſant portera cent graines, dont chacune ſemée produira toujours de nouvel anis. Que cette ſemence eut manqué , toutes les forces réunies de la nature entiere , n'auroient ja-

mais pû produire une seule Plante de cette
espéce. Dieu a donc créé un principe, qui
de la graine, de l'eau, de la terre, & de la
chaleur, fit naître cette Plante particuliere,
& non aucune autre de cette même semence, ni la même Plante d'une autre graine.
La femme, la femelle, dans le genre animal, font les terres qu'on ensemence. L'homme, la bête, y viennent, y croissent comme
un épi de bled. Mais non-seulement le premier homme, & le premier animal ont reçû
en naissant une vertu prolifique ; les métaux
mêmes, les pierres, tout enfin se produit de
la même maniere ; des sucs particuliers, certains dégrés de chaleur souterraine font croître & végéter les Pierres, comme les Plantes. La description de la Caverne d'Antipa-
ros dans le *voyage du Levant* de M. de Tournefort, fournit un exemple bien curieux de la
végétation des Pierres. Il y en a une autre
semblable, près de *Pfulingen*, faite de longs
tuyaux de Pierres, transparentes, du plus
clair réfonnement ; & dont la végétation singuliere ressemble au *Choux-fleur*. Outre les
Elémens, il y a donc dans chaque corps un
autre principe stable, qui les produits tous,
sans qu'aucun puisse le créer à son tour. Des
sucs alimentaires délayés dans de l'eau, fo-
mentés par une certaine chaleur, quoique
d'une nature fort différente de ce principe,
vont s'appliquer au petit corpuscule, qui sert
de base à cette vertu prolifique, & se change
dans la propre nature de ce corps, qui croit,
agit, se conserve, & devient enfin par-là capable de produire son semblable. Le corps
du plus énorme Géant ; cette ame toute divine qui l'habite, & n'est pas sans doute

créée après l'organisation, tout est dans la semence de l'homme, & dans une très - petite
partie de cette semence, sans laquelle il a été
bien ridicule de prétendre pouvoir faire, non
pas un homme, mais un seul poil. Tout
vient donc d'un œuf, plantes, animaux,
hommes, fossiles, & nullement de principes
généraux. C'est ce que Moyse même nous a
appris, lorsqu'il dit, *efferat terra herbam vi-
rentem, quæ faciat semen suum, in se juxtà
suum genus.* Que nos recherches s'arrétent
donc-là. On peut se servir des causes secondes qui sont à la portée de l'homme, avec
autant de succès, que si les premieres étoient
connuës. Si je fais connoître toute l'utilité
d'une Plante que j'ai bien épouvée, ne rends-
je pas les mêmes services, que si je l'avois
créé. De même si je vous apprends la cause
médiate de la faim, de la soif, des sens externes, & internes, &c. n'en est-ce pas assez
pour un Médecin. Pour moi j'avoüe toute la
perfection de mon ignorance sur les premieres causes ; elles sont cachées aux plus clairvoyans, comme aux plus aveugles, ce qui
les console, & les séduit jusqu'au point de
les faire marcher de pair dans leur imagination avec les plus sçavans hommes. Nous
bannirons donc bien du superflu de la Médecine, qui en sera plus simple, plus pure,
& plus salutaire. Voyez à ce sujet un discours de M. Boerhaave sur la simplicité de
la Médecine ; & pour mieux entendre ce
que j'ai dit sur les principes des corps ,
Voyez un autre magnifique discours, du même Auteur, sur les moyens de saisir la vérité
en Physique. *De comparando certo in Physi-
cis* , & enfin les excellentes Institutions de

Phyſique de la célébre Dame que j'ai nommée ;
le prodige de ſon ſexe, & la rivale des grands
Philoſophes.

§. XXIX.

Il ne faut adopter que tout ce que
l'expérience pure & ſimple a véritablement démontré en Anatomie, en Chymie, en Méchanique, & en Phyſique :
(voyez 25.)

Anatomie. Que celui qui veut ſçavoir,
amaſſe des expériences ; par cette voye, il
apprendra plus de choſes en un an, que par
la ſpéculation dans un ſiécle Les expériences ont une vérité qui leur appartient en propre & les rend inébranlables ; les raiſonnemens au contraire les plus géométriques,
ne portent que ſur une vérité étrangere, &
que les faits leur prétent. La Nature a diſtri-
bué la raiſon aux Mortels, de façon que celui-là raiſonne le mieux, qui a les expériences les plus certaines. En Anatomie, pour
raiſonner juſte, il faut donc connoître exactement la ſtructure, la ſituation, la figure,
la grandeur, & les autres proprietés que nos
ſens peuvent découvrir dans les parties ſen-
ſibles du corps humain.

Méchanique. Cette Science nous apprend
à appliquer à quelque corps que ce ſoit les
loix générales du mouvement. Tout corps
eſt étendu, impénétrable, mobile, d'une
certaine figure, &c. Ce ſont les effets de ces
qualités générales, & les puiſſances motrices
qui en arrivent, que nous appliquons à certains corps déterminés ; & il ſera impoſſible
que nous nous égarions, ſi tous les attributs

de ces corps auxquels se fait l'application nous sont bien connus. La Méchanique suppose donc une connoissance parfaite de toutes les parties du corps humain, auquel nous voulons appliquer les loix méchaniques, & en ce sens toute la Médecine deviendra la science de tout ce qui se passe dans le corps humain, suivant la définition de Schreiber, ou par les affections communes des corps, ou par la structure singuliere de celui de l'homme. D'où l'on voit l'erreur des plus habiles Méchaniciens qui ont voulu tout expliquer par leur Art, sans connoitre auparavant la fabrique des parties, dont ils évaluoient les forces; défaut si bien combattu dans un Discours de notre Auteur sur *l'usage du raisonnement méchanique en Médecine :* on conçoit en même tems combien se sont grossiérement trompés ceux, qui haïssant jusqu'au nom de la Méchanique, ont osé écrire que notre corps n'étoit point soumis à des loix qui gouvernent cependant tous les autres. Je parle des Staahliens : mais le tems n'est pas encore venu de faire leur procès.

§. XXX.

Encore faut - il commencer par les choses les plus simples, les plus aisées à connoître, & les plus certaines, en continuant par celles qui leur ressemblent le plus, & ainsi de suite en allant avec ordre aux choses composées, obscures, difficiles.

Un Maître au fait de la Science qu'il enseigne, doit poser les loix générales qui peu-

vent déterminer la nature des Etres singuliers ; au lieu que l'inventeur, celui qui a fait
les premiers pas, a dû connoître par autant
d'expériences singulieres la nature des mêmes
choses pour pouvoir les réduire ensuite en
genres & en especes par leurs attributs communs. On appelle la premiere Méthode,
Analytique, & la seconde, *Synthétique*. Ariftote est l'inventeur de ces méthodes qu'il a
fort bien pratiquées, ainsi que Rau & tant
d'autres l'ont fait depuis.

§. XXXI.

Celui qui enseigne doit procéder du
général au particulier, lorsqu'il explique
des choses trouvées & connuës, comme
celui qui a fait les découvertes, a dû au
contraire commencer par le particulier
pour aller au général.

§. XXXII.

Toutes ces raisons nous indiquent
clairement l'ordre que nous devons suivre ici. Nous traiterons d'abord de la
vie, ensuite de la santé, après cela des
maladies, & enfin des remédes.

Vie. L'assemblage de toutes les actions qui
dépendent du corps humain. Ces actions se
font avec aisance ou difficilement ; on est sain
ou malade (1. 2.).

§. XXXIII.

Dans la premiere Partie des Inſtitutions de Médecine, qui comprennent toute la doctrine générale de cette Science, nous expoſerons donc.

1. Les parties, la ſtructure du corps humain.
2. Nous verrons en quoi conſiſte la vie.
3. Ce que c'eſt que la ſanté.
4. Nous expliquerons les effets qui s'enſuivent.

Cette premiere Partie s'appelle Phyſiologie, Economie de l'homme, Traité de l'uſage des Parties.

Et les objets de cette Partie qu'on vient de détailler ſe nomment communément choſes naturelles, ou conformes aux loix de la nature.

§. XXXIV.

Dans la ſeconde Partie nous ferons mention.

1. Des maladies du corps humain vivant.
2. De la différence des maladies.
3. De leurs cauſes.
4. De leurs effets.

On la nomme Pathologie, en tant qu'elle contient la deſcription des mala-

dies ; Æthiologie Pathologique , lorſqu'elle traite de leurs cauſes ; Pathologie ou Noſologie , quand elle explique
leurs différences ; Symptomatologie enfin , toutes les fois qu'elle expoſe les effets , ou les accidens des maladies.

Cette Partie a pour objet les choſes
contraires aux loix de la nature.

§. XXXV.

On verra enſuite dans la troiſiéme
Partie.

1. Quels ſont les ſignes des maladies.
2. Quel uſage on en doit faire.

Et comment on peut connoître par
leur moyen , dans un corps ſain & dans
un corps malade , les divers dégrés &
effets de la ſanté ou de la maladie.

On l'appelle Sémiotique.

Elle a pour objet les choſes naturelles , non naturelles , & contre nature.

§. XXXVI.

1. Les remédes.
2. Leur uſage.

Comme c'eſt par ces remédes , qu'on
peut conſerver la vie & la ſanté , on
donne pour cette raiſon à cette partie
le nom d'Ygiéne.

Elle a pour objet , principalement les
choſes qu'on appelle non naturelles.

§. XXXVII.

Enfin dans le cinquiéme nous donnerons.

1. La matiere médicale.

2. La préparation des remédes.

3. La maniere de s'en fervir, pour rétablir la fanté & diffiper les maladies.

On la nomme Thérapeutique & elle comprend la Diéte, la Pharmacie, la Chirurgie, & la Méthode curative.

§. XXXVIII.

Cette diftribution eft auffi commode pour apprendre que pour enfeigner, conforme à la nature des chofes dont nous avons à traiter, & d'ailleurs fort ufitée depuis long-tems par d'habiles Medécins ; c'eft pourquoi nous la fuivrons comme la meilleure méthode & comme la régle de tout ce que nous dirons.

Médicale. C'eft la connoiffance des remedes tirés de la Pharmacie ou de la Diététique. C'eft en ce fens qu'elle a été donnée par Diofcoride, qui a non-feulement expofé les vertus médicales des Plantes, mais les venins mêmes. Souvent la Nature nous fournit des remedes âpres, durs, défagréables, & qui par eux-mêmes ne feroient point affez puiffans. Que fait l'induftrie ? On les mêle à d'autres corps, ou on les change méchaniquement, pour en obtenir plus de vertu. La Pharmacie est double, Galénique & Chymique. La Galénique concerne les décoctions, les infusions, les expressions & d'autres opérations simples, principalement faites sur les végétaux. Les distillations, les teintures, les fusions, les solutions, les eaux fortes, les sublimations, les cristallisations, &c. appartiennent à la Chymie. Mais on ne la distingue plus de la Galénique, depuis que nos Apotiquaires sont aussi bons Artistes dans l'une que dans l'autre, & on les comprend toutes deux sous le nom de Pharmacie. Enfin la Thérapeutique, ou la méthode de guérir, comprend l'indication, le tems & la maniere de se servir des remedes avec la déduction des préceptes généraux en acte. Ces préceptes se tirent de la Physiologie qui donne la connoissance de la structure du corps & du mécanisme de ses mouvemens, & de la Pathologie qui nous manifeste les causes des maladies par des signes sensibles.

PHYSIOLOGIE.

§. XXXIX.

LE corps humain est composé de solides & de fluides ; l'Anatomie nous l'apprend.

Fluides. Descartes avoit fait consister la nature du fluide dans un mouvement perpétuel de ses particules qui se fait en tout

fens & avec une égale force, & qui fe dérobe
à la vûë. Bernoulli l'avoit placée dans l'interpofition d'une matiere étrangere. Boyle
eft le premier qui ait entrevû la vérité, lorfqu'il dit que les fluides ne different point des
folides par leur nature, mais par un dégré
qu'on peut à peine définir. Boerhaave a
ajouté à cet illuftre Philofophe Anglois que
les fluides ne doivent leur fluidité qu'à la
matiere du feu; Elément dont il fait un corps,
Elément qui les pénetre, & qui s'en retirant
jufqu'à un certain point, les rétablit dans
leur premier état, qui eft la folidité. C'eft
ce qui eft prouvé par l'eau que le froid change en glace, & par le fang qui tiré des veines
perd fa fluidité avec fa chaleur. Nous pouvons donc définir les fluides à l'exemple d'un
illuftre Newtonien (M. S'gravefende) des corps
qui cedent aifément au moindre choc, ou
des corps dont les parties imperceptibles à
nos fens à caufe de leur extréme petiteffe,
font fi foiblement liées entr'elles, qu'il eft
plus facile de les féparer les unes des autres
par le plus petit mouvement, que de faire
changer de place toute la maffe.

Solides. Defcartes n'a pas mieux réuffi,
lorfqu'il a mis l'effence des folides dans le
repos, qu'il regarde comme la vraye *gluë*
qui condenfe & rend tous les corps compacts.
Newton, ce génie fublime, dont la gloire a
fait oublier tout ce qu'on devoit à fon pré-
curfeur, a bien mieux trouvé le vrai, lorfqu'il a défini les corps durs, ceux dont aucune force ne peut féparer les parties les
unes des autres, & a confacré fa définition
aux Elémens. On peut auffi les regarder avec
notre Auteur, comme des mafles dont les

molécules ſont ſi fortement liées, qu'il eſt plus facile de faire changer de place au tout, que de ſéparer les parties les unes des autres, ce qui revient à peu près au même. Enſuite on donne le nom de ſolides d'une façon vague & relative aux corps qui ne peuvent être ſéparés que par une certaine force. De-là vient qu'on a donné le nom de fluides, aux ſucs contenus dans les vaiſſeaux du corps humain, & de ſolides, aux vaiſſeaux qui les renferment. Tant il eſt vrai que tout s'enviſage par relation aux premieres idées que nous avons reçûes par les ſens! Il y a donc dans le corps humain divers dégrés de ſolidité. Les corps les plus fermes, ceux que la plus grande force ne fait pas obéir, ſont les os, les tendons. Quelle force, par exemple, dans l'extenſeur du tibia! il a beau être tiré par une force de 2280 livres, il ne cede pas, comme le démontre Borelli. Les parties les moins dures ſont celles dont l'union eſt ſi foible, qu'on les ſépare ou qu'on les rompt avec facilité, telle eſt la ſubſtance du cerveau. Les plus fluides ſont, la tranſpiration, le ſuc nerveux, le chyle, la lymphe, le ſerum, &c. Les moins fluides ſont, la morve, la bile devenuë réſineuſe, & autres ſucs viſqueux & ſemblables au blanc d'œuf, qui filent, ou fuyent comme lui.

§. XL.

Les ſolides ſont, ou des vaiſſeaux qui contiennent les humeurs, ou des inſtrumens tellemens conſtruits, figurés, & liés entre-eux, qu'il ſe peut faire par leur

fabrique

fabrique particuliere certains mouvemens déterminés, s'il survient une cause mouvante. On trouve en effet dans le corps des appuis, des colomnes, des poutres, des bastions, des tégumens, des coins, des leviers, des aides leviers, des poulies, des cordes, des pressoirs, des soufflets, des cribles, des filtres, des canaux, des auges, des reservoirs. La faculté d'exécuter ces moumens par le moyen de ces instrumens, s'appelle fonction ; ce n'est que par des Loix méchaniques que ces fonctions se font, & ce n'est que par ces loix qu'on peut les expliquer.

Instrumens. On appelle ainsi tout corps composé dont les parties ont la grandeur, la figure, la matiere & la connexion requises pour produire les effets nécessaires à la fin qu'on en attend. Lucrece nie que les parties du corps ayent été faites pour les usages auxquels nous les employons, & soutient par plusieurs mauvais raisonnemens que les hommes éprouvant les mouvemens dont leurs membres étoient capables, se font peu à peu accoutumés à les faire. Tel a aussi été le systême de Démocrite, d'Hippocrate, & surtout d'Epicure. Il a été renouvellé par Gassendi & par Lami, ce Médecin qui le premier a regardé les parties de la génération comme un sixiéme sens, & vrai-semblablement l'ame, comme un septiéme. Lactance, Galien, ni les Stoïciens n'ont point embrassé cette opinion.

Il faut nier que l'Univers ait été créé par une cause intelligente, & se montrer aussi aveugle que le concours d'atômes des Epicuriens, pour admettre cette idée qui est contradictoire, si je ne me trompe; dans Lami même, en ce qu'il adopteroit les conséquences d'une hypothèse differente de la sienne. Je ne conçois pas la possibilité de l'éternité de la matiere, ni comment des atômes ont pû à jamais d'eux-mêmes se mouvoir, s'arranger, & former à tâtons tous les corps. Il est vrai que je n'ai pas une idée plus claire de la création du monde; mais enfin personne ne doute de la toute-puissance de Dieu, & puisque tout s'explique mieux par ce grand principe, n'est-ce pas une vérité aussi importante dans la Physique, que dans la Morale? Nous ne dirons pas que nous voyons, mâchons, respirons & entendons, parce que nous avons des yeux, des dents, un poulmon & des oreilles; mais nous sommes persuadés que l'Auteur de la Nature a fait les yeux pour voir, & toutes les parties de notre corps, de sorte que l'une produira tel effet, & l'autre un effet tout different. L'absurdité de Lucrece saute aux yeux & se réfute solidement par la simple observation des parties qui se trouvent dans l'animal pour de futurs usages ; du poulmon, de la valvule du trou ovale, du papillon caché dans la chenille, des dents qui ne s'ossifient qu'au besoin, &c. Faites attention aux dents molaires ; elles sont faites d'une matiere osseuse très-dure, afin de pouvoir rompre, moudre, ou broyer les alimens les plus durs; elles ont une figure inégale ou raboteuse, propre à les contenir, à les empêcher de s'échapper ; une attache très-forte avec les alvéoles de la machoire qui les tient fermes, sans quoi elles seroient vacillantes, & pourroient tomber : enfin une certaine grandeur déterminée, proportionnelle aux alimens, à la machoire & à tout le corps : toutes choses qui sont autant de moyens évidens, par lesquels les corps durs, ténaces, raboteux sont broyés & mis en poudre sur la surface de ces dents. Pourquoi les dents canines sont-elles faites en coins, si ce n'est pour avoir plus d'ingrès dans les corps durs ? Pourquoi les incisives sont-elles tranchantes ? Pourquoi les deux rateliers sont-ils faits suivant la méchanique des ciseaux, qui ne couperoient pas, si la lame supérieure n'avançoit un peu sur l'inférieure ? Pourquoi la main est-elle faite d'un composé d'os, de muscles, de vaisseaux, de graisse & de nerfs ? si ce n'est pour tous les usages & les commodités de la vie. J'avoue qu'il est des usages non primitifs, mais qui viennent d'une espece d'instinct ou de perception que le besoin a suggeré. Par exemple, la premiere intention de la Nature en formant le crâne, a été de mettre le cerveau en lieu de sûreté, quoique M. Hunauld ait démontré par la plus curieuse méchanique que rien n'étoit plus propre à porter des fardeaux que la structure du crâne. Il est donc des usages que l'expérience a trouvés, & en ce sens nous pourrions faire la paix avec les Epicuriens, qui d'ailleurs n'ont pas tort de dire qu'on se trompe souvent en raisonnant sur les causes finales. La pluye qui gâte quelquefois les bleds, ne peut toujours tomber pour les faire croître, suivant la remarque de M. Lami. Jadis la faulx du cerveau étoit faite pour empêcher les deux lobes de tomber l'un sur l'autre ; maintenant on demande pourquoi elle n'est pas transversale, en même tems qu'elle est longitudinale, afin d'empêcher dans les diverses positions du corps, le lobe antérieur de tomber sur le postérieur, & réciproquement le postérieur sur l'antérieur. Mais c'est parce qu'on ne connoît pas l'usage de telle ou telle partie, qu'on peut se tromper en l'imaginant, & par conséquent ces erreurs n'empêchent pas de saisir la vérité dans la façon de raisonner sur les parties évidemment faites pour nous rendre les services qu'elles nous rendent. Mais je me suis peut-être déja trop étendu sur un sujet usé.

Appuis. Ce sont des corps qui soutiennent un édifice en tout ou en partie, qui l'empêchent de tomber par son propre poids. Ainsi les pieds sont les appuis de tout le corps qui porte sur eux, comme les vaisseaux le sont de leurs liquides.

Colomnes. Machines perpendiculairement élevées, qui servent d'appui ; telles sont les vertebres, sur lesquelles porte la tête. C'est pour cette raison qu'on a donné le nom d'Atlas à la premiere.

Poutres. Appuis paralelles à l'horizon, ou autrement inclinés ; comme les côtes, les os des îles, le digastrique par rapport à la langue, &c.

Bastions. Parties qui servent d'enveloppe & comme de rempart aux autres ; tel est le thorax par rapport au cœur & aux poulmons, & le crâne qui, comme on l'a dit, a été fait pour défendre le cerveau.

Tégumens. D'une ténacité dure & coriace ; propres à mettre tout le corps à l'abri de l'injure des corps externes. Telle est la peau, cette enveloppe de tout le corps qui cache à nos yeux tant de refforts & de merveilles. Elle eft quelquefois fi dure & fi calleufe, que des os s'y brifent, fans qu'elle paroiffe aucunement offenfée.

Coins. Nous avons dit que les dents canines font de vrais coins. Mais il faut définir ce qu'on entend par coins. Ce font des corps polyedres, dont la baze eft épaiffe, & qui vont s'amincilfant en pointe, afin de pouvoir par leur ingrès dans les corps durs, les divifer & les rompre; ou, fi vous voulez, un coin eft proprement une pyramide triangulaire, dont les côtés font des triangles équilateres & à angles aigus; l'effet qui divife les corps dans le coin, eft à la réfiftance de ces corps, comme la hauteur de la pyramide, au côté oppofé à l'angle du fommet : c'eft ce qui fe démontre en Géométrie.

Leviers. Un levier fe confidere comme une ligne fans fléxibilité, fans pefanteur, qui porte fur un feul point fixe, autour duquel elle fe meut, tels font tous les os longs. On nomme levier *homodrome*, celui où la réfiftance & la puiffance ont le même point fixe; & ces fortes de leviers font très-communs dans le corps humain, & pour la plûpart ils ont la puiffance voifine de l'aide-levier; ce qui diminue leurs forces, comme dans le maffeter, pour mouvoir la mâchoire inférieure : les leviers *hétérodromes* font ceux où la puiffance & la réfiftance font entre l'aide-levier, comme dans le fterno-maftoïdien, dans les extenfeurs du genou, &c.

Aide leviers. Points immobiles fur lefquels le levier porte pour élever les poids. Tel eft le grand trocanter pour le mufcle feffier, le

ſinus de l'os des îles ; la rotule, pour les ex-
tenſeurs du tibia.

Poulies. Autres points immobiles, autour
deſquels on fait paſſer une corde qui ſe tire,
pour élever des poids : comme la poulie de
l'œil, le ſinus qui ſe trouve ſous le crochet
ptérigoïdien pour le muſcle qu'Albinus nomme circonflexe du palais, &c. C'eſt par cette
méchanique que l'œil eſt quelquefois tiré
très-fort en avant hors de l'orbite.

Cordes. Ce ſont des lignes fléxibles auxquelles eſt ſuſpenduë la puiſſance qui éleve
des poids. Tels ſont les tendons, les nerfs,
les muſcles.

Preſſoirs. Plans durs qui compriment en ſe
rapprochant, les corps qu'on met entr'eux
pour eſſuyer l'action des poids placés ſur le
plan ſupérieur.

Soufflets. On appelle ſoufflets, tous les corps
qui reçoivent de l'air dans une large cavité,
& le rendent par un petit trou. Ainſi le thorax & la trachée-artere ſont des ſoufflets.

Cribles. Ce ſont des plans ou ſurfaces étenduës, percées de petits trous, qui en refuſant
paſſage aux parties épaiſſes & groſſieres, en
ſéparent les plus fines & les admettent. Tels
ſont les petits vaiſſeaux rouges avec leurs
branches latérales, où le ſang ne peut entrer (§. CCXLV.).

Filtres. Plans percés obliquement de très-
petits trous, qui laiſſent paſſer les parties les
plus claires, & non les épaiſſes. Tels ſont
les vaiſſeaux lactés & les inteſtins.

Canaux, ou tuyaux dans leſquels nos fluides ſont contenus. Il y en a de trois ſortes ;
dans les uns, le liquide a une circulation
continuelle, comme dans les arteres, dans

les veines, dans tous les petits vaiſſeaux coniques & cylindriques. Dans les autres, les
humeurs coulent à la vérité, mais non ſans
ceſſe, enſorte que leur cavité eſt tantôt pleine
& tantôt vuide. C'eſt ce que j'appelle *auges*,
& tels ſont les ventricules du cœur & ſes
oreillettes. La figure de ces vaiſſeaux varie,
& n'eſt pas cylindrique. Dans les derniers
enfin qui ſont les *réſervoirs*, l'humeur reçuë
croupit quelque tems, comme dans la veſſie,
dans la véſicule du fiel, dans les follicules
adipeux, dans les ſinus pituitaires, dans les
glandes ſimples, &c.

Fonction. C'eſt une puiſſance d'agir qui dépend de la ſtructure de l'organe; réduite en
acte, c'eſt une action. Voyez la Pathologie
au commencement.

Méchanique. Il eſt facile de juger par tout
ce qui a été dit que le corps humain eſt une
vraye machine compoſée d'une infinité d'inſtrumens divers, tous abſolument ſemblables
par leur ſtructure aux inſtrumens méchaniques; d'où il ſuit que toutes les parties de
notre corps ſont néceſſairement ſujettes aux
mêmes loix: car toute leur force eſt dans
le mouvement qui leur eſt propre, & perſonne ne doute aujourd'hui que le mouvement, par quelque corps ou cauſe qu'il ſoit
produit, n'obéiſſe toujours aux loix générâ-
les de la Méchanique. Je ſçais qu'il y a des
Médecins qui ont pour ſyſtême qu'on ne doit
pas expliquer les actions des parties du corps
humain, par des loix méchaniques; & leur
raiſon la plus ſolide, eſt que les cauſes méchaniques de ces loix nous ſont inconnuës.
Mais c'eſt décider la choſe bien légerement;
car nous ne traitons pas des cauſes, mais

des effets soumis eux-mêmes aux loix méchaniques. Combien de mouvemens, & de mouvemens très-considérables dont nous ignorons les causes! cependant ces mouvemens obéissent toujours aux loix suprêmes, universelles, qui gouvernent tous les corps. L'aiman même, dont l'action part d'une cause si cachée, fait ses mouvemens, suivant des loix certaines, qui une fois connuës & bien observées, peuvent hardiment & sans craindre l'erreur, s'appliquer à toutes les expériences qu'on fera dans la suite. De même nous ignorons la cause qui pousse originairement les humeurs dans les vaisseaux, la cause qui contracte le cœur, les muscles, &c. mais nous n'envisageons tout ce que nous voyons que comme des effets; ces effets se trouvent entierement semblables à ceux qui font tous les jours sensiblement produits par des causes méchaniques. Donc non-seulement il nous doit être permis de les expliquer par les mêmes loix; mais il est constant que cela nous suffit, puisqu'enfin la Nature nous cachera toujours le reste.

Ce que j'ai dit des Anti-Méchaniciens, regarde particulierement le fameux Chymiste Staahl, qui non-seulement rejette les loix méchaniques, & blâme en général l'usage que les Médecins font aujourd'hui des Mathématiques, mais fait très-peu de cas de l'Anatomie, (de cette chaste & fidele Anatomie, toujours soumise au raisonnement le plus severe, & que l'envie de systématiser n'altéra jamais) & affirme hardiment que ces connoissances ne font d'aucune utilité dans la pratique, comme si son systéme demandoit tant de rigueur. Il pouvoit admettre toutes les loix méchaniques, & seulement differer de nous, en ce qu'il eût connu, ou plûtôt crû connoître la cause de ces mouvemens que nous négligeons & croyons méme impossible à découvrir. Certainement il n'a pas favorisé les progrès de l'Art, en se persuadant avoir trouvé la cause premiere, & passant les secondes sous silence, elles font plus à notre portée, & on peut avancer que la raison & l'expérience n'ont prises que sur elles seules. Mais tant il est vrai qu'on oublie bien-tôt sa colere, quand l'objet ne l'a pas méritée ! Croira-t'on après cela que Staahl ne se souvenant plus lui-même de ce qu'il avoit proscrit, ait cultivé la fine Anatomie, jusqu'à s'assurer de la communication de la veine-porte avec les vaisseaux uterins & hémorroïdaux, & bâtir une hypothèse, dont le but est de prouver que la moitié des maladies chroniques vient de cette source. De plus, le même Antiméchanicien outré, atteste expressément qu'il enseigne une vraye méchanique qui consiste, selon lui-même, dans l'arrangement des parties & dans la proportion des vaisseaux avec leurs liquides. Contradiction qui fait bien percer l'homme au-travers du grand homme ! Auteur célebre, devenu riche avec la maîtresse la plus ruineuse, fait pour avoir des envieux, il est lui-même un de ceux qu'une vile & basse jalousie anime contre les plus brillans Méchaniciens ; car il est évident par ce que j'ai dit, qu'il ne haïssoit pas les méchaniques, mais la gloire de ceux qui les cultivoient avec succès ; & notre Auteur paroit moins s'en plaindre dans la Préface de ses Aphorismes, que mépriſer ces indignes petiteſſes. *Utraque fidæ*, dit-il, en parlant de l'Anatomie & de la Méchanique, *quidquid ignari clament, aut invidioſi obſtrepant.* Nous partons d'un effet immédiat, certain, bien obſervé par les ſens, d'une cauſe premiere inconnuë : cet effet eſt une cauſe ſeconde très-évidente, de laquelle découlent ſi ſenſiblement une infinité d'autres phénomenes corporels, qu'il eſt naturel & facile de les expliquer par cette cauſe ſeconde ; & ſi cela fait un peu murmurer la curioſité mal ſatisfaite, il faut s'en conſoler, puiſqu'il n'en réſulte pas moins d'utilité, & qu'au contraire cette voye en abrégeant l'Art & bien des méditations ſuperfluës, peut conduire un bon eſprit très-loin, comme le dit M. Boerhaave dans la Préface de ces Inſtitutions.

§. XLI.

Pour les parties fluides, elles ſont contenuës dans les ſolides, mûës, déterminées dans leur mouvement, mêlées, ſéparées, changées. Elles meuvent les vaiſſeaux avec les inſtrumens qui ſont liés avec eux ; uſent, changent leurs parois, & réparent les pertes qu'elles y ont cauſées. Ces actions ſe font ſuivant les loix Hydroſtatiques, Hydrauliques & Méchaniques. On doit donc les expliquer conformément à ces Loix, quand on eſt venu à bout de connoître auparavant la nature de chaque humeur en particulier, & les actions qui en dépendent uniquement, autant qu'on peut les découvrir par toutes sortes d'expériences.

Toute cette doctrine est dûë aux heureuses recherches des Modernes. Les Anciens n'ignoroient pas que nos liqueurs avoient du mouvement, mais ils n'en chercherent pas la cause dans leurs tuyaux, & ils se mirent peu en peine de déterminer leur nature, leur ressort & leur figure. C'est à notre siécle qu'il étoit réservé de connoître que les fluides ne servent pas plus à dilater les vaisseaux, que ces mêmes vaisseaux à faire marcher les fluides, & qu'il n'y a pas de cause dans le sang artériel, pour laquelle il coule plutôt du cœur aux extrêmités, que des extrêmités au cœur, par une direction inverse.

Mélées. De sorte que toutes les parties du fluide A. se mêlent entre celles du fluide B. & pareillement toutes les molécules de B. s'inserent à leur tour entre celles du premier fluide A. Tous les liquides de toutes les parties du corps humain vont se méler parfaitement ensemble dans de grandes auges, comme dans la veine cave auprès du cœur; c'est-là que se rassemblent la lymphe, le chyle & le sang, qui reviennent de toutes parts, & ensuite dans le sinus pulmonaire, dans les sinus du cerveau & autres réservoirs veineux.

Séparées. Divers genres de fluides qui couloient ensemble par un seul canal, coulent ensuite séparément dans divers vaisseaux, comme on le voit dans les arteres. L'aorte reçoit tous les liquides qui étoient confondus ensemble dans la veine pulmonaire, & elle les distribue de façon que les arteres rouges

ne portent que du ſang rouge, les vaiſſeaux
ſalivaires, de la ſalive, le canal déferent,
de la ſemence, le canal pancréatique, le ſuc
du pancréas, pour ne rien dire de tant d'autres tuyaux qui tous charient des liqueurs
tout-à-fait particulieres & differentes du ſang.

Changées. Que de ſang, de bile, &c. on
fait avec l'eau ſeule & le pain ! & quelle
difference énorme du pain aux humeurs qu'il
produit. Cependant cette métamorphoſe ſi
ſurprenante coûte peu à la Nature ; elle ne
fait que mêler le pain & l'eau avec les ſucs
qui ſont, pour ainſi dire, déja nôtres, & les
ſoumettre enſuite à l'action des fibres.

Meuvent. Tous les mouvemens du corps
ne ſe font que par les fluides. Les os ſont mûs
par des muſcles, ceux-ci par des nerfs, &
ces derniers, par des ſucs très-mobiles.

Uſent. L'*uſement* des vaiſſeaux eſt en raiſon
de la vélocité des liqueurs. Si le ſang artériel
va heurter contre leurs parois avec le double de ſa force ordinaire, il en ſera repouſſé
auſſi deux fois plus vivement. Les vaiſſeaux
artériels de la ſubſtance corticale du cerveau,
qui ſont tant de fois plus fins qu'un cheveu,
ont à eſſuyer un nombre infini de pulſations
qui les uſent, & par conſéquent il faut de
nouveaux Elémens pour mettre à la place de
ceux qui perdent ſans ceſſe tous les petits
vaiſſeaux qui entrent dans la compoſition
des gros.

Loix. On peut appliquer au corps de l'homme; 1°. Toutes les Loix démontrées du corps
en général. 2°. Toutes celles qui ont été auſſi
démontrées des parties ſolides en général ;
car les Elémens des fluides ſont en quelque
ſorte des particules ſolides, & ſi quelqu'une

agit, ce fera par les loix auxquelles obéiffent
les folides ; & l'action de tout un fluide, eft
la fomme totale des actions de chaque molécule. 3°. Les loix *hygrauftatiques :* nous
appellons ainfi celles qui ont communément
le nom d'*hydroftatiques*, de peur que le fens
étymologique de ce mot ne fît croire que
nous avons deffein de parler des propriétés
de l'eau feule, tandis que nous entendons
les loix des phénomenes que la feule gravi-
tation fait naître dans les fluides. Archime-
de ayant à traiter des loix des fluides, entant
qu'ils font en repos, commence par pofer
ces quatre axiomes.

    I. Que le tout puiffe être apperçû par les fens.

    II. Qu'aucune particule ne foit féparée
du tout.

    III. Que les Elémens & le tout gravitent.

    IV. Que les Elémens puiffent être féparés
les uns des autres par la plus petite force.
C'eft de-là que ce grand homme a déduit
les loix générales que fuivent les fluides,
comme fluides, fans avoir égard, ni à la
nature particuliere du fluide, ni à la figure
du canal. Ces loix étant communes à tous
les fluides, peuvent donc s'appliquer à ceux
du corps humain.

    Dans des tuyaux qui fe communiquent,
le fluide de l'un foutiendra le fluide de l'autre, à la même hauteur. Dans des vaiffeaux
qui font debout perpendiculairement, &
dont les bazes font égales, les fonds font
comprimés en raifon des hauteurs. Mais quand
les bazes different en grandeur, cette preffion
fe fait en raifon compofée de la baze & de
la hauteur. Ces loix font affez appliquables
aux mouvemens de nos fluides.

Hygrauliques. Nous aimons encore mieux nous fervir de ce terme, que d'*Hydrauliques*, quoique plus ufité. Car les loix hydrauliques ne regardent que l'eau feule dont tous les attributs ne vont pas à nos liquides ; au lieu que celles dont je parle renferment les phénomenes des fluides qui fe meuvent par des tuyaux déterminés. Or dans le corps humain, il y a bien des fortes de vaiffeaux ; les uns font *cylindriques*, & dans ceux-là, la figure du canal ne produit aucun changement, ni dans la vîteffe, ni dans la réfiftance.

Car dans un cylindre, tous les globles d'un même diametre, mûs enfemble en lignes droites, dans un même diametre d'arteres, ne diftendoient aucunement le canal, & continuoient leur direction avec tout leur mouvement. Si maintenant le diametre diminue en raifon double, les globules employeront la moitié de leur action à diftendre le canal, jufqu'à ce qu'ils le rendent cylindrique, & ils continueront leur route par ce qui leur reftera de mouvement. Effort qui augmentera toujours par l'étréciffement des diametres en raifon inverfe & quarrée.

Les autres font coniques, & ceux-ci font ou convergens ou divergens ; les tubes convergens, font ceux dont le diametre va toujours en diminuant, & comme en conféquence de cela, la réfiftance va toujours en augmentant, les frottemens & le choc des liqueurs contre les parois, redoublent fans ceffe Les tuyaux divergens font ceux dont le diametre s'élargiffant toujours de plus en plus, diminue la réfiftance. Parmi les vaiffeaux de la premiere claffe, je veux dire les cylindriques, nous pouvons compter les extrêmités des arteres, le commencement des veines, les vaisseaux exhalans, &c. Ceux de la seconde classe, sont les arteres & la veine-porte, après avoir entré dans le foye. Ceux de la troisiéme classe, sont toutes les autres veines & les conduits excréteurs. Si les liquides du corps humain n'étoient qu'une eau pure, & leurs tuyaux des vaisseaux métalliques résistant à l'infini, les loix dont j'ai parlé suffiroient sans doute. Mais nos fluides sont composés d'huile, de sel, de terre, & d'eau, qui s'attirent en quelque façon, ou se repoussent diversement, & nos vaisseaux sont faits de fibres solides, mais fléxibles, élastiques & susceptibles d'une extension & d'une contraction réciproques. C'est pourquoi les liqueurs humaines ne suivent point exactement les loix hygraustatiques & hygrauliques; elles doivent naturellement s'en écarter à proportion de la diversité qui se trouve entr'elles & l'eau. Nos veines ne sont donc point assujetties aux loix que Heron a données sur des liquides infiniment compressibles, mûs par des tubes infiniment resistans. Les molécules de notre sang s'attirent sans cesse & forment une cohésion mutuelle d'autant plus forte, qu'elles se touchent par un plus grand nombre de points de leurs surfaces. Or cela n'est point du tout dans l'idée que nous avons de la nature de ce qu'on nomme fluide; cela est uniquement dépendant de la nature du sang. Un homme a la fiévre tierce, il a froid, il tremble, ses dents frappent les unes contre les autres; aux secousses, aux frissonnemens, aux anxietés, succede la chaleur, le malade suë, ses urines sont brictées, le paroxifme cesse & revient dans 36 heures;

cet homme aura ainfi naturellement fept accès, la fiévre ira en augmentant depuis le
premier jufqu'au quatriéme, & diminuera
enfin dans la même proportion jufqu'au feptiéme qui fera le dernier, fi le Médecin par
fon art n'en empêche quelques-uns de fe former. Or la caufe évidente de tous ces phénomenes eft une obftruction produite, par quelque caufe que ce foit dans les plus petits vaiffeaux. Cependant qui oferoit fe vanter de
les expliquer par les loix hygrauliques ou
hygrauftatiques, puifque tous ces changemens n'arrivent qu'en conféquence de ceux
du fang ?

§. XLII.

Prenant ici le nom de vie humaine
dans le fens commun, jentens par - là
cet état du corps par rapport aux folides
& aux fluides, qui eft entiérement requis
pour entretenir le commerce réciproque
du corps & de l'ame, ou pour qu'il foit
en quelque forte poffible de le rétablir
& pour qu'il ne foit pas de néceffité totalement détruit ; car il n'eft pas encore
tems de donner la vraye définition de la
vie, ni une idée de l'état fain, plus claire
que celle qui a été donné (1.)

Vie. On ne peut guéres donner la définition
de la vie, qu'à la fin de la Phyfiologie, car
c'eft l'affemblage de toutes les actions que
cette fcience du corps humain explique.

En quelque forte. Nous avons quelquefois

bien de la peine à diſtinguer le vivant du mort.
Que dire d'un homme parfaitement en ſyn-
cope, d'un homme ſubmergé depuis peu
d'heures, & qu'on a promptement tiré des
eaux ? ces perſonnes paroiſſent abſolument
ſans vie. Dans le Brabant, un jeune homme
de condition, l'unique eſpoir d'une grande
famille, eſt porté chez lui, froid, ſans
vie, on le croit noyé. Il eût été enſeveli,
ſi quelqu'un au fait de la Phyſique, qui ſe
trouva par bonheur préſent, n'eût imaginé
de faire rouler le prétendu cadavre ſur un
tonneau, de lui ſouffler fortement de l'air par
l'anus, & de le tourmenter enfin de tant de
façons, qu'il recouvra ſa reſpiration, l'uſage
de ſes ſens, & ſurvécut bien des années à une
mort ſi certaine en apparence.

On trouve dans le Mercure de Suiſſe 1735,
l'Hiſtoire d'un jeune homme qui avoit été
pluſieurs heures ſous les eaux, & qu'on rap-
pella à la vie, par l'Eſprit de ſel armoniac,
qu'on lui verſa dans le nez. La ſuffocation,
eſt une privation d'air ; tâchez de le faire
rentrer, ou d'en renouveller le jeu ſuſpendu,
ſoit en ſoufflant, ſoit en irritant, & vous pourrez faire crier au miracle. Nous avons de
Déthardingius une Diſſertation faite exprès
pour apprendre à ſecourir les noyés par la
Trachéotomie ; l'ouverture promptement faite,
on ſouffle avec la bouche, ou par une pipe,
ou quelque tuyau que ce ſoit, une grande
quantité d'air fortement pouſſée dans le poulmon. M. Heiſter aſſure que pluſieurs ſub-
mergés ont été reſſuſcités par cet heureux
ſtratagême.

Un Hollandois vivant dans les Colonies
de l'Amérique avoit une jeune fille qui eût

expiré d'une fiévre épidémique ; elle étoit
réputée morte : un Esclave attiré par les cris
des affistans, vient, & promet qu'il va rappeller cette chere enfant à la vie. Il cueille
promptement les plantes les plus âcres, &
après les avoir bien mâchées, il les infinue
dans le nez de la fille qu'on croyoit morte,
ayant foin en même tems de lui tenir la bouche fermée avec la main : enfin après avoir
répeté dix ou douze fois cette expérience,
la fille refpire & renaît. Si je raconte ces
Hiftoires, c'eft pour avoir occafion de réflechir fur ce qu'eft la vie en cet état. Le
mouvement du cœur, du fang, de la refpiration, s'étoit arrêté. Cette fille étoit donc
morte, fuivant la définition reçûë de la mort.
Mais l'Efclave Afriquain voyant un corps
nullement corrompu, ne le croyant pas mort,
irrite les nerfs de l'odorat, qui font fort à découvert, par les plus âcres Médicamens, &
mit ainfi en jeu les efprits glacés, qui revenant au cœur, le firent fe contracter de nouveau, & conféquemment renouvellérent le
cours de fon fang. Il n'eft pas furprenant
qu'on puiffe faire ceffer le repos du cœur ;
ne reveille-t'on pas fon mouvement par plus
d'un moyen dans tous les genres d'animaux,
foit en foufflant par le canal thorachique, foit
en foufflant par de grandes veines, comme
Peyer nous l'a appris. On eft donc alors entre la vie & la mort : & fi vous voulez appeller vie, le mouvement circulaire du fang
par le cœur, le poulmon & le cervelet ; &
la mort, la deftruction abfoluë de ces organes vitaux, enforte qu'ils ne puiffent jamais
fe rétablir ; l'état moyen fera ce repos de la
circulation, qu'on peut quelquefois faire cef-

fer. La plus petite vie, eſt celle dont on ne peut rien ôter, ſans que la mort arrive : & l'expérience prouve que la circulation n'eſt ſouvent que ſuſpendüe dans le cervelet, & qu'on a ſouvent enterré des gens qui n'é- toient pas morts.

§. XLIII.

Mais pour connoître exactement les moyens requis dans le corps, afin que ces deux choſes (42.) s'y trouvent. 1°. Il faut ſoigneuſement recueillir tous les Phénoménes de la vie & de la ſanté. 2°. Rechercher les ſujets dans leſquels ils ſe trouvent. 3°. Les cauſes qui les produiſent. 4°. Les inſtrumens , par leſquels ils arrivent. 5°. Et les effets quils produiſent.

Sujets. Quelle différence de la vie du cœur, à celle de l'ongle, ou du cheveu ! Mais comment comprendre ce que c'eſt que toute la vie du corps, ſi l'on n'eſt pas exactement au fait de toutes les petites vies particulieres, dont eſt, pour ainſi dire, compoſée la grande vie de l'homme.

Cauſes. Un Etre, quoiqu'il ſoit, A. eſt la cauſe d'un autre Etre B. Quand poſé A. B. exiſte, ou quand non poſé A. B. n'exiſte pas, ou ceſſe d'exiſter, ou, ſuivant Wolf, quand il y a dans A. une raiſon pour B. d'exiſter, plutôt que de ne pas exiſter. Or, tant que le cœur continüe de ſe mouvoir, on vit : ſon mouvement vient-il à ceſſer ? la vie finit avec lui. Le mouvement du cœur eſt donc la cauſe de la vie.

Inſtrumens. Ou les cauſes intermédiaires, par leſquelles la premiere cauſe produit ſon effet. Je veux, par exemple, enfoncer à coups de marteau un clou dans une muraille. La premiere cauſe corporelle, eſt le mouvement que ma volonté excite dans mon corps. La ſeconde, eſt l'augmentation du cours des eſ-prits, d'abord aux muſcles élévateurs de l'hu-merus, & enſuite aux fléchiſſeurs. La troi-ſiéme, eſt le marteau qui frappe le clou, & lui communique un mouvement, par lequel il entre dans la muraille ; ainſi ce mouve-ment du clou eſt le dernier effet. La cauſe premiere, eſt une idée, ou je ne ſçai quel mouvement qui ſe fait à l'origine des nerfs dans le cerveau. Ses cauſes intermédiaires, ou les inſtrumens dont elle ſe ſert, ſont les nerfs, les muſcles, le marteau. Il eſt facile d'appliquer le même raiſonnement à toutes les actions du corps humain.

§. XLIV.

Et comme cela nous méneroit preſ-que à l'infini, l'ordre nous oblige de tout rapporter à certains chapitres, afin de traiter particuliérement & avec mé-thode de chaque choſe en particulier.

§. XLV.

Il faut commencer par les choſes qui concernent le corps ; (30.) mais com-me elles ſont, ou communes aux deux fexes, ou propres à l'un des deux ; nous traiterons d'abord pour cette raifon des premieres.

§. XLVI.

On peut encore les confidérer, ou dans un fujet adulte, ou dans un corps qui ne commence qu'à fe former ; mais nous examinerons d'abord le premier pour la même raifon. (30.)

C'eft une erreur de croire qu'il vaut mieux entamer l'Hiftoire du corps humain par fes premiers principes, cet ordre étant plus conforme, en apparence, à celui de la nature. Il eft de la bonne méthode de commencer par ce qu'on fçait le mieux. Or, nous ignorons parfaitement, & la nature & la fabrique des premiers élémens du corps humain ; & tout ce que nous avons de connoiffances fur le fœtus, nous le devons à l'Analogie, ou à la comparaifon que nous avons faite des vifcéres & des vaiffeaux des jeunes fujets, avec les parties de l'adulte ; & nous ne pouvons de même appliquer aux uns, ce qui fe remarque dans les autres. Le petit fe connoît par le grand, & non le grand par le petit : ce feroit vouloir conclure du particulier au général, & par conféquent pécher contre la Logique.

§. XLVII.

Il eft vrai que toutes fes chofes font tellement enchaînées (43. 44. 45. 46.) qu'en tournant, pour ainfi dire, en cercle, elles font tour à tour les fonctions de caufes & d'effets ; & c'eft ce qui donne néceffairement tant d'embarras pour trouver un ordre qui ne péche point contre les loix de la bonne méthode.

Ordre. Quiconque cherche la vérité, doit rigoureufement s'aftreindre à ne rien avancer qui n'ait été démontré dans les propofitions précédentes. Mais il n'eft pas poffible de fuivre ici cette loi avec toute l'exactitude qu'elle demanderoit ; car par où commencer l'hiftoire naturelle de l'homme, fans qu'on foit obligé de pofer quelque chofe qui n'ait point encore été prouvé. Je veux que le cœur foit la principale fource du mouvement du fang & de la vie. Mais on ne peut concevoir fon action, fi l'on n'a auparavant expofé la nature des autres mufcles, du fang & des efprits ; car ces efprits viennent du fang pouffé au cerveau par la contraction du cœur, fur lequel on vouloit d'abord raifonner ; ainfi un Profeffeur fe trouve fort embaraffé dans ce qu'il doit choifir pour faire le fujet de fes premieres leçons. C'eft pour éviter cela que Schreiber a commencé fon Traité par la fibre & le vaiffeau. Mais c'eft pécher contre la loi qui veut qu'on commence par les chofes connuës & faciles, car fur les Elémens on n'a que beaucoup d'obfcurités & d'incertitudes. Boerhaave prend les humeurs du corps humain dès leur origine, & les a fuivies dans toutes leurs préparations avec un ordre admirable. Mais il échoue, dit M. Haller, aux inftrumens de ces préparations, ayant été obligé de parler de muscles, d'os, de glandes, qui n'avoient point encore été définies. Il a séparé la bile du foye, le diaphragme de la respiration, celle-ci des poulmons; enfin il a omis plusieurs choses, & principalement toute l'histoire des os, qu'il a été contraint de remettre à ses Aphorismes. Mais pourquoi notre Auteur n'eût-il pas séparé les solides des fluides, puisqu'il en résulte plus de clarté? pourquoi ayant à traiter des maladies des os, des fibres, des vaisseaux, n'en eût-il pas donné séparément l'histoire? Quoi de plus simple que ce début X L V. XLVII? Il n'est pas possible qu'aucun ouvrage sçavant soit à *la portée de tout le monde.* Ces Institutions supposent donc nécessairement des connoissances; mais comme elles en supposent moins que les Traités des autres Médecins, il suit que la Médecine de Boerhaave est la meilleure de toutes : & si ses Aphorismes roulent sur les mêmes épines que l'Ouvrage de Schreiber, n'avertit-il pas dans leurs Prolégomenes qu'il suppose ses Institutions connuës & démontrées? quelle difference de la Méthode de notre Auteur, de celle qu'un de ses Compilateurs a suivie dans un pareil Ouvrage! je parle de l'*Economie animale* de M..... Cet Auteur commence par un extrait des quatre beaux Traités de M. Boerhaave sur le feu, l'air, l'eau & la terre, & cela, suivant sa coutume, sans avoüer ses larcins. Mais ce qui convenoit pour jetter les fondemens d'une théorie Chymique, est hors d'œuvre au commencement d'un pareil Traité, quelque vanté qu'il soit par certains Auteurs Périodiques : c'est manquer de jugement, puisque c'est commencer par ce qui ne laisse au-

cune priſe à nos ſens. Auſſi M. Andry a t'il
ſçû rabattre les grands éloges donnés ſans
fondement à cet Ecrivain, en faiſant voir
dans ſa *i réeminence de la Médecine ſur la
Chirurgie*, que l'Ouvrage de M.... n'eſt
que Boerhaave mis en piéces. Mais cet autre Auteur moderne qui a crû nous donner
l'*Hiſtoire naturelle de l homme*, n'en a - t'il pas
plutôt repréſenté le cahos ?

Il faut avoüer que quelque matiere qu'en-
tame un homme qui écrit ou qui enſeigne,
c'eſt toujours comme un point de cercle ; on
trouve la fin, où l'on cherche le commencement, & le commencement, où l'on croit
trouver la fin, ſuivant la penſée d'Hippocrate. Tous les viſceres ont été créés enſemble & dans le même tems, de ſorte qu'il n'y
en a pas un ſeul qui ſoit plus ancien que
l'autre ; & c'eſt pourquoi tous les effets ſont
tour à tour les cauſes de ce qui les a fait
naître.

§. XLVIII.

Cependant il me paroît qu'on ne
peut mieux faire, que de commencer
par les alimens dont on ſe nourrit, & de
les ſuivre dans tous les changemens ſucceſſifs qu'ils éprouvent dans le corps,
juſqu'à ce qu'ils ſoient parvenus au point
où ils forment le corps même & ſes actions. Car lorſqu'on aura bien examiné
la nature de ces alimens, n'eſt-il pas évident qu'on viendra très-aiſément à bout
de connoître par ce moyen celle du
corps,

corps, puisqu'en effet le corps en est composé?

Puisque le bon ordre veut qu'on débute par la premiere origine du corps, & que nous ne connoissons point la nature de cette particule spermatique qui la forme & que nous tenons de nos parens, il faut commencer par examiner les qualités des alimens dont on use, puisque, à cette particule près, toute la masse du plus énorme géant est formée par des alimens changés en notre substance.

§. XLIX.

Les alimens sont donc, ou solides, ou liquides? La matiere de ces alimens, n'étoit dans les premiers tems que de l'eau, & ce que la terre donnoit d'elle-même, comme (*a*) l'histoire sacrée, (*b*) profane, fabuleuse, (*c*) & la nature même de la chose nous l'apprennent; ensuite on se nourrît de certaines humeurs, & de quelques-autres parties d'animaux, qu'on prépara avec ce que la terre produisoit de comestible.

Liquides. Dont quelques-uns nous viennent de l'air, & sont pris par les veines absorbantes (§. CCCCXXI). C'est peut-être ce qui a fait le fondement de l'observation de

(*a*) Gen. 1. 29. II. 16. comp. 1X. 3.
(b) *Herod.* 1. 71.
(*c*) Voyez les Fables de *Cerès* & de *Triptoleme* dans les Poëtes.

Paracelse, qui raconte avoir vû un homme nourri par un Emplâtre mis sur les hypocondres, & qu'il y a eu d'anciens Philosophes qui soutenoient leur vie en mâchant seulement les alimens, sans jamais les avaler.

Eau. Thalés, Paracelse, Vanhelmont, Boyle, &c. font venir de l'eau l'origine de tous les corps; mais ce dernier ne décide pas tellement la chose, qu'il ne lui reste quelques doutes; & ces doutes paroissent bien légitimes à quiconque a lû attentivement le Traité de l'eau de notre Auteur. Moyse, il est vrai, dit expressément dans la Genese, que les oiseaux, les poissons, & une grande partie de tous les animaux sont originairement faits d'eau. Mais quelque respectable que soit l'autorité d'un aussi sublime Ecrivain, il n'est pas moins impossible de ne pas croire que bien d'autres principes que l'eau entrent dans la composition de tous les corps, lorsque la chose est évidemment démontrée. Mais que l'eau soit la plus ancienne des boissons, c'est sur quoi l'Histoire sacrée & profane est d'accord. C'est en effet la nourriture de tout ce qui végete, & les hommes se seroient peut-être mieux trouvés de s'en contenter, & de n'user du vin que comme d'un cordial, ou pour donner un peu de goût à un fluide dont la meilleure qualité est de n'en point avoir. Nous parlerons dans la suite du vin & de la bierre.

Terre. Avant qu'on eût trouvé l'usage de la charuë, on ne vivoit que de fruits : tels furent nos premiers alimens : & faute d'armes, on ne chassa point avant le tems de Tubalcain. Tertulien dans son Epitre sur les alimens des Juifs, prétend que dans l'état d'innocence, on n'ufoit que de ce que la terre offroit fans culture. Jerôme affirme la même chofe; & fi Juftin penfe differemment, ce n'eft que par conjecture, & pour expliquer le facrifice d'Abel. Afclépiade de Cypre met au tems de Pigmalion l'époque du premier ufage des viandes; il dit que ces Sarcophages étoient regardés comme des fcélérats, dignes des plus cruels tourmens qu'on leur faifoit effuyer, fans jamais pouvoir les faire revenir à l'ancienne fimplicité de vie, dès qu'une fois ils eurent favouré le fuc des viandes. Noachus, fuivant la Genefe, fut le premier à qui l'ufage des viandes fut accordé; & ce Noachus paffe pour être le même que Bacchus, le Dieu, l'Inventeur du vin, & même qu'Ofiris qui découvrit l'ufage de la bierre. Les Fables de l'âge d'or difent à peu près la même chofe, comme on peut le voir dans la XV. Métamorphofe d'Ovide:

» *At vetus illa ætas cui fecimus aurea nomen*
» *Fœtibus arboreis, &c.*

Et lorfque Pythagore défendit de manger du bœuf & quelques autres animaux, il cita l'autorité des tems les plus reculés, où l'on n'ufoit point de viandes. Cependant l'homme eft forti des mains de Dieu propre à être omnivore, comme à créer fon femblable; pourquoi des dents incifives & canines pour broyer feulement les molaires euffent fuffi. La nature des deux premieres prouve qu'elles étoient faites pour faifir & mettre en pieces les viandes les plus folides; & je ferois affez difpofé à donner dans l'idée de ceux qui penfent que puifqu'on nourriffoit des beftiaux du tems d'Abel, ce n'étoit pas toujours pour fe contenter de les immoler.

G ij

Humeurs. Le lait & les œufs que Pythagore accordoit aux hommes, ainſi que le miel, &c.

> *Nec vobis lacteus humor,*
> *Eripitur, nec mella,* &c. dit Ovide. Le Philoſophe que j'ai déja nommé plus d'une fois en conſeillant le lait, ſe montre du moins imitateur de la Nature qui a donné non-ſeulement du lait aux femmes pour nourrir ou allaiter leur enfans, mais a donné à ceux-ci un inſtinct merveilleux qui les fait appeter le lait, & une faculté ſi marquée de ſucer & d'avaler, qu'elle va juſqu'au point de leur faire fortement ſucer les doigts en venant au monde, faute de lait, & eſt ſans contredit la premiere de toutes celles qu'on obſerve dans les enfans : il ſemble qu'ils n'ayent fait que ſucer & avaler dans l'uterus, tant ils s'en acquittent bien.

§. L.

Depuis les tems les plus reculés juſqu'à préſent, il y a eu (*a*) des hommes qui n'ont vêcu que de plantes ſeules & d'eau ; cette ſimple nourriture a fait ſubſiſter, ſans autre ſecours, des Nations entieres ; on a vû un (*b*) homme qui vivoit que d'herbes & de foin ; il y en a qui ne mangent preſque que (*c*) du poiſſon, d'autres n'ont vêcu que de viande, & de (*d*) lait, pendant qu'il y en a auſ-

(a) *Herod.* I. 202. IV. 177. 185.
(b) *Tulp.* Obſerv IV. 10.
(c) *Herod.* I. 200. & 202. II. 92. IV. 183.
(d) *Herod.* I. 216. III. 23. Voyez *Alexandr.*
Gen. D. III. 12.

quels presque toutes sortes de végétaux, de poissons, de reptiles, d'oiseaux, suffisent à peine ; & c'est ce que le luxe, & la gourmandise n'autorisent pas moins aujourd'hui, qu'autrefois. (*a*)

Les Brachmanes, ces anciens Philosophes qui fleurirent chez les Grecs, durant l'expédition d'Alexandre, appellés à cause de leur habillement *Ymnosophistes*, ne vivoient dans tous les tems que de végétaux & de sucs d'animaux hors d'usage ; ils parvinrent cependant fort sains au plus grand âge, cultiverent avec succès les Sciences, & eurent l'esprit propre aux plus subtiles méditations : c'est à eux qu'on doit l'invention des nombres. Quelques Auteurs nous ont conservé de très-anciennes Fables de ces Philosophes & des hypothèses très-subtiles sur la création. Quelques-uns prétendent que Zoroaster & Pythagore leur sont redevables de leur sçavoir, mais Laërce les dit instruits par les Mages, & nie vivement que les Grecs ayent appris leur Philosophie des Barbares. Que dirons - nous de ces Anachorettes Chrétiens d'un tems encore plus reculé, qui pour fuir les plus cruels supplices, se retiroient dans des déserts, où ne vivant que d'herbes & de racines, ils parvenoient en santé au plus grand âge, comme nous l'apprennent les vies de Paul & d'Antoine, tandis que ceux qui font la meilleure chere sont souvent vieux avant la vieillesse ? Les anciens Grecs ne se nourrissoient également que de fruits d'ar-

(*a*) Voyez les Satyres de *Petrone.*

boifier & de fraifes de bois, comme le dit
Ovide :

>> *Contentique cibis , nullo cogente creatis ,*
>> *Arbuteos fauus montana que fraga lege-*
bant.

Le petit chêne étoit auffi leur aliment familier, ce qui furprend moins, que d'entendre dire par Michel Cervantes qu'on le fert
aux tables des Grands d'Efpagne & de Por-
tugal. Diodore parle d'Ethiopiens Rhyzo-
phages & même Hylophages. Tel qui voudroit s'affujettir à ne vivre que de légumes,
étant accoutumé à faire bonne chere, feroit
d'abord pris de la diarrhée, & lorfque ce
changement de vie n'entraîne pas d'autres
maux à fa fuite, c'eft peu de chofe ; les
nouveaux pâturages du printems n'agiffent-
ils pas de la même maniere fur les bœufs
& les autres beftiaux qui s'en portent mieux.
Mais quelquefois on eft attaqué de cruelles
dyffenteries, comme Hérodote raconte qu'il
arriva à l'armée des Perfes , qui n'ayant que
des herbes pour toute nourriture, fut rava-
gée par cette maladie qui lui enleva un grand
nombre de foldats. Il eft une Côte maritime
de l'Afie , vers le Gange, peuplée de gens
qui fuivent la Religion des Brames, & ne
vivent que de plantes. Les Voyageurs attef-
tent que les Habitans du Bréfil ne vivent
aujourd'hui guéres que de miel, de pommes
d'acajou, d'une racine appellée *Mandyocca*,
&c.

Autrefois ils ne vivoient que de grains
de mays, de fucre & d'oranges; leur fta-
ture étoit haute fouvent de fept pieds, &

à cent ans ils étoient communément auſſi robuſtes, que les Européens à ſoixante.

Foin. Un enfant laiſſé dans un déſert, élevé parmi les bétes & les chévres, apprit à vivre d'herbe, à l'exemple des animaux, montra partout le même goût, le même choix, une voix bélante, tout-à-fait ſemblable à la leur. Tulpius raconte cette Hiſtoire, & on en trouve de ſemblables & encore plus curieuſes dans le *Pour & Contre*, &c. Ce qu'il y a de ſûr, c'eſt que toute la Hollande a vû le plaiſant ſpectacle dont je viens de parler. Boerhaave a connu un des Chefs de cette République, qui ayant tenu toute ſa vie une table ſplendide, ſe mit aux pois pour toute nourriture pendant pluſieurs mois, & n'en ſouffrit aucunement : cependant il reconnoît ailleurs, comme Celſe & tous les bons Médecins, le danger de tout changement ſubit. Malheur à l'yvrogne qui ne veut plus boire que de l'eau.

Poiſſons. Il y a bien des Ictiophages. 1°. Les Peuples qui vivent dans les confins d'Ethiopie. 2°. Ceux qui ſont vers l'Araxe. 3°. Ceux qui habitent les confins de la Babylonie. 4°. Ceux qui s'étendent depuis le détroit de Perſe, juſqu'à l'Inde, ſuivant Hérodote & Diodore. Et ſi l'on en croit Tavernier, les beſtiaux mêmes ſe nourriſſent de poiſſons & d'huitres en certains Pays. De notre tems les Lapons paſſent pour n'uſer que d'un petit nombre de végétaux, étant accoutumés aux viandes & aux poiſſons ſalés : enfin les Peuples les plus Septentrionaux qui habitent cette Iſle ſituée ſous l'Ourſe & décrite par Derham, mangent du pain avec des poiſſons frais deſſechés,

G iiij

au lieu de viande. Mrs. les Académiciens qui ont été meſurer la figure de la terre au cercle polaire, uniquement occupés de leur grand objet, n'ont pas daigné nous jnſtruire dans leur Relation de la façon de vivre des Lappons.

Viandes. Hérodote parle d'Ethiopiens qui ne vivoient que de viande & de lait, & qu'il n'étoit pas plus rare de voir atteindre à 120 ans, que nous à 70. Les Abyſſins qui ſont leurs Deſcendans, uſent aujourd'hui de fruits de froment, & font deux fois par an la moiſ-ſon. On ſçait cela, non-ſeulement par les Relations imprimées, mais par cette Ambaſ-ſade que Loüis XIV. y fit faire, & dans laquelle le Marquis du Roule, Député, & Au-guſtin Lippius, Botaniſte diſtingué, périrent. On voit dans la Généſe que Dieu permit l'uſage des viandes, auſſi-tôt après le Déluge, à condition qu'on ne mangeroit pas le ſang, dans lequel eſt l'eſprit de vie ; ce que les Théologiens & Commentateurs des ſaintes Ecritures, expliquent, en diſant que cette dé-fenſe eſt fondée, ſur ce que l'ame des bêtes habite dans le ſang. Mais il eſt, ce me ſem-ble, plus naturel de penſer que ce précepte a pour but d'obvier à la férocité, que produit l'uſage des animaux vivans, comme notre Auteur le dit au commencement de ſa ma-tiere Médicale, & comme nous l'apprennent encore mieux les Anthropophages, dont la ſociété n'eſt remplie que de malignité, & de perfidie, & de cette férocité, qui leur eſt commune avec les animaux qui ſe nourriſ-ſent d'autres animaux vivans.

Tout. Nous uſons en Europe, de toute ſor-tes de boiſſons fermentées, de lait, d'eau,

d'oiseaux, de quadrupedes, de poissons, de
plantes, de grains, de sel, d'huile, &c. Nos
alimens sont tantôt cruds, ou naturels, &
tantôt cuits, ou apprêtés : tout cela forme
un chyle doux, très - propre à nourrir & à
faire croître, & même à faire vivre long-
tems, si nous sommes assez sobres, pour éviter tout excès. Celse préfére une vie libre,
lâche, variée, à une vie toujours simple &
sévére ; & en effet *omnia sana sanis*. Le Chancelier Bacon loue le genre de vie, ou le plus
lâche, ou le plus sévére ; mais pourquoi pré-
férer deux excès à un juste milieu ? enfin
Cornaro a fait un bien plus grand éloge de
la sobriété, par son âge, que par son Livre.

Mêlés. Bien des gens ont interrompu leur
vie dissoluë & crapuleuse, par un excès d'abstinence & de sagesse, & ont été obligés de revenir à leur premier train de vie, qu'ils ont
suivi sans danger. D'autres ont vécu de féves au lard, de pain & d'eau pendant plusieurs années, ayant toujours été accoûtu-
més auparavant à une nourriture plus suc-
culente & exquise, & ont affirmé n'avoir jamais été ni si sain, ni si guais. Tel s'est trouvé guéri d'une gonorrhée habituelle, par le
pain & l'eau auquel il a été condamné en
prison, qui ne pouvoit s'en délivre depuis
long-tems, entre les mains des plus habiles
Médecins de Paris, & avec des alimens
plus succulens. Les goutteux qui se mettent
au lait pendant une longue suitte d'années,
s'en trouvent-ils plus mal ? Le lait est du
sang presque fait, il nourrit, en adoucissant
les acrimonies les plus caustiques ; il suffit,
il est même nécessaire dans tous ces cas, où
les fibres foibles & lâches, ne pourroient

broyer des alimens plus forts, comme dans l'enfance, dans la Phitisie, dans le Marasme, &c. M. Boerhaave, n'a-t'il pas vécu pendant une année entiere de biscuit sec, & de clair lait, à cause de ce cruel Rhumatisme que j'ai dit ailleurs (a), qu'il eut en 1723, & cela sans que son estomach en fut dérangé? La nourriture la plus molle & la plus douce, est donc aussi propre à réparer nos pertes, que la plus solide & la plus exquise. Nos tendons, nos ligamens, nos os sont fait de lait. C'est une erreur de croire que les bûveurs de vin ont plus de force d'esprit que les bûveurs d'eau. Au contraire le vin dessèche, brûle les humeurs, racornit les solides, & l'esprit se resient si fort de cette altération des organes, qu'on peut dire que les Yvrognes sont des espéces de brutes. Les élémens de l'eau sont plus solides, plus roides, plus inflexibles, que ceux d'aucun autre fluide ; cela est prouvé par des expériences incontestables ; & de-là vient, peut-etre que les fibres se raffermissant davantage, les bûveurs d'eau passent pour très-vigoureux dans l'acte vénérien : & pour faire voir combien ils ont les vûes de l'esprit nettes, & dégagées de nuages & de brouillards, on peut citer ce gymnosophiste Calanus, dont parle Diodore, qui vêcut fort vieux avec du froment seul & de l'eau, & se distingua fort par la subtilité & la pénétration de son esprit. Il ne faut cependant pas s'imaginer, que les alimens influent jusqu'à un certain point sur les mœurs & le caractere. Qu'on condamne au pain & à l'eau l'homme le plus violent, le plus impétueux, & qui fait la meilleure chere, & qu'on juge s'il est plus accessible, & plus traitable, au bout de

______

(a) Vie de Boerhaave.

dix ans. Ne voyons-nous pas toujours la même vivacité, le même feu, la même humeure acariâtre, & verte, comme on dit, dans les malades les plus épuifés, au lit, à l'heure de la mort même? Comment donc auroit-on pú recevoir cette influence Phyfique & morale, imaginée depuis peu dans le lait des femmes?

§. LI.

Ces alimens (49. 50.) pris féparément, ou mêlés enfemble, cruds, ou préparés, font donc vivre l'homme, le font croître, lui donnent des forces, & réparent celles qu'il perd; & comme la variété des alimens dont on ufe, ne caufe pas beaucoup de différence dans le corps qui en eft nourri, tant pour la matiere, que pour les actions qui en refultent, il fuit qu'il y a dans l'homme fain un pricincipe actif, qui de tant de chofes différentes, peut, en les changeant, former le corps humain.

Matiere. Il y a quelque variété dans les corps des hommes; c'eft ce que prouvent les divers effets des remédes, furtout en différens pays; car dans l'un, vingt grains, par exemple de réfine de Jalap, lâchent à peine le ventre, & dix fuffifent dans un autre, où l'on tranfpire m ins. Mais il ne faut pas croire qu'il y ait pour cela une diverfité fenfible, dans la nature même des parties folides & liquides, & qu'ainfi on ne puiffe compter fur aucune pratique générale. L'homme, qui eft

un animal omnivore , & le bœuf qui n'eſt
qu herbivore , ont à peu·près le même ſang :
l'Analyſe Chymique n'en montre aucune différence , que les ſens puiſſent appercevoir , ſi ce
n'eſt une odeur de poiſſon dans les brebis , qui
vivent de poiſſon au détroit de Perſe , & dans
les hommes également Ictiophages. Auſſi
Tabor dit - il que le ſang de l'homme & du
bœuf ont le même poids , & les mêmes propriétés ; ce qui s'accorde avec le Mémoire que
M. Homberg donna à l'Académie des Sciences en 1712 , & avec Baglivi , qui avant ce célébre Chymiſte avoit obſervé très-peu de différence dans la bile d'homme & de mouton.
Or toute cette Analogie n'a rien qui doive
ſurprendre les Phyſiciens , puiſque les ſucs des
animaux ne different des végétaux que d'un
ſeul dégré , & que les notres ne ſont pas différens de ceux des animaux. N'eſt-ce pas encore de la même maniere que les Plantes
font toutes un ſuc qui leur eſt propre , & tout-
à fait different de ceux qui les ont nourries
& fait croître ; car les ſucs de la Terre qui
forment l'aloës , la méliſſe , & le cerfeüil ,
ſont tous les mêmes ; cependant , telle eſt la
vertu ſéminale de chacune , que les uns deviennent amers , & les autres doux & aromatiques. Dans cent mille végétaux le même ſuc ſe change donc en autant de diverſes liqueurs , comme notre cops de cens mille ſucs différens , fait un chyle doux , qui lui
eſt propre.

Faculté. Toutes ces extrémités des ongles
que la propreté fait couper , renaiſſent en ſix
ſemaines. Les os rompus ſe reprennent en
deux mois. Les cheveux qu'on a , au bout de
quatre mois ne ſont plus les mêmes qu'on

avoit auparavant. Tout le corps enfin se
change, ou se renouvelle dans six mois. Or,
toute cette masse, qui comme le tems naît,
& s'envole, renait, & s'enfuit, ne vient que
des seuls alimens ; & quoiqu'en divers Pays
ils soient d'une nature différente, ils font cependant naitre les mêmes ongles, les mêmes
cheveux, en un mot des parties tout-à-fait
semblables.

Forme. Il y a donc dans le corps humain
un principe, qui au moyen de deux choses
d'une nature étrangere, le pain & l'eau forme les parties solides & liquides de ce corps ;
& si ce principe vient à manquer, jamais toutes les forces de l'univers, réunies ensemble,
ne pourroient faire les mêmes productions
par les mêmes moyens. J'en appelle à l'Art
des Chymistes : où font ceux qui ont jamais
fait un seul cheveu, une seule goutte de
sang ? Mais il est bon d'observer ici avec Hippocrate, que les premiers mortels qui ne vivoient que de froment, essuierent plusieurs
maladies dont les alimens préparés (LIII.) nous
délivrent : Il est vrai que si Dieu nous avoit
donné de meilleurs ressorts, toutes ces préparations seroient inutiles ; mais telle est
leur foiblesse, que la meilleure nourriture
se change quelquefois en crudité, ou matieres
étrangeres au corps.

§. LII.

Cependant l'expérience nous apprend
que ce changement (51.) se fait avec
plus de facilité suivant la différente qualité des alimens, ou selon les diverses
préparations qui les ont changés d'avan-

ce avant que d'entrer dans le corps.

§. LIII.

Les grains parvenus à maturité, deffechés, lavés, broyés, pétris, bien fermentés & bien cuits, en font plus propres à conferver la vie & la fanté ; & l'expérience nous apprend qu'on ne peut faire un meilleur ufage des viandes que de les cuire & de les affaifonner.

On appelle grains, toutes les Plantes, qui fur une tige fragile, & à nœuds, portent des fleurs *Apetales*, & des graines farineufes. Tels font le froment, ou le bled, le feigle, l'orge, l'avoine le mil, le mays, le ris, le fpéautre, le blé noir ; fi ce n'eft que celui-ci eft d'une nature différente, & n'a pas la même tige, ainfi que le fefame, dont on fe fert dans les Pays chauds, au lieu de froment. Un autre préfent de Cerès, dont parle Diodore, c'eft le *bofmore*, mais nous ne le connoiffons pas. Avant l'ufage du froment, on vivoit de gland. Parmi les végétaux, l'avoine & l'orge s'aigriffent très-promptement, & par conféquent fort falutaires dans les fiévres, furtout putrides.

Maturité. Les grains qui ne font pas murs, font aqueux, flatueux, & peu nourriffans.

Deffechés. Le trop d'humide, qui ne nourrit pas, étant diffipé

Lavés, montés, ou dépouillés de ces écorces, qui mettent le grain à l'abri des Infectes, font dures, indigeftibles, & cependant purgatives, fi on en croit Hippocrate ; mais non dépouillés de leur membrane propre & immédiate, qui forme le *fon*, dont une peti-te quantité ne rend pas le pain plus mauvais.

Broyés. Reduits en farine pure, mais alors c'eft une fi mauvaife nourritue, que les che-vaux nourris de farine cruë, deviennent gras à la vérité, mais foibles & mols.

Pétris. C'eft-à dire, mêlés avec de l'eau, & changés par-là en une pâte très-vifqueufe, qui produit la Leucophlegmatie, comme Hip-pocrate l'a obfervé, & ne fe diffout pas dans l'eau : la preuve en eft, que les enfans s'en fervent pour pêcher. Cette même pâte ne donne encore aux animaux qu'une mauvaife graiffe, & étouffe fouvent les oifeaux.

Fermentés. La farine à laquelle l'humidité de l'air, & les Infectes ne peuvent fe mêler, fe conferve long-tems. Mais fi on l'a pétrit avec de l'eau, & qu'on l'expofe à une cha-leur médiocre, elle fe gonflera promtement ; fes molécules auront un mouvement inteftinal, avec une odeur forte de vinaigre, & toute la maffe aura un goût acide & ron-geant. Voilà ce qu'on appelle fermentation, dont notre Auteur & l'illuftre Hales ont don-né une fi belle Hiftoire, qu'il n'y refte rien à défirer, tant pour l'obfervation des Phéno-ménes qui la caractérifent, que pour leur explication Phyfique. La farine ainfi prépa-rée, loin d'être gluante, comme auparavant, devient friable & aifée à fe mêler avec l'eau. Or, tout ce qui fe diffout facilement dans l'eau eft aifé à digerer, au lieu que ce qui ne s'y marie pas, comme l'huile & la graiffe, eft d'une digeftion difficile. Mais comme le goût & l'odeur aigre de la farine la rendent

défagréable, après avoir entretenu quelque
tems la fermentation ; on l'a fait enfin ceſſer,
en faiſant cuire la pâte au four, & c'eſt ainſi
que ſe fait cette excellente nourriture qu'on
nomme Pain, qui ſert de correctif aux autres, & la ſeule dont jamais on ne ſe laſſe.

Cuits. Le feu diſſipe la plus grande partie
de la pâte farineuſe, & fait en même tems
périr le grand mobile de la fermentation.
Il ſe forme donc une croute dure, ſéche &
plus ſaine au corps que la mie. Il n'y a qu'à
expoſer une ſeconde fois le même pain au feu,
pour avoir ce qu'on nomme du biſcuit, aliment qui réſiſte pendant bien des années à
un air chaud & humide, tel que celui qu'on
reſpire ſous l'Equateur, où le fer eſt rongé
par l'action de cet Elément ; il faut toutefois
qu'on empêche les vers de s'y mettre, car le
biſcuit ſe gâte alors ; mais quoique ce pain
ſemble ſi dur, il ſe fond aiſément dans l'eau,
n'eſt aucunement viſqueux, & eſt excellent
pour la ſanté. Quant aux viandes, il faut
avoir ſoin d'en ôter ces petits poils & autres
immondices qui s'y rencontrent le plus ſouvent, de peur qu'il ne nous arrive ce qui s'obſerve quelquefois dans les Chevres ſauvages.
Je parle des *Epagropilles* qui viennent de ce
que ces animaux avalent toutes ſortes de
poils avec les plantes qu'ils broutent ; ces poils
ſe nichent ou ſe colent avec la gluë de l'eſtomach ou des inteſtins, où ils forment une
maſſe de cheveux qui cauſe la mort, après
mille accidens qu'on ne peut deviner Les
Chévres ſauvages ſont auſſi ſujettes à cela
par le peloton qui ſe fait des fibres de toutes
les plantes chevelues, & non du ſeul *Doro-
nic*, comme le prétendent Welſchius & Har-

der. Il n'est donc pas surprenant que ces mêmes corps se trouvent souvent dans les Vaches qui léchent les Veaux.

On doit donc nétoyer les viandes, & les passer au feu; ensuite, après en avoir ôté le sang qui rend la chair putrescible, suivant ce précepte de Moyse si utile dans les Pays chauds, il faut des battre pour les mortifier, & rendre ainsi leurs fibres plus tendres, plus faciles à digérer & d'un meilleur goût : car par cette action les petits vaisseaux qui se rompent, donnent aux sucs la liberté de se répandre & de se distribuer également par les chairs. Une longue course avant la mort de l'animal, produit d'aussi bons effets. De là vient que les Cailles, les Lapins & tant d'autres gibiers ou bêtes sauvages qu'on nourrit chez soi, n'ont pas tant de goût que celles qu'on tue à la Chasse, surtout après que les chiens les ont long-tems poursuivis. Ce n'est donc pas sans raison qu'on préfere ces dernieres; les sucs mieux distribués donnent un goût plus fin.

Les gens délicats veulent encore que les viandes soient quelque tems suspendues à l'air, ce qui les rend plus faciles à digerer. Dans un commencement de putréfaction, les humeurs sont plus volatilisées, les sels plus aiguisés, les solides plus tendres. Mais si le même air est froid & agité, il dissipe le superflu de l'humidité des chairs, ce qui les empêche de se corrompre autant qu'il le faut, surtout lorsque la fumée est de la partie, elle qui est chargée d'un sel antiseptique ou capable de résister aux progrès de la putréfaction, je veux dire du sel volatil acide du bois élevé par le feu, comme le démontre l'Analyſe Chymique de la ſuye, dans le Traité de la terre de M. Boerhaave.

Cuire. Les viandes bouillies communiquent preſque toute leur vertu au bouillon; de-là vient que bien des gens penſent ſur le bouilli, comme Bacon qui n'en mangeoit jamais. Il n'y a qu'à renouveller ſans ceſſe l'eau pour tirer des viandes tout ce qu'elles contiennent de nourriſſant & de bien gouté, de ſorte qu'il ne reſte plus qu'une chair morte, pour ainſi parler d'après les Chymiſtes, inſipide, deſſechée, inutile. Le Conſommé poſſede donc toute la vertu des viandes; ainſi ſuivant que l'un eſt plus ou moins épuiſé à la ſuite de grandes maladies ou débauches avec les femmes, le Conſommé, ſurtout fait ſans eau, eſt d'une bonne reſſource. C'eſt ce qu'on nomme *Reſtaurant;* on le fait au Bain-marie, dans un pot bien lutté. Les Expériences de Mrs. Dodart & Geofroy prouvent que la chair deſſechée contient encore une aſſez grande quantité de ſel volatil; cependant il n'eſt pas moins vrai que les bouillons fort diſtillés à un grand feu, donnent une plus grande quantité de ſel volatil que la chair même, ont plus de goût & ſe corrompent plus vîte. Dans douze heures ils ſont ſouvent gâtés, & la viande ſe conſerve trois jours dans un air temperé; car dans un air chaud, tel que celui de l'Iſle Jamaïque, elle ſe corrompt avant quatre heures. *Rotir,* eſt cuire à un feu ouvert ou dans un vaſe fermé, ſans eau : le feu en brûlant forme à la ſurface des viandes, une croute dure qui retient les ſucs internes & les empêche de s'évaporer. Ces ſucs fort agités par la flamme ont une diſpoſition alkaleſcente, la graiſſe devient jaune

& un peu amere, toute la chair est plus
goûtée, plus seche & plus facile à digerer ;
& la raison de cela, est que le feu ouvert
change autant les sels en très-peu de tems,
que la chaleur de plusieurs jours. Mais la
meilleure viande pour le goût, est celle qu'on
cuit à un feu ardent, & dont on coupe des
morceaux, à mesure qu'ils rotissent, suivant
cet usage des Barbares, qu'on pratique aujourd'hui en Angleterre, & que j'ai vû aussi quelquefois en Hollande. Je pense avec
Baccon que la viande médiocrement rôtie est
la meilleure, & qu'en général le rôti est préférable au boüilli, surtout pour ceux qui ont
trop d'humeurs, les fibres foibles & lâches,
& le tempéramment disposé à l'Hydropisie ;
car d'ailleurs les gens maigres & secs s'ac-
commodent fort bien, & du boüilli & de la
soupe même.

Quand on mange de la viande avec excès,
sans pain, en un mot pour toute nourriture,
comme on a vû des Empyriques le conseiller
quelquefois, on est enfin attaqué, ou de
fiévres chaudes & putrides, ou de fiévres
hectiques, qui coutent la vie. Plus les viandes sont noires, à force d'être rôties, plus
elles ont ces propriétés, dépendantes des parties de suie qui s'élévent du feu, & produisent cette noirceur à la surface.

La friture est une autre préparation du
poisson, comme de la viande. Mais le beure
& l'huile, ne se mélant point aux sucs
aqueux du corps humain, rendent les choses
difficiles à digérer ; & si on a l'estomac foible, il en résulte des fontes rances, qui peuvent donner la fiévre, & par conséquent font
un vrai poison, quand on a ce mal. On doit

donc bannir ce genre de mets, de la diette &
du régime ; car par - là les chairs eſſuient un
feu beaucoup plus violent qu'autrement ; &
la bonne Phyſique en donne la raiſon. L'eau
bout à deux cens douze dégrés de chaleur au
Thermométre de Fahrenheit, & il en faut
600°. pour faire tant ſoit peu boüillir l'huile. Donc tous les ſels & les huiles des viandes & des poiſſons, ſont bien plus âcres par
la friture, que d'une autre maniere. Enfin,
on aſſaiſonne les alimens, ou pour empêcher
la putréfaction, ou pour leur donner un
goût plus picquant, ou pour mieux les digérer. La premiere claſſe comprend le ſel
marin, le nitre, l'alun, le vin, le vinaigre,
le deſſéchement au four, ou au vent, &c.
La ſeconde a rapport aux ſels aceteux, &
doux, & les aromats regardent la troiſiéme
eſpéce d'aſſaiſonnement. J'ajouterai ici avant
que de finir cet article, que la viande noire
ne convient que dans la ſanté ; elle eſt difficile à digérer, & produit bien plus promptement ces effets, que nous avons dit provenir
de l'excès des viandes en général.

§. LIV.

Le ſel, le vinaigre, les aromats, les
huiles, ſont les principales matieres de
l'aſſaiſonnement.

Sel. Nous avons dit que la viande abandonnée à elle-même ſe corrompt en trois jours.
Mais qu'on la ſaupoudre, qu'on la frotte de
ſel marin, ou qu'on la trempe dans une bonne
ſaumure elle peut ſe conſerver pendant plu-

sieurs années. On obtient le même effet par
le sel commun, par le sel gemme, par le sel
armoniac, par le nitre, & par l'alun, si ce
n'est que ce dernier sel donne un goût désagréable aux viandes, comme on le voit
dans les expériences de M. Petit, le Médecin, sur le mélange de différens sels aux
différentes viandes. *Mémoire de l'Académie
des Sciences*, 1732. Le vin & le vinaigre les
empêchent aussi de se corrompre par leur acidité. Le vinaigre est souvent une des meilleurs boissons, on connoît son excellence
dans le scorbut alkalin, & dans toutes
les fiévres qui tendent à la putréfaction ;
les soldats Romains s'en sont souvent servis,
en le mêlant à l'eau, & cela avec beaucoup
de santé. La chair de sanglier se conserve
dans le vin. Le poivre, le gingembre, tous
les aromats écartent les insectes, dissipent,
ou absorbent l'humidité ; & pour cette raison
conservent les chairs. On porte dans les Pays
les plus lointains des viandes couvertes de
beure & sel, selon Boyle ; & la raison en est,
que ces linimens écartent les insectes, &
l'air, sans lequel, point de putréfaction.

Les mêmes ingrédiens qui servent à conserver les viandes, les rendent plus agréables au goût. C'est pourquoi les Cuisiniers
employent les sels, dont les uns sont acides,
tels que le vin, le jus de citron, de limon, &c.
& réveillent l'appétit, non en augmentant
le ferment du ventricule (LXXXVIII),
puisque les acides conservent les chairs,
mais en corrigeant l'excès de la bile, ou résistant à cette rancidité non seiche que donnent surtout les matières grasses & les œufs
vieux, ou enfin piquotant des fibres engour-

dis par une viſcoſité glutineuſe. Les autres ſels dont on uſe, ſont des ſels muriatiques, qui outre un acide caché ennemi de la putréfaction & ſialagogue, ont quelque choſe de ſingulier, & dont on ne peut guéres manquer. Cependant les Lappons n'uſent jamais de ſel. Le vinaigre eſt un ſel acide volatil; c'eſt le réſultat d'une double fermentation; ſon acidité, de toutes nos humeurs, ne condenſe, ne coagule que le lait, comme le démontrent les Expériences Chymiques de Boerhaave; elle détrempe, délaye, fait circuler les autres, fortifie les ſolides en les reſſerrant un peu, & réſiſte à la putréfaction.

Quant aux Aromats, nous donnons ce nom à tout végétal d'un goût & d'une odeur vive, & qui a la vertu d'échauffer, ſoit qu'il croiſſe en Europe, ou qu'il nous ſoit apporté des Indes. La tige de l'Angélique eſt le principal Aromat des Lappons, l'Abrotanum, l'Achorus, & toutes ces Plantes Aromatiques dont notre Auteur donne un long Catalogue dans le ſecond Tome de ſa Chymie, méritent auſſi-bien le nom d'Aromats, que le Poivre, le Gingembre, ou le Galenga. Les Aromats contiennent une très-grande abondance d'huile, dans laquelle réſide un eſprit qui fait toute la force & la principale vertu de ces Plantes, & qu'on appelle *Eſprit recteur.* C'eſt pourquoi ils excitent merveilleuſement l'eſprit des nerfs, irritent les ſolides, animent leurs mouvemens & leurs reſſorts; & comme la chaleur eſt un effet néceſſaire du mouvement, c'eſt avec raiſon qu'on dit que ces drogues ſont chaudes, & d'autant plus, que le ſujet qui les prend eſt plus robuſte: car la grande circulation naît de la grande

contraction des vaisseaux. Un Thermometre
plongé dans un monceau de Poivre, ne monte pas ; cependant le Poivre, ainsi que l'Eau-
de-vie, l'Eau des Barbades, & bien d'autres
choses qui ne donnent aucun signe de chaleur,
& seroient incapables d'échauffer un cadavre, brûlent en quelque sorte un corps vivant. C'est donc relativement à la vie & aux
forces de la Nature, que ces Plantes passent
pour avoir la vertu d'échauffer.

On peut placer ici le célebre *Garum* des
Romains, qui, au rapport de Pline, se faisoit
avec le foye de Maquereau bien salé ; le *Caviaro* des Russiens, qui est l'ovaire à demi
pourri de l'Eturgeon ; M. de Tournefort dans
son Voyage du Levant distingue cependant le
Caviaro de cet ovaire, mais il paroit se contre-
dire & se tromper en cela : la *Boutargue* qui
est l'ovaire salé du Mulet, ragoût des Pro-
vençaux : l'Anchois qui entre & forme lui
seul bien des mets piquans, pour ne rien dire
de la persillade, dans laquelle entrent le pi-
ment & le tomatés, & qu'on sert avec le
bœuf bouilli, & de tant d'autres sauces &
ragoûts, dans lesquels les plaisirs des sens
trouvent trop bien leur compte, pour qu'on
n'y rafine pas tous les jours. Mais laissons
cette matiere au *Cuisinier François*. On peut
voir dans les Elémens de Chymie de notre
Auteur, combien la Chymie est utile à l'Art
culinaire.

§. LV.

Pour les fruits d'Eté, ils sont si mols,
& se dissolvent si facilement, quand ils
sont murs, qu'ils n'ont guéres besoin
d'être préparés.

D'Eté. Ainsi nommés de la saison des fruits : ils sont tous pulpeux, mols & acescens. On les digere aisément, lorsqu'ils sont murs, ce qui se connoit par le tact, par un goût parfait, par la noirceur des pepins dans les pommes ; cependant ils sont tous pleins d'air. Boyle determina par le moyen du Mercure la quantité d'air produit dans le vuide ; mais Hales a bien mieux estimé par la compression de l'eau la quantité d'air ainsi produit ; il **a** donc véritablement trouvé qu'une pomme donnoit un volume d'air 48 fois plus considérable que toute la pomme, & que cet air qui soutient une double pression de l'atmosphere né d'une seule pomme, a une force de 11776 livres. C'est dans la *statique des Végétaux* de cet Auteur qu'on peut voir ces observations ; cet Ouvrage a été traduit en François par un de nos sçavans Académiciens (M. Bufon). Il ne faut que 24 heures pour que toute la machine pneumatique se trouve remplie d'un air si élastique, qu'il est deux fois plus pesant que l'air commun que nous respirons.

Les fruits étant donc d'une nature acide & venteuse, lorsqu'ils sont cruds, ils fermenteront d'autant plus da s l'estomach, que le sujet sera plus robuste & la saison plus chaude : l'air élastique produit par la fermentation, passe ordinairement par la bouche ou par l'anus ; tout le monde sçait que cela forme les pets & les rôts. Si les vents se promenent avec bruit dans les intestins, ce sont des borborigmes si fréquens dans les *Rateleux*, qu'il semble qu'Eole ait ouvert toutes ses prisons, comme parle poëtiquement Drélincourt. Si le ventricule ou les intestins se

resserrent,

reſſerrent, ſe gonflent & retiennent ces vens entre deux barrieres inſurmontables, on ſouffre des coliques très-douloureuſes, dont l'inflammation & mille autres accidens peuvent être les ſuites. Voyez à ce ſujet les Aphoriſmes de Boerhaave. Je ne parle point des ſucs de fruits encore fermentans, on ſçait combien leurs vapeurs mêmes ſont funeſtes. Le vertige, la paralyſie, la manie, l'apoplexie, & ſouvent la mort même, ſont les ſuites de ces vapeurs, quand l'odorat ſeul en eſt vivement frappé. Les fruits cuits ſont de très-bons alimens, ils donnent à peine la quatriéme partie d'air, qu'on tire des fruits cruds, ſuivant Boyle. Les compôtes, les marmelades, & toutes leurs diverſes préparations, ſont donc auſſi ſaines qu'agréables, & M. Hecquet n'a pas tort de recommander ſi fort ce genre de mets aux convaleſcens.

§. LVI.

L'eau purifiée au travers des entrailles de la terre, eſt une très-bonne boiſſon, celle qui eſt remplie d'inſectes & de leurs œufs, devient excellente, après avoir été filtrée au travers de pierres pures, poreuſes ; après avoir légérement boüilli, & s'être enſuite un peu repoſé. On connoît la nature de cette boiſſon faite de grains ou de fruits cuits dans l'eau, ainſi que de celle qui ſe fait avec des grains ſecs mondés, humectés, qu'on fait germer, enſuite deſſécher, broyer, qu'on met en infuſion dans de l'eau, qu'on fait boüillir, fermenter, & couler ; cette liqueur s'appelle bierre. Enfin tout le monde sçait que le vin n'est autre chose que le suc des raisins mûrs, tiré par expression, & ensuite fermenté & clarifié, & que par conséquent ce ne peut-être qu'une excellente liqueur.

Eau. L'eau est la boisson commune de tout ce qui végete, le vin catholique ou universel des Alchymistes, la liqueur qui fait croître les Plantes, les Animaux, & les Métaux mêmes.

Pure & très-légere ; tous les corps mêlés à l'eau, tels que la terre, le sable, &c. sont plus pesans qu'elle, & par conséquent augmentent son poids. Hérodote parle d'une eau si légere, que les bois se précipitoient au fonds ; mais notre Auteur rapporte prudemment ces bois, aux bois pesans des Pays chauds, tels que le Guayac, &c. Les Ethiopiens qui buvoient de cette eau, vivoient 120 ans & plus. Il n'y a jamais d'eau vraiment pure ; celle qui l'est le plus, est l'eau de neige qui se fond en tombant sur d'autre neige. On se sert communément d'eau de pluye, non de celle qui sert de lessive à l'atmosphere, mais de celle qui tombe sur le haut des montagnes. Telle est la commune origine des sources vives, comme on l'a observé au haut des Alpes, où les nuages se brisent & se fondent en pluye, toutes les fois que l'air devient trop léger pour pouvoir les soutenir ; Derham dans sa *Théo-*

logie Phyſique, a mal réfuté cette opinion ;
car on n'a jamais vû ſur le ſommet d'une
montagne, aucune ſource, ni aucun lac,
à moins que l'eau n'en eût été filtrée par
d'autres rochers plus élevés, ou que ce ne
fût une fonte de neige qui eût tombé. L'eau
ſe filtrant donc au travers des crevaſſes &
des interſtices des rochers, va former des
ſources d'eaux pures qui coulent dans les
plus beaux lits de ſable : le ſable, ſuivant
M. de Réaumur, n'étant qu'un amas de petits criſtaux de diverſes couleurs, n'a garde
d'alterer les eaux qui coulent dans ſon ſein :
l'eau pure, comme celle dont je viens de
parler, cruë, eſt trés-bonne pour la ſanté, &
beaucoup préférable à cette eau que Néron
faiſoit boüillir dans des Vaſes d'or, après
avoir épuiſé ſon goût pour les vins les plus
exquis, au rapport de Suetone, dans la vie
de cet Empereur.

Boüilli. L'eau de pluie reçûë dans un vaſe, eſt
toute remplie d'œufs, d'inſectes, & de graines de plantes, que la vûë ne peut appercevoir.
On voit dans une ſeule goutte d'eau 27,
300, 000 animalcules, ſuivant Leuwenhoeck.
C'eſt pourquoi laiſſée à elle-même, dans un
vaſe de verre bien net, elle produit diverſes
mouſſes, & une infinité de ces petits animaux, dont je parle. Mais qu'on la faſſe légérement boüillir, alors s'éteint toute la
vertu pullulante des plantes & des animaux :
je dis légérement ; car autrement l'eau devient terreſtre, peſante, & nuiſible au corps,
parce que les parties les plus mobiles s'éva-
porant par la correction, les plus épaiſſes, ſe
précipitent au fonds, ſous la forme d'un certain ſédiment ; & de - là vient que l'eau, à

force de boüillir, fe convertit toute en terre, comme l'ont obfervé Boyle & Newton. On peut lire fur tout ceci, le Traité de l'eau de M. Boerhaave, ou feulement l'Abrégé que j'en ai donné.

Boüillir. Elle fuit la nature de la maffe, qui n'a pas fermenté (L I I I.) & produit des vents ; grande incommodité de la décoction d'orge, à laquelle Galien préfére pour cette raifon l'eau panée, la fermentation du pain en ayant diffipé les qualités flatueufes, & cet aliment nourriffant en même-tems le malade, plus que la meilleure tifanne. Il faut rapporter à ces tifannes acefcentes, toutes les efpéces d'émulfions, de limonades, &c.

Bierre. Efpece de vin, fait non de fruits, mais de grains farineux, préfent de Cérès, & d'Ofiris, qui l'inventa, fuivant Diodore, lorfque faifant le tour du monde, il enfeigna l'Art de faire le vin dans les contrées, où la vigne étoit abondante, & celui de faire la bierre, à ceux qui habitoient les lieux bas & froids. Voici donc comment fe fait cette liqueur, dont l'ufage eft fi ancien chez les Allemands. On fait gonfler & macerer dans l'eau chaude quelque grain, comme l'orge entier, avec fes petites peaux, & fon écorce. On fait un monceau des grains fortis de l'eau ; il fe fait un commencement de fermentation, & comme les grains s'échauffent fi fortement, qu'on les voit bien-tôt chacun pouffer leur germe, on renverfe le monceau, on le jette, on l'éparpille ; enfuite on grille le grain. Ainfi brûlé, il eft vifqueux & doux, & communique toute fa vertu à l'eau. On le jette donc dans de l'eau boüillante ; on retire tout ce qui eft farineux ; on

laisse évaporer jusqu'à une certaine consistance ; & cette boisson s'étant un peu repo-
sée , n'est alors aucunement enivrante,
mais propre à lâcher le ventre , & à donner
même quelquefois la dyssenterie , tant c'est un
puissant dissolvant des humeurs. Cette petite
bierre , (*bir moll.*) qui n'a pas parfaitement,
fermenté donne aussi souvent la diarrhée.
Que si on conserve la bierre en cet état,
dans de bonne futailles , elle fermente & s'aigrit ; mais on obvie à ce dernier effet , en
la tenant dans une chaleur d'environ 60°.
dégrés , & en y mêlant une plante amere ,
telle que le Houblon. C'est ainsi qu'on fait
la bierre , boisson enivrante , qui donne d'aussi bon esprit que le vin , quand elle est d'une
certaine force , & va jusqu'à supporter la
chaleur de l'équateur. Hoffman ne regarde
pas la bierre , comme une boisson naturelle ;
& en général plus elle est forte , moins elle
convient aux corps robustes.

Vin. Invention de Noachus, ou de Bacchus , comme on l'a déja dit , beaucoup plus
ancienne que la précédente , puisqu'on en
trouve le nom dans ces langues originales,
qui donnent les racines de toutes les autres.
On conjecture que ce qui a donné l'idée de
cette boisson, c'est que les habitans des Pays
chauds ont peu d'eaux, & de mauvaises eaux ;
épuisés , brûlés par l'ardeur du soleil , se
trouvant sans forces, & cherchant à se restau-
rer, ils ne trouverent rien de meilleur que
le raisin pour faire cette boisson, qui leur
étoit si nécessaire. Mais à dire vrai , cela ne
paroît pas croyable ; car les régions les plus
ardentes manquent de vin : il n'y en a pas sous
les Tropiques. On n'en trouve qu'à 22-30°.

ou environ de latitude ; c'eſt à-dire que le raiſin ne meurit qu'au 51, ou 52°. après lequel au 70°. on fait de la bierre ; mais au fonds du Nord, on ne boit que de l'eau pure.

Il eſt bon de ſçavoir comment le vin ſe fait. Le voici : on met à part le raiſin mur ; on en ramaſſe le jus, tel qu'il découle du grain, quand il vient naturellement à crever. Ce jus eſt le vrai Nectar des Dieux. Mais avant que d'avoir fermenté, il eſt froid, venteux, & donne la dyſſenterie ; mais lorſqu'il a eſſuyé une entiere fermentation, il contracte avec une acidité douce & agréable, la vertu d'échauffer & d'enyvrer ; ce n'eſt pas ici le lieu de donner les raiſons phyſiques de cette propriété, les avant expoſées d'ailleurs dans mon *Traité* du Vertige. La façon la plus commune de faire le vin, eſt d'écraſer le raiſin avec les pieds, ou avec un preſſoir : il en ſort plus de ſuc, & c'eſt pour cela que cette méthode eſt ſi ſuivie, mais ce ſuc eſt impur, & fait de mauvais vin. On peut donner le nom de vin à toute liqueur fermentée, quoique faite de fraiſes, de ſureau, ou de tout autre grain. En général le vin eſt d'un bon uſage, toutes les fois qu'il eſt beſoin d'irriter & d'échauffer ; mais il s'aigrit aiſément. L'eau eſt beaucoup meilleure dans la ſanté, & ſurtout dans les fiévres, où il y a des matieres âcres & épaiſſes, à adoucir, à délayer, à réſoudre. Enfin, pour finir par dire un mot de la bierre, ce que nous avons dit de la petite bierre, qui n'ayant pas aſſez fermenté, donne la dyſſenterie, eſt également vrai, de toutes les fortes bierres, avalées dans le tems qu'elles fermentent. Un Anatomiſte, nommé Saint-

'André, donne dans les *Tranfaćtions Philofo-
ques* l'Hiftoire des effets , qu'une pareille
boiffon prife avec excès, produifit dans un
fujet qu'il diffèqua, & qui étoit mort du *cholera morbus.* Le moût de vin eft auffi dangéreux ; c'eft un acide que la fermentation ac-
tuelle rend trop élaftique , ce qui lui donne
prefque toujours une action terrible dans les
corps animés : je dis prefque toujours ; car le
fobre Cornaro étant alors fort vieux , fentoit fes forces renaître & fe diffiper avec la
vendange ; à mefure que fon vin vieilliffoit,
il étoit annéanti ; le vin nouveau feul le
reffufcitoit, & même les approches de la fai-
fon. Cet acide bien appliqué , pourroit donc
fervir en Médecine. Voyez le Traité des
Menftruës de Boerhaave. Tom. I. pag. 807.

§. LVII.

Tel eft l'effet de toutes ces préparations (53. 55. 56.) que les folides ,
ou les liquides ainfi préparés , font par-
là même attenués , mêlés , délayées , lu-
brifiés , deviennent fluides , ont leurs
parties les plus liquides féparées des plus
épaifes , & par conféquent ont bien
moins de peine à fe pétrir , pour ainfi
dire , dans le corps humain , & leurs fé-
crétions & excrétions s'en font avec
bien plus de facilité.

Atténuer, c'eft divifer les corps en plus petites molécules, & par-là en augmenter les
furfaces (CCXX) ; or c'eft fur les furfa-

ces des corps que s'exerce & s'applique l'action des corps voisins. Donc en augmentant les surfaces, j'augmente les forces qui broyent les alimens. Mêler, est une préparation tout à fait nécessaire à la vie, & qui ne se peut faire, sans que l'atténuation ait précédé. Lubréfier, c'est enduire & polir tellement les surfaces des molécules, qu'elles puissent se mouvoir aisément les unes sur les autres, sans attrition, sans se heurter ; ce qui se fait par une infinité de mouvemens divers, & c'est sans doute cette atténuation des molécules, cette lubricité de leurs surfaces, qui fait que tant de gens mangent sans boire, & n'ont cependant pas les humeurs peu fluides.

Il y a dans les alimens différentes parties ; les unes cédant aux forces de nos ressorts, changées, domptées par les actions de la vie, passent en notre propre substance. Les autres, sur lesquelles nos ressorts n'ont pas de prise, en éludent tellement l'action, qu'elles sortent du corps, presque telles qu'elles y sont entrées : je parle des peaux de cerises, de groseilles, de féves, de pois, &c. Ces parties doivent donc être séparés, & en effet notre corps les sépare. Mais pour en venir plus aisément à bout, il suffit d'user des préparations qui peuvent seconder les forces digestives. Ainsi qui n'usera que de boüillons, n'aura pas besoin de tant de forces, que celui qui mange de la viande, dont le suc ne s'exprime pas facilement. Tel que des hémorrhagies continuelles avoient mis au bord du tombeau, a sçû conserver une longue vie, en ne prenant jamais que des boüillons, pour toute nourriture, comme

Louer le raconte ; toutes les préparations des alimens, ne font donc que de fimples imitations de la nature, & c'eft en faire un grand éloge.

LA MASTICATION.

§. LVIII.

LEs alimens (49. 50. 51.), quelques-uns d'eux ainfi (57.) changés, paffent dans la bouche par d'autres changemens, que leur procurent. 1°. La morfure. 2°. La Maftication. 3°. La falive, la liqueur qui fe décharge dans la bouche, la mucofité & l'air, qui fe mêlent avec eux.

Après avoir confideré la nature des alimens, nous allons voir quels font les inftrumens méchaniques qui ont le pouvoir de les broyer.

Maftication. La maftication, ou l'action par laquelle on mâche, eft une atténuation des alimens dans la bouche, qui fe fait & par le broyement des dents, & par le détrempement de la falive. Le principal objet de cette opération font les alimens folides qui doivent être atténués, afin, comme on l'a déja infinué, que l'augmentation de leurs furfaces donnent plus de prife aux forces digérantes : ce qu'on mâche, comme les Aromats, &c. plus pour le plaifir, que pour fe nourrir, n'eft que le fecond objet. Mais en

trons en matiere, & aſſignons les cauſes de
la maſtication.

§. LIX.

Pour mordre, il faut 1°. que (*a*) la
machoire inférieure s'écarte de la (*b*)
ſupérieure en s'approchant vers la poitrine, ſur (*c*) ſon condyle; il eſt articulé à
(*d*) l'apophyſe temporale, par le moyen
d'un ligament qui environne orbiculairement toute l'articulation, & par (*e*)
une petite lame cartilagineuſe, ſuſpenduë, mobile de toutes parts, & de figure orbiculaire, dégagées des deux os,
attachée par le bord de ſa circonférence
au ligament articulaire, & concave dans
ſes deux ſurfaces. Ce même condyle eſt
lubréſié par un liniment onctueux exprimé des follicules qui environnent la cavité de cette articulation. 2°. Il faut
qu'elle ſoit enſuite fortement preſſée
contre la machoire ſupérieure, afin que
les alimens ſolides puiſſent être coupés
par les huit dents inciſives des deux machoires entres leſquelles ils ſont pris.

Mordre. C'eſt l'action par laquelle les dents
diviſent les alimens durs en leurs particules.

(a) *Veſal.* 1. 10. F. 1. 2. & 5. F.
(b) *Veſal.* 1. 9. F. 1. 2.
(c) *Veſal.* 1. 10. F. 1. 2. 1. A.
(d) *Veſal.* 1. 6. F. 5. avant l. h.
(e) *Veſal.* 1. 10. dans le texte, page 44. figure à
la marge.

La dureté de certains, comme des amandes,
des noix, des noisettes, &c. manifeste la
nécessité de cette action, sans laquelle la salive seroit inefficace.

Machoire. Elle est double dans le fœtus,
pour pouvoir mieux prendre sa croissance,
& simple dans l'adulte. Le défaut de la machoire inférieure n'est pas peu nuisible à la
déglutition ; ceux à qui un coup de fusil l'a
emportée, ou qui l'ont perdu par la carie
vénérienne, sont obligés de mettre avec la
main les alimens sur la langue pour les raisons qu'on verra (LXXI). Cette machoire
se meut de toutes les manieres, en bas, en
devant, en haut, en arriere, à droite, à gauche, & d'un mouvement général par lequel
se fait le broyement, & qui est composé de
tous ceux-là. Elle s'approche de la machoire
supérieure, & broye les matieres intercep-
tées, comme la pierre qui sert à moudre,
mout les grains sur une autre pierre fermement assujettie.

Apophys. Tous les Anatomistes qui préce-
derent Rau, croyoient que l'articulation de
la machoire inférieure avec l'os des tempes,
se faisoit dans la fossete, ou petite cavité
glénoïde qui se trouve à sa partie écailleuse
avant le méat auditif. Rau fut le premier qui
enseigna que le condyle de cette machoire
étoit naturellement fait pour s'ajuster au tubercule qui se trouve avant la fossete dont je
viens de parler. Palfin le suivit dans la premiere édition de son Ostéologie, car il se
rétracta dans la derniere : Boerhaave même
crut être fondé par la dissection à penser comme Rau. Du moins est-il vrai que celui-ci
étoit si fort persuadé de la vérité de sa nou-

velle opinion, qu'il faiſoit faire tous ſes ſque-
lettes conformément à cette prétenduë ſtructure. Cependant les autres Anatomiſtes,
Heiſter, Albinus, Winſlow, &c. ſoutien-
nent le parti contraire. Il eſt certain que le
tubercule & la cavité glénoïde ſont encrou-
tées chacun d'un cartilage, comme les apo-
phiſes condyloïdes de la machoire; il eſt certain que la portion cartilagineuſe du tubercule eſt la plus grande, que celle de la cavité
eſt la plus petite, & que dans cette foſſe on
trouve une matiere glanduleuſe, un peu graſ-
ſe, qui contribue tellement à la facilité du
mouvement de l'articulation, que lorſqu'elle
vient à manquer juſqu'à un certain point,
on ſent un bruit & comme une eſpece de cli-
quetis déſagréable en mangeant : c'eſt ce
que j'ai obſervé ſouvent ſur moi - même,
juſqu'à craindre la luxation, à la ſuite de
trop grands mouvemens de la machoire, &
porter en conſéquence la main machinalement à l'endroit de l'articulation : il eſt auſſi
conſtant qu'il ſe fait un vrai mouvement d'u-
ne partie à l'autre; Haller a vû dans un cadavre frais, dont les dents étoient bien jointes, la machoire abandonnée à elle-même
s'arrêter à l'apophyſe pour retomber enfin
dans la cavité glénoïde, lorſqu'il s'aviſa de
tirer en arriere les dents inférieures; c'eſt
ſans doute ce changement de place, qui ſe
faiſant quelquefois avec trop de violence,
cauſe de la douleur, & tous les effets que e
viens de rapporter. Je penſe donc avec le
Commentateur Latin que Rau ne s'eſt pas ſi
fort trompé qu'on le dit, & qu'il n'eſt pas
hors de croyance que l'articulation varie en
divers ſujets, que dans les uns l'idée commu-

ne est vraye, comme l'opinion nouvelle dans les autres ; mais qu'enfin c'est toujours, & à l'apophyse, & a la cavité glénoide de l'os temporal, que le condyle de la machoire inférieure s'articule.

Lames. Il se trouve partout aux articulations des os. 1°. Des cartilages polis & glissans qui couvrent leurs têtes à leur emboitement. 2°. Des ligamens & des capsules qui environnent aussi les mêmes têtes & naissent de la jonction de l'os avec l'épiphyse, comme l'a fait voir Columbus, qui ajoure sans fondement que tel est le principal usage des épiphyses. Ces deux substances, l'os & l'épiphyse, sont si distinctes que l'une se sépare aisément de l'autre dans les jeunes sujets ; & en effet dans les Trésors Anatomiques de Rau, on voit les épiphyses séparées de leurs os, & tous les jours à table on voit des exemples de ces sortes de séparations. 3°. On trouve une humeur onctueuse, propre à lubréfier, semblable au blanc d'œuf, filtrée par des arteres, suivant Ruysch, & par des glandes, suivant Haver, glandes assez considérables, conglomerées, cachées dans les recoins des os, & qu'on ne peut nier que par esprit de parti ou de système. Une moëlle fine suinte au travers des croutes minces des épiphyses, & va se méler au suc Haversien. Mais outre toutes ces choses qui se trouvent partout dans le corps humain, la machoire inférieure est garnie à son articulation d'une petite machine qui lui est propre & qui empêche les cartilages de la machoire & de l'os temporal de s'user par le frottement. Je parle du cartilage interarticulaire dont Winslow donne la méchanique dans son Traité des

mufcles, & la defcription dans fon Traité
des os frais. Morgagni prétend qu'il fert auffi
à repouffer par fon reffort la machoire inférieure, & aide par ce moyen la foible action
des mufcles qui l'abaiffent. C'eft d'après Véfale & Vidus Vidius que lui & Monroo ont
donné une bonne figure de ce cartilage. Il
nous a paru, comme à Haller, cave de part
& d'autre vers la machoire, épais aux bords,
& mince au milieu vers le tubercule tém-
poral. Il eft affujetti dans fa circonférence
par des ligamens décrits par Winflow, T. I.
des os frais, 350. &c. de façon qu'ils n'empêchent cependant pas d'ailleurs quelques
fibres du mufcle ptérigoïdien externe de s'y
inférer. Enfin il eft toujours vrai que cette
efpece de capfule tient à la foffe glénoïde,
à l'apophyfe temporale & au condyle de la
machoire avec quelque mobilité, mais plus
à l'apophyfe. Obfervation conftamment vérifiée par Haller.

§. LX.

La premiere action (59. 1.) fe fait
par la contraction des (*a*) mufcles digaftriques qui naiffent charnus de la (*b*)
rainure, qui fe trouve à la baze de l'A-
pophyfe maftoïde, & en defcendant forment un tendon qui perce le mufcle (*c*)
ftiloyoidien, & le ligament annulaire,

(a) *Caffer* de Voc. Org. page 5. Tome I. F. I.
I. DCBFD. *Euftach.* T. 28. 30. 26. 9. 11. T. 32.
10. 12. 29-32.
(b) *Vefal.* 1. 6. F. n. entre k & m.
(c) *Euftach.* T. 32. 12-30. T. 28. 29. 12.

lequel s'attache au côté de l'os Yoyde ;
de-là ils redeviennent charnus , & recevant des fibres charnuës de l'os Yoyde
même, montent jufqu'à la (*a*) fyncon-
drofe du menton , où ils s'inferent inte-
rieurement au - deffous de tous ceux qui
s'attachent en ce lieu. On voit par le
Méchanifme de cette poulie, avec quelle
force & fuivant quelle direction ces
mufcles agiffent , & en même - tems on
ne peut s'empêcher d'admirer comment
ces deux mufcles mis bout à bout, font
cependant l'un & l'autre leurs fonctions ,
fans courir aucun rifque de fe nuire.

Action qui confifte à écarter la machoire
inférieure de la fupérieure ; fi cet écartement eft forcé , la luxation peut s'en fuivre :
mais il fe fait aifément & fans aucun danger de
près de deux pouces.

Digaftriques. Mufcles à deux ventres ,
nommés autrement *biventers* ; ceux-ci n'ont
rien de commun avec les biventers du col ,
ou les coracohyoïdiens.

Méchanifme. Tout mufcle agiffant fe raccourcit & tire la partie mobile à laquelle il
eft attaché, vers celle qui l'eft moins, & cela
fuivant la plus droite ligne. Or fi les digaftriques faifoient ainfi leur mouvement, ils éle-
veroient en arriere la machoire fupérieure
fans jamais l'abaiffer, mais ils trouvent dans
leur chemin une efpece de poulie, qui de
membrane calleufe qu'elle eft dans les en-

(a) *Vefal.* 1. 10. F. 2. 1. H.

fans, fe change en un anneau cartilagineux dans les adultes ; & comme ils fe réflechiffent vers cet anneau, & que quand le premier ventre tire, le fecond fuit & abaiffe la machoire vers l'os yoïde, on peut dire que leur point fixe eft à cet os ; non cependant qu'il y ait véritablement une poulie, ni à caufe de la perforation du mufcle ftyloyoïdien qui ne fe trouve pas toujours, & ne peut, par rapport à la foibleffe de ce mufcle, changer l'action du biventer qui a plus de force, mais à caufe de ces fortes fibres tendineufes qui naiffent du tendon du digaftrique, près de l'os yoïde & ont de larges infertions, les plus foibles à la vérité à l'os yoïde ; & les plus fortes, en partie au myloïdien même, & en partie formant un ceintre diverfement figuré fous le même mufcle. Cela pofé, l'os yoïde peut devenir le point le plus ferme du digaftrique, toutes les fois qu'il eft tiré & affujetti par fes mufcles, & alors le biventer ouvre la bouche. Mais que la machoire foit à fon tour affujettie, il peut élever l'os yoïde, & fe montre un des plus puiffans élévateurs du larinx dans la déglutition. Opinion que Monroo a propofée avant Winflow, & qui ne parcît pas avoir plû à Walther. Que fi enfin la machoire étant affujettie, les deux digaftriques viennent à réunir leurs forces, ils pourront élever en arriere l'os yoïde, & foutenir en forme de ceintre le mylohyoïdien, la langue même, exprimer la glande de Warthon, &c. mais même baiffer la tête, fuivant Albinus qui prétend avec Winflow que toute l'attache du biventer à l'os yoïde n'eft pas faite pour abaiffer la machoire, & le prouve par une expérience à laquelle

Monroo en oppofe une autre tout-à-fait contraire. Voyez les Expériences de Winflow, Tome II. 1232. 1233.

Le Peaucier, ou *Platyfma-myodes*, fait ici quelque chofe ; car lorfque la bouche eft ouverte, il ride la peau, & telle eft fa principale action. Bien plus, l'os yoïde étant affujetti, la machoire s'abaiffe par le génioyodien, par cette portion du génioglofe qui s'infere à l'os yoïde, & par d'autres mufcles qui viennent les feconder ; fçavoir les Coracoyoïdiens, les Sternoyoïdiens, les Sternothyroïdiens, qui abaiffent premierement l'os yoïde & enfuite la machoire.

Il eft à propos de confidérer que la machoire inférieure defcend d'elle-même, & tombe par fon propre poids, comme on le voit dans ceux qui dorment, qui font en léthargie ou en apopléxie. Elle n'avoit donc pas befoin de mufcles confidérables pour être abaiffée ; mais il lui en falloit qui lui appartinffent en propre. Le plus large du col, dont je viens de parler, n'eut pas fuffi : d'ailleurs il ne reftoit point de place convenable ni au fternum, ni à la clavicule, de laquelle eût pû partir le mufcle abaiffeur, ni de paffage le long du col pour atteindre la machoire. Tel eft donc l'effet de cette finguliere ftructure, qu'un mufcle peut ici faire les mêmes fonctions qu'il feroit s'il avoit une origine tout-à-fait contraire. Mais d'ailleurs, quoique la machoire fupérieure puiffe être en général regardée comme immobile, il paroît probable qu'elle peut contribuer en quelque chofe à ouvrir la bouche, en s'écartant de l'inférieure par l'action de fes forts extenfeurs, les fplenius, les complexus. On a ef-

fectivement vû un chien écarter un peu les
dents, quoiqu'on eût bien pris foin d'affujettir fermement fa machoire inférieure.
Voyez les Expériences de Monroo : il eft vrai
qu'on n'a pas fait ces fortes d'Expériences
fur l'homme.

§. LXI.

La feconde (59. 2.) dépend de la
contraction 1°. des mufcles (*a*) crotaphites qui d'abord larges, femicirculai-
res, charnus, fortent de toute cette cavité formée par l'os frontal, l'os parié-
tal, l'os fphénoïde & temporal ; s'uniffent par le concours de leurs fibres fous
l'Apophyfe zigomatique, reçoivent des
fibres de cet os, qui les renforcent &
les dirigent, & devenus tendineux &
encore en partie charnus, ils vont s'attacher tout autour de l'Apophyfe (*b*) co-
ronoide de la machoire inférieure. 2°.
Des (*c*) maffeters, qui viennent charnus
& épais de l'os maxillaire & du zigoma,
& fe terminent en croifant leurs fibres au
bord externe & inférieur de la même machoire, occupant dans leur infertion,
environ quatre doigts, de cet efpace qui
eft depuis l'angle jufqu'au menton. 3°.

(a) *Vefal.* 11. T. 2. l. A. T. 4. A. B. C. T. T. 5.
l. B. *Euftach.* T. 33.
(b) *Vefal.* 1. 10. F. 2. l. C.
(c) *Vefal.* 2. T. 5. l. CD.

des (*a*) ptérigoïdiens externes, qui viennent de la partie externe de la lame ex-
terieure de l'Apophyfe ptérigoïde dans
l'os fphénoïde, & s'avançant en arriere
vont s'inférer par un fort tendon dans
l'efpace fémilunaire, qui eft pratiqué
dans la partie interne de la machoire inférieure entre les Apophyfes condyloïde
& coronoïde. Ces deux mufcles agiffant
enfemble tirent la machoire en devant
& en haut, au lieu que par l'action d'un
feul, elle fe tourne en devant obliquement vers les côtés. 4°. Des (*b*) ptérigoïdiens internes qui viennent charnus
& tendineux, de toute la furface interne
de la lame externe de l'Apophyfe ptérigoïde, & qui s'attachent en defcendant
par un large & fort tendon, à une petite
foffete un peu au-deffous de l'angle interne de la machoire, & au-deffous des
grandes Apophyfes. Ces quatres mufcles agiffant enfemble élévent la machoire, au lieu que s'ils agiffent féparément,
ils la tirent latéralement & en arriere.
Mais fi les huit mufcles qu'on vient de
décrire agiffent enfemble, la machoire
inférieure eft preffée avec une force in-

(a) *Fallop.* Obferv. Anat page 426. *Verrhey.* T. 26.
F. 13 l. C. *Euftach.* T. 41 F. 13. 69. 49.
(b) *Fallop.* Obferv. Anat page 426. *Verrhey* T. 29.
F. 13. l. D *Couvp.* app. ad *Bidl.* T. 8. F. 55. l. B.
Euftach. T. 41. F. 13. 69. 37.

croyable contre la ſupérieure. Ainſi toutes les dents des deux machoires étant
fort comprimées, ont voit clairement que
ce ſont les huit dents inciſives qui ſe pré-
ſentant les unes aux autres, & ſe frap-
pant réciproquement avec violence,
mordent, diviſent les alimens, & commencent ainſi la maſtication.

Le muſcle crotaphite, ou temporal, ne
ſemble pas avoir ſes fibres de la partie oſſeuſe
de la pomete, mais de ſon enveloppe tendineuſe & membraneuſe, qui venant de toute l'origine de ce muſcle, & couvrant ſes
fibres charnuës, s'inſere à la partie ſupérieure
de la pomete. Ce genre de fibres nés d'une
expanſion tendineuſe, eſt familier aux muſcles du tibia. On trouve beaucoup de graiſſe
entre la pomete & la chair du muſcle.

Tout autour. Les fibres de ce muſcle forment des paquets rayonnés, dont les antérieurs deſcendent en arriere, & les poſtérieurs conſidérablement en devant, ſe réfle-
chiſſant autour de la pomete. Elles vont s'inférer non - ſeulement à l'apophyſe coronoïde, mais à une grande portion du ſinus
ſemilunaire qui ſépare les proceſſus, à la
partie antérieure. Voyez Winſlow, II. 832.
833. 841-1220. Santorin. I. §. 37. p. 35.
Euſtach. T. XXXIII. Douglas. p. 54.

Maſſeters. C'eſt un triple muſcle très-fort,
dont les deux têtes antérieures larges, ſe
croiſant, deſcendent en arriere de l'os de la
joüe, & en devant de l'os des tempes, qui
avec l'os précédent forme la pomete : la troi-

fiéme tête qui eſt poſtérieure vient du même os de la pomete, du côté qui regarde la joue, & va s'inférer aux autres tétes & à la machoire inférieure. Dougl. p. 55. Winſl. 828. 831. 122. 1.

Externes. D'autres fibres naiſſent auſſi de l'endroit où l'os maxillaire forme le bas de la grande fente orbitaire, & de cette portion de l'os palatin qui s'entremele à l'os maxillaire & à l'os multiforme. Il y a encore une autre inſertion qui eſt à la capſule de l'articulation de la machoire avec l'os temporal & au cartilage interarticulaire. La figure que Verheyen donne de ce muſcle eſt groſſiere; celles d'Euſtache, T XLVII. f. 13. & de Cowper, 1724. T. XXIV. r°. ſont beaucoup meilleures. Ces muſcles tirent la machoire en devant, & font avancer les dents d'enbas, plus en dehors que celles d'enhaut, lorſqu'ils agiſſent directement en arriere. Fallope a trouvé ces muſcles, décrits par Winſlow 845. 847. 1223. La machoire eſt tirée en arriere par le concours des forces des muſcles temporaux & digaſtriques.

Internes. Ils viennent de la foſſe ptérigoïdienne, de l'os ſphénoïde, palatin, de la lame, ou de la face interne de l'aile externe, & de la racine de l'apophyſe ptérigoïde. Il éleve & porte la machoire latéralament, ſuivant qu'ils agiſſent enſemble ou ſéparément. Euſtache les repréſente en ſituation, à l'endroit cité, & Winſlow les décrit 842. 843. 844. 1222.

Force. Les chats, les chiens, les lions, ont de très-vaſtes temporaux qui couvrent tout le devant de leur tête, excepté une petite crête éminente qu'ils laiſſent découverte, &

donnent cette rondeur de face qui difparoît
quand les crotaphites & les maffeters font
détruits, & qui eft fi fenfible principalement
dans les dogues Anglois. Tous ces animaux,
& tous ceux en un mot qui font voraces ont
une force prodigieufe dans ces huit mufcles.
Véfale a vû un Bâteleur qui jettoit avec les
dents une gaule de fer pefant 25 liv. dans
une poutre élevée de 39 pieds; la gaule y reftoit enfoncée, tant elle étoit lancée avec
vigueur. Il parle auffi d'un Turc qui élevoit
de terre avec les dents tout ce que pouvoit
porter fur le dos le plus fort portefaix. Boerhaave a vû des gens qui portoient de la même maniere de grands tonneaux vuides, ou
des cables qui traînoient des poids énormes.
Borelli a vû lever un poids de 16 livres;
mais comme tous les mufcles s'inferent près
de l'aide-levier, cette force fera de 50 &
de 1000 par le théoréme, L. XXXIV. qu'il
faut voir dans le grand Ouvrage de cet Auteur fur le mouvement des animaux. Heifter
par des noyaux de pêche rompus, foutenant
trois cent livres, obtint une force de trois
cent livres, qui fuivant la nature du levier,
fera de 900 & de 1800 par le théoréme de
Borelli. Mais comme les temporaux, les
maffeters, & le grand ptérigoïdien, ne tirent pas directement à la perpendiculaire,
cela diminue les forces abfolues qui n'étant
que les côtés d'un parallelogramme, ne produifent qu'un effet égal à une diagonale.
Il n'y a qu'à ouvrir le premier livre de Géométrie, pour trouver des définitions claires
de tous ces termes, & concevoir la chofe.
Dans la phrénéfie, & même dans la manie,
il fe fait de fi vives collufions des machoires,

qu'il sort du feu, & même des fragmens des dents qu'emporte la violence du choc. On a même vû un des phrénétiques venir à bout de mettre en pieces des bâtons très-durs, & porter une poutre pesant de 250 livres avec les dents. Il faut convenir que les dents incisives n'aident pas peu l'action des muscles à porter de si grands fardeaux, étant placées à l'extrémité du levier, très-loin de l'aide-levier; d'ailleurs l'extrême dureté de leur substance qui est plus compacte que celle des dents molaires, les rend très-propres à cela.

Dents. Suivant la division d'Eustache, dans son excellent Traité des dents, nous en ferons de quatre sortes. Les premieres, sont les incisives qui n'ont qu'une racine, sont solides, droites, légerement creusées en pointe, & sont au nombre de huit: elles prennent & mordent les alimens sans les mâcher. Les premieres dents qu'ont les enfans, sont celles-là, & dans un tems où ils ne vivent que de choses fluides, & n'ont pas conséquemment besoin des instrumens de la mastication. Les secondes, sont les canines, qui n'ont aussi qu'une racine, sont coniques, se terminent en pointe, sont au nombre de quatre, deux à chaque machoire, & sont très-fortes. Celles-ci qui manquent aux animaux ruminans, sont très-capables de mordre & de rompre les corps durs, parce que ce sont de vrais coins, comme on l'a dit au commencement de la Physiologie. Elles ont aussi plus de fermeté que les autres, & retiennent les matieres qu'elles ont une fois saisies, afin que les autres dents puissent les mettre en pieces. Les troisiémes, sont les petites molaires ou molaires antérieures; elles sont au

nombre de huit, quatre à chaque machoire,
leur couronne eft platte, raboteufe, médiocrement large ; leur racine eft d'abord double, enfuite fimple, les deux fe foudent enfemble. Cependant ces dents ont le plus fouvent plus de racines à la machoire fupérieure
qu'à l'inférieure. Les quatriémes, font les
groffes molaires ou molaires poftérieures,
qui font au nombre de douze. Celles-ci ont
la couronne plus large & plus raboteufe,
& trois ou même quatre racines. On a donné
à ces dents le nom de molaires, parce qu'elles font comme autant de meules qui broyent
les alimens jufqu'à les réduire en un bol ho-
mogéne ou uniforme. Les oifeaux granivores, au défaut de ces dents molaires, ont
un ventricule très-dur & très-fort, qui en fait
les fonctions.

Dans le fœtus, les dents ne font que des
follicules muqueux, à peu près orbiculaires,
cachés dans l'alvéole. Peu à peu il fe forme
une croute folide, blanche, mince, enfuite
la dent eft fans racines ; ce n'eft qu'après
avoir été long-tems muqueufes, qu'elles
germent ou pouffent fous la forme d'un tuyau,
qui fimple d'abord, fe fend avec le tems.
Alors la racine confidérablement creufe reçoit une artere, une veine & un nerf, par
un petit trou qui difparoît avec l'âge. La
racine & le centre, ou la fubftance intérieure demeurent offeufes ; tout fon corps extérieur, expofé à l'air, fe couvre d'une
croute d'une fabrique tout-à-fait différente des autres os. Elle a la dureté du marbre & la blancheur éclatante de l'émail. C'eft
un amas de fibres rayonnés tranfverfes les
plus folides, & qui ont leur racine dans le
centre

centre offeux. Plus ces fibres font blanches,
plus on a les dents d'une belle eau, comme
on dit, & cette eau ou cet émail eſt l'orne-
ment de la bouche. Mais quelque dure que
foit cette fubſtance, elle n'eſt point inaccef-
fible aux pointes d'une pituite aigre qui la
ronge, la perce, & fait pénétrer la carie juſqu'au petit nerf de la dent. Or quelle douleur, quand ce nerf vient à être découvert?
il faut adroitement le couper, ou arracher
la dent gâtée. Les douleurs qu'on fouffre en
fe faifant arracher les dents, viennent de ce
qu'il faut déchirer non-feulement ce nerf,
mais le périoſte de la racine qui eſt fortement attaché, non à l'extérieur de la dent,
mais à l'origine de la couronne; les hémorragies qui fuivent la même opération, viennent de la rupture des vaiſſeaux fanguins
dont j'ai parlé, & elles ont quelquefois été
difficiles à arrêter, terribles & mortelles.
Albinus, Euſtache, Fallope, Havers, Malpighi, Leuwenoeck, la Hire & Winſlow,
font les Auteurs qu'il faut confulter à ce fujet. Les Dentiſtes de profeſſion n'étant pas
Phyficiens, ne nous ont donné aucune obfervation importante, tant fur la ſtructure
interne des dents, que fur leur accroiſſement.

§. LXII.

Les alimens mordus & diviſés font
reſſerrés entre les furfaces larges & pier-
reufes des dents molaires, pour y recevoir l'action du broyement. Ce reſſerrement fe fait, 1°. par la contraction prin-

cipalement du (*a*) Buccinateur, qui venant par un principe large & charnu de la partie anterieure de l'Apophyse coronoïde de la machoire inférieure, s'attache par des fibres directes aux gencives des dents molaires de l'une & l'autre machoire, & s'avançant le long des jouës, va se rendre à l'angle des lévres : ce muscle applique les jouës aux dents molaires, & à leur siege externe : de (*b*) l'orbiculaire des lévres, lesquelles sont attachées par leurs filets (*c*) membraneux à la partie moyenne, supérieure, & inférieure des gencives ; ce muscle entourant par des fibres charnuës l'ouverture de la bouche & les lévres, ne s'insére à aucun os ; son usage est de rider, retrecir, fermer la bouche : du (*d*) zigomatique, qui vient charnu du zigoma, & en descendant obliquement, se rend à la commissure des lévres : il sert à tirer les lévres obliquement en haut, presse fortement la partie supérieure de la jouë voisine du buccinateur contre les gencives des dents molaires

(a) *Vesal* 2. T. 6. 1. D. *Covvp*. App. ad *Bibl*. T. 8. F. 33. l. K. *Eustach*. T. 33. 7. 37. T. 41. F. 1. 3.
(b) *Covvp*. App. ad *Bidl*. T. 8. F. 32. l. FF. *Eust*. T. 27. 35. 41. F. 1. 3.
(c) *Morgagn*. Adv. 1. page 2. §. 5.
(d) *Covvp*. au même endroit. l. G. *Eustach*. T. 41. F. 20. 17. 19-23.

fupérieures, & contre ces dents mêmes :
du releveur (*a*) commun des lévres ,
qui vient du quatriéme os de la machoire fupérieure , & va s'inférer par fon
tendon à l'angle des lévres , fous le tendon du mufcle précédent ; il tire les lévres plus droit en haut , & les applique ,
ainfi que cette partie des jouës , aux
dents & aux gencives qui font en cet endroit : des deux releveurs (*b*) propres
de la lévre fupérieure , dont l'un venant
du même quatriéme os immédiatement
au-deffus du précédent , & defcendant
obliquement , fe perd fous la peau de la
lévre fupérieure , & l'autre (*c*) né de
la partie anterieure de la machoire fupérieure au milieu de la baze du nez , fe
diftribuë au milieu de la lévre fupérieure : ces deux mufcles agiffant enfemble ,
refferrent la lévre fupérieure contre les
gencives , & les dents antérieures fupérieures , quand la bouche eft fermée par
fon fphincter : de l'abbaiffeur propre
(*d*) de la lévre inférieure , qui vient de
la partie anterieure du menton , & s'attache à la lévre inférieure : du releveur

(a) *Covvp.* au même endroit. 1. **D.** *Euftach.* **T.** 41.
F. 1, 3.
(b) *Covv.* au même lieu 1. **CC.** *Euftach.* **T.** 41.
F. 1.
(c) *Euftach.* **T.** 41. **F.** 1, 19-22.
(d) *Euftach. Covvp.* au même endroit. **L.** 1.

I ij

propre (*a*) de la lévre inférieure , qui vient de la machoire inférieure au - deſſous des dents inciſives , & ſe termine en deſcendant à la lévre inférieure : de l'abbaiſſeur commun (*b*) des lévres , qui naît charnu du bord inférieur de la machoire inférieure , & en montant latteralement , va s'inſérer à l'angle des lévres du muſcle oblique (*c*) de la lévre inférieure , qui vient en devant inférieurement du milieu de la machoire inférieure , & monte obliquement à la même lévre : du (*d*) Péaucier , qui étant immédiatement placé ſous la graiſſe , ſe répand ſur tout le thorax , preſque juſqu'aux mamelles par un tendon large & membraneux , de-là ſur les clavicules , au col , ſous le menton , & ſous cette partie de la face , qui eſt depuis le menton juſqu'au-deſſous du maſſeter , preſque à la hauteur du nez , attaché par des fibres tendineuſes ; il applique les jouës & les muſcles placés ſous lui aux machoires & aux dents molaires , quoique ſon principal uſage ſoit de mou-

(a) *Euſtach. Covvp.* au même lieu. T. 7. F. 32. 1. H. H.

(b) *Euſtach. Covvp.* au même lieu. T. 7. F. 33. 1. H. H. *Euſtach.* T. 41. F. 1.

(c) *Euſtach.* T. 41. F. 1. 24-23$\frac{1}{2}$. 19. 22.

(d) *Euſtach.* Tom. 30. 20. 26. *Veſal.* 2. F. 3. LONLK.

voir & rider les tégumens. Si ces muſcles agiſſent tous enſemble, les jouës &
les lévres ſont tellement appliquées contre les gencives & les dents, qu'il ne
tombe aucune partie de ce qu'on mange
& de ce qu'on boit, entre les jouës, entre la face extérieure des dents, & des
parties anterieures des gencives, au lieu
que les alimens ſont pouſſés en divers
lieux, lorſque ces muſcles n'agiſſent que
tour à tour. 2°. Les alimens ſont alors
reſſerrés ou comprimés au même endroit
par la langue, qui eſt un muſcle d'une
extrême volubilité en tous ſens, & qui
ſe meut avec une facilité prodigieuſe
vers tous les points du dedans de la
bouche, 1°. Par les (*a*) muſcles gé-
niogloſſes, qui viennent par un principe charnu de la partie interne du menton, ſe dilatent en s'avançant vers la
racine de la langue, où ils s'inſérent ; ils
tirent la langue en devant & la reſſerrent : par les (*b*) cératogloſſes, qui par
un principe large & charnu ſortent du
côté de l'os yoyde ; de-là montant vers
la langue, ils s'y diſperſent par un grand
nombre de fibres ; leur uſage eſt de tirer
la langue en arriere, de l'abaiſſer, & de

(a) *Covvp. Myotoin.* Reform. F. 5. l. DD.
(b) *Covvp.* au même lieu. l. CC.

I iij

la dilater : par les (*a*) ftyloglofles , qui naiffent par un principe fin & charnu de la partie externe de l'Apophyfe ftyloïde de l'os temporal, & defcendant oblique- ment en devant, vont fe rendre à la par- tie poftérieure de la langue , qu'ils éle- vent, tirent vers les côtés, & dilatent : par des fibres charnuës qui partent du corps de la langue, & vont fe rendre aux côtés internes de la machoire infé- rieure. 2°. Les mufcles qui forment le corps même de la langue ; fçavoir les (*b*) longitudinaux qui raccourciffent la langue , les (*c*) tranfverfes, qui la ré- treciffent, les (*d*) perpendiculaires, qui diminuent fon épaiffeur ; (*e*) d'autres qui la tirent par le dos & les côtés ; les (*f*) angulaires qui la tirent en dedans ; (*g*) d'autres qui fervent à baiffer fon dos ; les (*h*) droits qui compriment fa baze. C'eft par l'action de tous ces mufcles , qui eft différente, felon qu'ils agiffent enfemble ou féparément , qu'il eft facile d'expliquer, comment la langue

(a) *Covvp.* au même lieu. l. EE.
(b) *Malpigh.* de Ling. F. 2. l. A.
(c) Le même Auteur au même endroit. l. B.
(d) Le même Auteur au même lieu l. C.
(e) Le même Auteur au même endroit. l. E.
(f) *Malpigh.* au même endroit. l. G.
(g) *Malpigh.* l. H.
(h) *Malpigh.* l. L.

détermine les alimens solides entre les
molaires, & ce qu'on mange, & ce
qu'on boit vers le gosier ; sur - tout
quand on considére qu'elle est aidée de
l'action des (*a*) fibres, qui sortent de
la langue pour se perdre dans les muscles externes, & qui agissent de concert
avec ses muscles propres. Il n'est pas
moins aisé de concevoir comment les
alimens solides & liquides, qui sont
tombés dans la cavité, qui se trouve
sous le ventre de la langue, sous la face
interne des dents inférieures , & des
gencives, & sur les parties molles qui
sont sous la langue , peuvent en être tiré, par tant d'agens, pour être ensuite
placés sur le dos de la langue.

Broyement. Il se fait par le moyen de petits
coins qui s'élevent entre les fentes de la couronne, & sont au nombre de deux dans les
petits molaires, car la couronne des grosses
est taillée en quatre ou cinq pointes.

Tous les muscles dont on donne la description dans cette section sont soumis à la
volonté, & tellement liés entr'eux, qu'aus-
sitôt que l'un est devenu paralytique, les autres dont l'action n'est point retenue, déterminent tous les alimens, où il est dit dans le
texte. Eustache les a fort bien représentés,
ayant eu pour cela tous les secours possibles,
des cadavres à souhait, & des cadavres mai-

(a) *Malpigh.* l. F.

gres, dont les muscles se préparent plus facilement que dans les sujets gras ; car en général les Italiens sont plus maigres que les peuples plus voisins du Nord. Cet Anatomiste a cependant été surpassé par un autre Italien, nommé Santorini, qui a représenté ces muscles en bien plus grand nombre & encore plus fidellement. M. Boerhaave cite dans le texte la petite Myologie de Cowper qui fut imprimée en 1694, mais les tables de la Myotomie de cette Auteur, qui parut en 1724, sont beaucoup plus préférables.

Coronoïde. Voilà une des origines de ce muscle, celle où les fibres montent doucement ; mais il en est une autre où les fibres prenant leur origine de l'os maxillaire supérieur au dessus de la derniere dent molaire, vont plutôt en descendant qu'en montant. Cowper, T. XXII. & entre ces origines se trouvent les fibres attachées au ligament intermaxillaire (Winsl. V. 556. &c.) ainsi nommé, parce qu'il fait la connexion des deux machoires & à l'apophyse ptérigoïde. C'est pourquoi le buccinateur peut tourner latéralement toute la bouche, en élever, en abaisser l'angle. Il peut encore tenir les jouës enflées, comme lorsqu'on donne du cor, & ensuite les applatir. Mais non-seulement les buccinateurs peuvent ainsi former & anéantir la premiere cavité de la bouche, ils ont encore le pouvoir d'exprimer les glandes buccales. Sans eux enfin, point de mastication, il se forme une espece de poche ou de sac dans la bouche, dans lequel sac s'amasse tout ce qu'on prend, comme il arrive par la vraye paralysie de ces muscles.

Orbiculaire. Winſlow le diviſe en deux demi-orbiculaires, à cauſe du croiſement des fibres, qui eſt très-évident aux angles des lévres. Les fibres des autres muſcles de cette ſection ſe terminent à celui-là, qui ſans elles ſeroit plus mince & moins fort. Ce muſcle reſſerre & ferme la bouche, applaniſſant en ligne droite l'arc ſupérieur & inférieur.

Zygomatique. On en trouve toujours un autre fort connu, c'eſt le grand zygomatique qui de la partie inférieure de l'os de la jouë, à l'endroit de ſa jonction aux tempes, ſe mêle d'un côté à l'orbiculaire des lévres, & de l'autre au triangulaire de la lévre inférieure. Euſtache le repréſente toujours diviſé, il eſt ſeul & entier dans Cowper. Mais le petit zygomatique découvert par Euſtache, T. XLI. f. 1. vient tantôt du ſeul os de la jouë, au deſſus du précedent & plus enfoncé à peu près au milieu de cette élévation qui eſt ſous l'orbite; tantôt de l'orbiculaire des paupieres (Winſl. IV. 560.) & quelquefois de ces deux origines, ayant ſes principes, ou réunis, ou ſéparés. La portion qui vient de l'orbiculaire eſt quelquefois ſi grêle, qu'elle ſe perd preſque dans la graiſſe qui ſe trouve ſous la pomete.

Commun. Découvert par Fallope, ſous le nom de quatriéme paire, plus nettement expoſé par Santorini. Il vient de la voûte du trou ſous-orbitaire. Winſlow le décrit 561, ſous le nom de muſcle canin.

L'un. Le releveur propre de la lévre ſupérieure de preſque tous les Auteurs ; le grand inciſif de Cowper ; la ſeconde partie de l'inciſif latéral de Winſlow 563. Santorini a bien repréſenté ſa largeur.

I v

L'autre. C'eſt le releveur de la lévre ſupérieure & des aîles du nez ; le petit inciſif de Cowper ; la premiere partie de l'inciſif latéral de Winſlow, & le muſcle latéral du nez, du méme ; il s'inſere à la lévre ſupérieure & au cartilage mobile de l'aîle du nez ; Euſtache marque ces deux inſertions. Son origine eſt entre-coupée par une artere qui en diſtingue les deux parties.

Abaiſſeur propre. Nous l'appellons communément le *quarré* ; il eſt formé de fibres preſque tranſverſes, placées entre les fibres de l'abaiſſeur oblique. C'eſt l'abaiſſeur du menton. *Proturſor menti,* de Santorini, avec lequel s'accorde Cowper. X X I. X X X I. n°. 25. Albinus paroît le confondre avec l'oblique. Si l'on voit quelque choſe de ſemblable à la deſcription de Santorini, on peut à peine le ſéparer, ou le débrouiller du muſcle cutané.

Oblique. C'eſt le muſcle cutané qui vient du plus large du col, & qui eſt également difficile à ſéparer de ce muſcle ; il monte confondu avec ſon pareil, & ſe croiſant à l'orbiculaire.

Releveur propre. Il naît entre l'alvéole éminente d'une dent canine & la ſymphiſe de la machoire, de ſorte que l'un ne croiſe pas l'autre, comme le marque Santorini, mais que tous les deux ſont ſéparés par une éminence oſſeuſe, & ſe joignant par en bas, forment une grande partie du menton qu'ils élevent. Ils ſont fort courts. Cowp. XXXI. 26. c'eſt l'inciſif inférieur de Winſl. 568.

Abaiſſeur commun. Il naît à quelques lignes du menton devant l'abaiſſeur propre, & le buccinateur, monte en dehors, ſe continue au zygomatique & au releveur commun des lévres & à l'orbiculaire. Santorini en donne une excellente figure.

Péaucier. Ce muscle a donné occasion à Galien d'imaginer un pannicule charnu, qu'il assuroit être comme un muscle cutané fort étendu, tel qu'il s'en trouve dans les bêtes, pour suppléer aux mains qui leur manquent pour écarter les insectes, &c. Cependant ce sçavant homme ne paroît pas avoir ignoré qu'on a bien de la peine à séparer cette membrane charnuë de la plûpart des endroits du corps. Vésale admet sérieusement l'existence de ce pannicule, & tous les Anatomistes étoient dans la même erreur, quand Sténon la réfuta. Le péaucier inseré à la machoire inférieure depuis la symphise jusqu'au masseter, donne l'abaisseur de la lévre inférieure de Santorini, qui est cutané, & aussi-tôt après il se confond avec l'abaisseur commun des lévres : d'où il va diversement se terminer au-dessus du masseter, en partie à l'angle des lévres, en partie à la membrane externe de ce muscle. Eustache & Cowper le représentent, l'un T. X X X. & l'autre XXI. 18. Une portion quelquefois distincte de ce muscle, forme le muscle *riant* de Santorini, *risorius*, qui vient de l'enveloppe du masseter ou du peaucier, & montant obliquement, va se terminer à l'angle de la bouche.

Tous. Albinus a jugé à propos de retrancher quelques-uns des muscles trop multipliés par Santorini. Il nous reste à dire un mot du muscle *nasal de la lévre supérieure* de cet Auteur ; il vient du bas de la cloison du nez, joint à son émule, & va se rendre à l'orbiculaire de la lévre supérieure qu'il éleve. C'eft la troifiéme portion de l'orbiculaire des lévres de Santorini qui l'a fait graver. Il éleve la lévre fupérieure. Haller a quelquefois vû le *productor labii inferioris* du même, le rhomboïde qui eft immédiatement partout appliqué à l'os, & enfin le tranfverfe du menton.

Enfemble. Toutes les fois que la bouche eft affujettie par un certain équilibre des mufcles antagoniftes, alors les mufcles des joües, inferés à la bouche, faifant une arcade voutée entre la bouche & les os qui leur donnent origine, s'étendent en ligne droite, effacent ou aboliffent l'efpace formé par les joües, & appliquent les alimens aux dents & aux joües. Mais qu'un mufcle feul agiffe de cette maniere, il chaffe les alimens de l'endroit qu'il couvre ; & tandis qu'ils font tous tour à tour la même manœuvre, les alimens changeant fans ceffe de place, font pouffés entre les dents mémes : enfin fuivant que les mêmes agens travaillent de concert, où les uns après les autres ils ouvrent la bouche, ou la portent de côté.

Genioglofes. Ces mufcles font faits de deux portions diftinguées par un *hiatus*, ou un écartement affez confidérable & par des membranes. Le mufcle interne va à la baze de l'os yoïde & à la membrane du pharinx, où il forme le géniopharingien de Winflow, & à la baze de la langue. Le mufcle latéral plus profond fe rend tout à la langue. C'eft pourquoi ce mufcle peut porter l'os yoïde en devant vers la machoire, dans la déglutition tirer en devant, tendre, dilater la membrane du pharinx, donner de l'expanfion à la langue, en faire fortir la pointe hors la bou-

che, & même l'os yoïde étant affujetti, baiffer la machoire.

Langue. Tantôt par fa pointe qui eft de la
plus grande agilité, elle donne les alimens
à broyer aux dents, tantôt elle va les chercher dans cette cavité antérieure ou premiere chambre qui eft entre les dents & les joües,
pour les porter en arriere des dents. Quelquefois d'un feul tour, avec cette adreffe qui
n'appartient qu'à la Nature, elle les prend
fur fon dos pour les voiturer en diligence
au fond du palais. La langue n'eft donc pas
feulement l'organe du goût, de la parole,
& en partie de la déglutition, elle aide beaucoup la maftication qui eft une action bien
differente, & la preuve en eft d'ailleurs que,
lorfque la langue a la moitié de fon corps
paralytique, la maftication ne fe fait point
de ce côté.

Cératogloffes. Le cératogloffe eft un mufcle
charnu, large, tantôt continu, & qui vient de
la partie antérieure latérale de la bafe de l'os
yoïde & du commencement de fa corne, & tantôt féparé par de la graiffe & divifé en une autre
partie qui vient de la baze de cet os, & forme le bafiogloffe de Cowper, & en une autre externe plus large qui part plus obliquement de la corne, & forme le céraglotoffe
de la plûpart des Myologiftes. L'un & l'autre tirent la langue latéralement & en arriere. Le chondrogloffe de Wieuffens eft
très-petit & ne fe trouve pas toujours. On
diroit qu'Euftache le repréfente en fituation,
T. XLI. f. XI. le bafio & le cératogloffe
étant coupés.

Styloïde. Il y a long-tems que Fallope nous
a appris que cet os n'étoit qu'une épiphyfe,

dont la moleffe a fait imaginer à Molinetti qu'il pouvoit expliquer par-là la difficulté de la prononciation des enfans. Il eft certain que dans les nouveaux nés, cette apophyfe eft cartilagineufe, mobile de toutes parts, élaftique, & qu'elle eft implantée dans cette propre rainûre de l'os temporal, que Winflow nomme la capfule de l'apophyfe ftyloïde. Elle s'offifie avec l'âge, & s'identifie avec cette capfule. Cet os fe trouve rarement dans les têtes feches de nos Cimetieres, parce qu'il fe brife aifément dans les crânes des adultes, & furtout des vieillards. Or c'eft de la partie antérieure du cartilage de l'apophyfe ftyloïde, que le mufcle ftyglofle prend une origine tendineufe; fouvent chemin faifant il va s'attacher à l'angle de la machoire inférieure par un fort ligament dans lequel Haller a remarqué des fibres charnuës, devient charnu & couché fur la membrane de la bouche, rampe jufqu'à la pointe près du cerato, & genioglofle. Il tire la langue en arriere, porte au palais les aliment placés fur fon dos, en éleve les côtés, & forme un creux au milieu. Winfl. 518.

Machoire. Le mylogloffe de Verheyen & de Winflow eft omis par Albinus; & Haller ne le diftingue pas du mylopharingien qui envoye quelques fibres antérieures à la langue.

Longitudinaux. Nicolas Sténon avoit propofé les fibres externes longitudinales, les unes coupant perpendiculairement le plan fupérieur de la langue, & les autres paralleles à ce plan, & c'eft dans l'homme qu'il les avoit vûes. Malpighi a ajoûté bien d'autres plans mufculeux décrits par Boerhaave, ob-

fervés dans le veau. Mais Haller avouë qu'il
ne les a jamais vûs, & Lewenhoeck auſſi
clairvoyant, dit qu'il n'a jamais pû appercevoir que deux plans de fibres, l'un ſuivant
directement la longueur, & l'autre perpendiculaire à celui-là. Le muſcle lingual de
Spigel ſe trouve conſtamment, & ſe continue
ſuivant la longueur de la langue au genio-
gloſſo baſio cerato, ſtylogloſſe, & va enfin
ſe terminer à ſa pointe, mais d'une façon
très-difficile à débrouiller. Au reſte, on ne
trouve que fibres courtes formant à peine des
couches entieres, toutes éparſes çà & là,
confonduës & ſi embrouillées avec les précédentes, qu'il eſt impoſſible de les décrire.
On a beau cuire la langue de bœuf dans une
eau ſouvent renouvellée, juſqu'à ce qu'il
ne ſe méle plus de graiſſe à l'eau, on a beau
la dépouiller adroitement de ſon épiderme
& de ſon corps réticulaire & papillaire & de
toute la graiſſe fine, jointe aux papilles pour
mettre les muſcles à découvert, on ne peut
ſuivre la nature, méme dans les animaux
dont la langue deſtinée à brouter des plantes
féches eſt garnie de fibres fortes, beaucoup
plus évidentes que dans l'homme. Winſlow
préfere le vinaigre à l'eau pour la macération de la langue qu'on veut examiner, 513.
514. En général le muſcle lingual n'a d'autre action que de retirer la langue & de
l'accourcir.

§. LXIII.

De plus pour peu que l'on faſſe attention aux mouvemens ſucceſſifs des muſcles moteurs de la machoire (60. 61.)

à leur façon d'ouvrir & de comprimer en devant (61.), latteralement (61.), en arriere (61.), on ſera convaincu ſans peine que les muſcles des jouës, des lévres, de la langue peuvent broyer les alimens, dans l'écartement qui ſe trouve naturellement entre les dents, & dans celui que laiſſent les dents qu'on a perduës.

§. LXIV.

1°. Ce mouvement communique aux alimens des changemens ſemblables à ceux dont on a parlé (57.) 2°. Ils en ſubiſſent d'autres par le mêlange de la ſalive, de la liqueur de la bouche, & de la mucoſité du palais & du goſier. 3°. Par l'action de l'air qui entre dans la bouche & ſe mêle avec eux.

ORIGINE, NATURE, MELANGE

DE LA SALIVE.

§. LXV.

ON trouve en effet, 1°. à la (*a*) racine de l'oreille, dans une cavité qui eſt entre l'Apophyſe maſtoyde,

(a) *Stenon.* Obſerv. de gland. 1660. *Nuck.* Sialograp. 3, 9, 10. Tab. 1. F. 2. *Valſal.* de Aur. T. 1. F. 1. L. L. 1. 1. M. N. *Euſtach.* T. 21. 11. 35.

condyloyde, & l'os de la pomette une
glande conglomérée, appellée Parotide,
qui reçoit une autre glande (*a*) conglobée, & qui de-là s'étend beaucoup vers
les parties anterieures, inférieures, pof-
terieures. (*b*) Cette glande après avoir
féparé par fa ftructure, la falive du fang
arteriel, la verfe dans un conduit commun, lequel perce le mufcle Buccinateur, pour le décharger dans la bouche
vers la troifiéme dent molaire fupérieure. 2°. Au dedans de la machoire, eft
la glande maxilaire interne, fort grande, prefque auffi étenduë par fon origine, que la machoire. Cette glande fépare la falive du même fang arteriel, la
verfe dans un canal excréteur, qui vient
de fa partie poftérieure; s'avance ante-
rieurement prefque jufqu'aux dents incifives anterieures, au milieu de fon trajet
reçoit encore la falive par des branches
laterales des autres portions de cette
même glande, & la décharge par deux
émonctoires, & quelquefois (*c*) par
un plus grand nombre, placés vers la
fin de la racine anterieure du frein de la

(a) *Valfal.* de Aur. T. I. F. I. 6. L.
(b) W*arton*. Adenogr. page 113. *Nuck* Sialogr.
8. Tab. I. Fig. I. *Euftach.* Tab. 41. Fig. 5. 43.
17.
(c) *Ruyfch.* Th. 1. pag. 25.

langue. 3°. (*a*) Au même endroit, sous la langue, s'ouvrent de la même maniere les glandes sublinguales de Rivinus, ou de Bartholin, qui sont peut-être des productions de la précédente, (2.) & qui s'ouvrent sous la langue par des orifices semblables, dans le même endroit, & peut-être à côté des précédentes. 4°. La langue, le palais, les gencives, les lévres, sont percées de petits émissaires qui distillent une humeur bien plus tenuë, mais de même nature. 5°. Les glandes de la partie (*b*) anterieure du palais, & sur-tout celles du voile du palais, ainsi que la (*c*) luette & des (*d*) amigdales filtrent aussi une mucosité qui se décharge dans la bouche, & se mêle avec les alimens ; ces sources & leurs orifices sont tellement situés, que c'est principalement par le mouvement de la mastication, ou de la parole, que la bouche se remplit de leurs humeurs. Y (*e*) a-t'il dans l'homme d'autres glandes & d'autres conduits salivaires ?

(a) *Barthol.* Act. Phil. Angl. 164. 749. *Nuck.* Sialogr. 13, 14, 15. T. 1. F. 4. T. 2. F. 1. *Morgagn.* Adv 6. 139.

(b) *Schenneid.* de Catarrh. l. 3. s. 2 C. 111. F. 213. 4.

(c) *Valsalv.* T. 5 F. 1. A. Fig. 2. G.

(d) *Nuck* Sialogr. 57, 58. *Valsalv.* T. 5. Fig. 1. ee.

(e) *Nuck.* Sialog. 51, jusqu'à 23. T. 3. Fig. 4, 3, 2, 1.

Le bœuf ne se nourrit que de foin sec, dont il avale de si gros morceaux qu'il ne pourrroit jamais les digérer, sans les grandes précautions que prend la nature, pour qu'il en tire un suc nourricier. Ce foin est-il descendu dans le premier ventricule de l'animal, il trouve une humeur gastrique qui à force de le pénétrer, l'amollit & le dispose à se dissoudre. Alors l'animal en ruminant regorge ce foin, & le donne à broyer peu à peu & souvent aux dents molaires, la salive broyée avec lui en écume d'action, & les petits vaisseaux de cet aliment sec, amollis se rompent, de sorte qu'étant ravallé il donne au ventricule les sucs dont il est pourvû. En imitant exactement le même artifice, je suis persuadé que nous pourrions nous-mêmes supporter long-tems la faim, la même nourriture ne nous manquant pas, & nous tirerions de ces plantes seches d'autant plus de suc, que nous en avalerions moins à chaque fois, & toujours après les avoir parfaitement broyées & dissoutes dans la bouche au moyen de la salive. Voyons donc quels sont les organes qui filtrent cette humeur si nécessaire à la vie.

Conglomerée. La parotide est une grosse glande, fort grenuë, enveloppée d'une membrane dure, couchée sur le masseter, immédiatement sous la pomete, & s'étendant jusqu'au passage du biventer : elle fait en dedans une espece de corne supérieurement & inférieurement plus platte en son milieu. Ce corps triangulaire celluleux remplit toute la fosse qui est à la partie postérieure de la machoire inférieure, il est fortement adhérent au bord du conduit auditif, occupe l'articu-

lation de la machoire, & même la partie
poſtérieure de la cavité glénoïde de l'os temporal, & ſe termine enfin au bord ſupérieur
de l'apophyſe ſtyloïde. La corne inférieure
de cette glande s'avance au-delà du ſterno-
maſtoïdien & de la diviſion de la jugulaire,
juſqu'à la glande maxillaire, de laquelle elle
n'eſt diſtinctement ſéparée que par la veine
angulaire. Mais de plus, il faut ſçavoir qu'on
trouve une autre glande couchée ſur le haut
du maſſeter en dedans, ſous le paſſage de la
portion dure ; cette glande eſt tantôt ronde-
lette, comme on la voit dans Santorini,
T. I. tantôt continue à la parotide & aſſez
longuette ; chemin faiſant ſur le bord inférieur de la parotide, elle implante ou abouche ſon canal avec celui de Sténon qui vient
effectivement du bas de cette glande parotide,
monte, cotoye intérieurement la glande,
paſſe tranſverſalement par ſa corne ſupérieure devant le haut du maſſeter, ſous les nerfs
de la portion dure, pour aller au buccinateur, appuyée de beaucoup de graiſſe dans
ce trajet, & ſemblant former un arc où la
graiſſe vient à manquer. Là cette glande perce
ce muſcle, & quelque tems couverte par lui,
elle s'avance à la membrane de la bouche
où elle eſt pleine de glandes buccales, perce
cette membrane ſi obliquement qu'on n'y
peut introduire un brin de vergette, & s'ouvre enfin par un orifice aſſez conſidérable
dans l'endroit marqué par notre Auteur. Ce
canal eſt de toutes parts entouré d'une ſubſtance fongueuſe qui le rend ferme & vaſcu-
leux, ſa cavité ne répond pas à ſon diametre. Il a la groſſeur d'une paille médiocre,
la longueur de trois doigts, & un grand nom-

bre de racines qui font autant de tuyaux excréteurs, lefquels partent de diverfes cellules
du tiffu fongueux de la glande, & dont la
réunion forme ce conduit falivaire. Winfl.
T. IV. p. 11. 576-585.

Il eft difficile de décider fi Sténon a vû la
glande conglomerée des joucs, dont nous venons de parler, elle a certainement le même
fiége que la parotide. Mais de plus, celle-ci
n'eft pas feulement efcortée d'une feule
glande conglobée, elle en a trois ou quatre
dans fon voifinage qui fe joignent à elle;
les unes étant plus près du bord fupérieur
où fortent les vaiffeaux, les autres étant plus
voifines du bord inférieur. On fçait que ces
fortes de glandes ne reçoivent & ne déchargent qu'une pure lymphe qui n'a rien de
commun avec la falive, puifque cette humeur s'évapore au feu qui congele la lymphe; & c'eft au grand-oncle de Winflow
qu'on doit la démonftration de cette vérité
qui marque bien la différence qu'il y a entre
les glandes conglobées & les glandes conglomerées. Or la glande génale peinte par
Santorini, eft conglomerée, on peut la regarder comme une efpece d'appendice de la
parotide; il n'eft donc pas furprenant que
fon canal s'infere toujours dans celui de
Sténon. Mais quel eft le but de la Nature
en mêlant ainfi la lymphe à la falive pendant tout le chemin que font les conduits de
ces glandes falivaires ? eft-ce de délayer la
falive, & de lui donner plus de fluidité ? la
lymphe qui eft fi gélatineufe auroit-elle cette
proprieté par rapport à une autre humeur fi
lympide ? ou plutôt la falive étant faite pour
être avalée & rentrer dans le fang, ne re-

çoit-elle pas du mélange de la lymphe, une vertu de nourrir, prouvée par la maigreur de ceux qui crachent exceſſivement ?

Artériel. La glande parotide reçoit pluſieurs grands rameaux du tronc de la carotide externe, qui la perce en ſon chemin. Mais l'artere carotide externe a un tronc commun avec l'interne, & par conſéquent reçoit le même ſang qui ſort, pour le dire en paſſant, lorſqu'on ouvre la jugulaire, parce que cette veine a une anaſtomoſe avec la carotide externe que M. Freind a bien ſçû faire valoir. Or ce ſang eſt préciſément le plus pur, celui qui filtre les eſprits dans le cerveau, car c'eſt une loi de l'hydraulique, très-conſtante, que les parties groſſieres d'un fluide quelconque deſcendent au fond des vaſes, tandis que les plus pures, les plus légeres montent néceſſairement. Donc, &c. Pour ce qui eſt des rameaux veineux que les jugulaires fourniſſent aux parotides, ils ſe déchargent dans le confluent de ces veines & dans la veine temporale. Enfin ces glandes ſont traverſées par une branche inférieure de la portion dure, & reçoivent encore des filets de nerfs de la ſeconde paire vertébrale. (Winſl. 578.)

Canal. Quoique aſſez large, il n'en ſort pas une goutte de ſalive, lorſqu'il eſt comprimé ; cependant on en ſent tomber des gouttes froides dans la bouche, lorſqu'un vent froid vient à ſouffler quelque tems ſur la jouë ; & la raiſon de cela, c'eſt que la ſalive eſt évidement plus expoſée au froid de l'air, que le dedans de la bouche, qui eſt fermé, & couvert de muſcles. Pourquoi ? C'eſt que la glande qui filtre cette humeur est subentanée, ou très-voisine de la surface interne de la peau. C'est pourquoi Sténon donna le nom *d'exterieurs*, aux conduits qu'il découvrit d'abord le 8 Avril 1660 ; & à ce propos, il faut convenir que cet excellent homme est le premier qui ait soigneusement décrit & fait graver sur les brutes, le conduit salivaire dont il s'agit. Galien ne dit rien que de fort obscur à ce sujet : Casserius vit ce canal, mais il n'en connut pas la nature. Needham a bien prétendu l'avoir découvert en 1657 ; mais il n'en a donné aucune preuve recevable. Blas se venta du même avantage, & véritablement il découvrit ce canal, sans être prévenu qu'on l'eut déja trouvé. Sténon mérite donc tout l'honneur de la découverte. On nous a donné bien des figures de ce conduit, faites sur l'homme, mais elles sont toutes infidelles, & les plus mauvaises sont celles de Nuck, & de Valsalva.

Dent. Si on en croit Sténon, ce canal s'ouvre par un mammellon, éminent, orbiculaire, pour mieux laisser passer la salive ; ce dont Haller, & autres ne conviennent pas. Il est vrai que lorsqu'on coupe ce conduit, les bords de son orifice ont une certaine dureté qui le fait se soutenir ; mais s'il resiste au stilet, ou à tout autre corps qu'on y voudroit introduire, c'est à cause de l'obliquité, de l'inflexion, & de la flaccidité du canal, où il perce le Buccinateur. Dix-neuf ou vingt glandes buccales s'ouvrent autour de cette ouverture du méat de Sténon.

Buccinateur. Ce même conduit se décharge par l'action de ce muscle & du masseter ; cependant Cheselden remarque qu'il ne se

trouve pas fous ces mufcles, de peur qu'une
trop forte preffion n'empêchât la falive de
couler en pleine liberté. Au refte la grande
queftion eft de fçavoir fi le canal falivaire,
fuperieur, une fois coupé, peut fe reprendre. Nuck, Ruyfch, Chefelden, donnent
des exemples de ces fortes de fiftules incurables. Je fçai qu'après de grands maux de
dents, ils fe forme fouvent dans la Parotide
des tumeurs qu'il fuffit de réfoudre, & qu'on
ne doit pas ouvrir. Mais lorfque malgré tout
l'Art poffible, cette glande vient à abfcéder,
on n'a, je penfe, jamais balancé d'y enfoncer hardiment la lancette, & d'aller chercher
le pus au fond de la glande, de forte que
toutes les fois que j'ai fait ouvrir des parotides, je n'ai jamais penfé à faire refpecter
leur canal, je n'ai pas même crû que cela fût
poffible. M. Senac affirme auffi p. 714. de
la feconde édition de fon *Anat. d'Heift.* qu'u-
ne bleffure qui avoit ouvert le canal fur la
jouë a été guéric, fans qu'il foit furvenu
aucun dérangement. Je n'expliquerai point
ici comment fe forment les *parotides*, ni ce
qu'il faut faire pour les extirper, ni pourquoi la même glande eft le fiége d'une crife
fi maligne dans les maladies aiguës, ce feroit fe jetter avant le tems dans la Chirurgie
& dans la pratique de la Médecine.

Maxillaire. Ces glandes font fituées fous
la peau à l'angle de la machoire inférieure,
leur enveloppe eft membraneufe, forte : à
leur partie extérieure eft la parotide ; à leur
partie fupérieure en dedans eft le digaftrique ;
le myloycïdien les inveftit de toutes parts.
Le petit lobe qui eft le plus enfoncé porte
fur le ptérigoïdien interne : le grand lobe
s'allonge

s'allonge en bec ordinairement joint à la glande sublinguale, & se cache au-dessus du myloyoïdien. De toute la glande naît un conduit salivaire, qui augmenté par un pareil conduit que donne le petit lobe, sort du bec dont je viens de parler, s'avance au-delà du cératoglosse, passe entre la glande sublinguale & le génioglosse, & couvert du myloyoïdien & du digastrique se rend à la pointe de la langue, & s'ouvre par une papille fléxible & conique, à l'extrémité de la langue près des gencives. Ce canal est d'une plus grande délicatesse que celui de Sténon, mais il est presque aussi large. Cowper en donne une excellente figure *app. ad Bidl.* 19.

Canal. Il fut d'abord découvert par Warthon en présence de Glisson. Mais la description & la figure qu'en donne l'Auteur, sont bien differentes de ce qu'on voit dans l'homme. C'est ce conduit, qui le matin à jeun, lance au loin une eau fine & claire, très-sensible, lorsqu'on la reçoit sur une glace ou du papier; il n'y a qu'à en approcher quelque corps rapide, l'eau dont je parle, semble attirée, pour ainsi dire, comme l'aiguille par l'aiman, elle ne demande qu'à servir à la mastication : le canal de Warthon résulte de l'union de plusieurs autres tuyaux, lesquels sortent des cellules qui composent le tissu du corps glanduleux. Chaque orifice répond au conduit de chaque glande maxillaire ; quelquefois cependant les deux se déchargent par une seule ouverture. Winsl. T. IV. 579. 580. Les muscles qui expriment cette glande, sont le ptérigoïdien interne, le génioglosse, le myloyoïdien, le digastrique, le cératoglosse & peut-être le peaucier. Il se forme souvent des calculs dans cette glande.

Interne. Car les externes sont lymphatiques, conglobées, riches en vaisseaux lymphatiques, bien décrites par Halles dans les Transactions Philosophiques, & par Warthon dans son *Adénographie.* C'est sans aucun fondement que Blas les a prises pour conglomerées & pour les sources du conduit maxillaire.

Plus grand nombre. Cette observation de Ruysch semble regarder l'insertion du canal de Bartholin, qui est tout proche de l'orifice du conduit de Warthon.

Même sang fourni par les rameaux de l'artere angulaire du menton.

Sublinguales. Ce sont des glandes longues, étroites, ou continuées aux maxillaires, ou voisines, situées sous la membrane de la langue, en dehors du génioyoïdien & du génioglosse, au dedans du styloglosse, elles s'étendent par une longue traînée jusqu'à la pointe de la langue. Elles versent la salive le plus souvent par de vrais petits conduits paralleles entr'eux qui s'ouvrent par autant d'orifices près de la langue dans la membrane qui tapisse le dedans de la bouche. Ces orifices sont rangés sur une même ligne en arriere du canal de Warthon. Un peu moins fréquemment, sans cependant que cela soit rare, il part un seul conduit assez long de la partie postérieure de la glande, qui accompagnant le conduit de Warthon, va jusqu'à la pointe de la langue, où il s'ouvre par une bouche commune. Toutes ces observations ont été faites par divers Anatomistes.

Haller a vû un autre canal qui n'étoit pas fort petit & qui étoit parallele à ce grand conduit. Il est donc constant que les glandes sublinguales séparent une salive qui dans l'homme se jette quelquefois dans les conduits de Warthon. Ceux qui ont dit qu'elles n'ont aucune communication avec les glandes maxillaires, se sont donc trompés, puisque nous venons de voir qu'il se trouve quelquefois une vraye anastomose entre les conduits de ces diverses glandes. Nous opposerons donc ici Bartholin, Nuck, Cowper, Raw, &c. à Sténon, Walther, Heister, Winslow (IV. 582.) qui pensent differemment. Ces glandes reçoivent leurs arteres de la linguale moyenne, & leurs veines des rarines.

Rivinus. Rivinus fut véritablement le premier qui trouva ces glandes en 1679. Il découvrit dans le veau de petits tuyaux particuliers à chacune & un autre tuyau antérieur qui s'anastomose au canal de Warthon. Ce ne fut qu'en 1682, plus tard, & trois ans après Rivinus, que Bartholin découvrit un seul conduit parallele à celui de Warthon. Mais peut-être ne connoissoit-il pas la Dissertation de Rivinus ?

Langue. On voit à Leyde dans le Cabinet Anatomique de M. Albinus, des langues qu'il a injectées à la façon de Ruysch, & qui laissent passer la matiere céracée, comme dans les intestins (§. LXXXXII.) par l'extrémité des poils artériels. Mais outre les petits vaisseaux extrêmement fins de cet organe, la langue passe pour être couverte d'une expansion glanduleuse, qui filtre ces sucs faits pour humecter continuellement la langue, & que Vater a le premier décrite dans une Diſſertation faite exprès pour annoncer un nouveau conduit ſalivaire. Morgagni avoit décrit dans ſes adverſaires Anatomiques, le trou borgne du dos de la langue, & avoit remarqué preſque en chaque quatriéme ſujet, un canal qu'il crut etre le canal excréteur commun des glandes ſituées en cet endroit. Heiſter a vû le même trou avec deux tuyaux très-ſenſibles, qui marchent en s'écartant l'un de l'autre, & vont chacun ſe rendre à une véſicule vers les cornes de l'os yoïde. Vater a crû augmenter la découverte ; en injectant ce même canal, il s'eſt imaginé découvrir ſur la langue une large expanſion glanduleuſe conglomerée. Il eſt vrai qu'il ſe trouve ſur la langue une infinité de grains glanduleux, mais ils ſont ſéparés & ouverts par des trous de la derniere exilité, & par conſéquent ils n'ont pas beſoin d'un canal commun. Ce qui aura trompé Vater, c'eſt que quelques uns de ces petits grains s'ouvrant quelquefois dans le trou borgne auront pû reſſembler à une eſpece de canal ſalivaire. Au reſte j'ai très-ſouvent vû le trou borgne de Morgagni, & il ſe trouve preſque toujours, ſuivant Haller : il eſt ſouvent couvert d'un, ou de pluſieurs mammellons, tels que ceux qui ſe trouvent en grand nombre à la partie poſtérieure de la langue, mais aſſez difficiles à diſtinguer, & quelquefois il s'ouvre par un vrai canal.

Palais. Outre les cryptes ſolitaires éparſes ſur la dure enveloppe du palais, il s'en trouve d'autres à la jonction des os du palais, & d'autres encore, mais groſſes, appellées par Heiſter qui les a découvertes, *molaires* ; à

cause de leur situation derriere les dents molaires postérieures. Quoiqu'elles ne soient
qu'au nombre de deux, elles forment un
gros paquet, duquel partent plusieurs conduits qui s'ouvrent dans la cavité de la bouche à l'endroit marqué. D'ailleurs on trouve
par toute la surface des parois de la bouche
une infinité de glandes dont il sort continuellement un suc salivaire; & nous avons vû
que le dedans des joües n'en est pas privé,
puisque l'orifice du canal de Sténon en est
entouré. Mais les plus nombreuses, & non
les moins sensibles, sont celles des lévres.
Ce sont comme autant de grains assez considérables, qui se gonflent quelquefois beaucoup, & paroissent en plus grand nombre
dans la lévre inférieure. On ne les trouve
pas au-delà de la commissure des fibres orbiculaires.

Parlons maintenant de cette enveloppe
membraneuse qui tapisse non-seulement les
narines & le palais; mais le gosier, les sinus pituitaires, l'ésophage, le larinx, la trachée-artere, l'estomach, les intestins : elle
s'appelle membrane de Schneider, du nom
de celui qui l'a découverte & décrite amplement : elle se trouve dans tous les animaux.
Elle est remplie de glandes simples qui filtrent une humeur claire à la vérité, mais
qui séjourne en son propre follicule, jusqu'à
ce que changée en morve épaisse, elle soit
exprimée pour le besoin. Ces glandes ont
été très-bien exposées par notre Auteur dans
son Epitre à son ami Ruysch sur la structure
des glandes. On trouve de pareilles cryptes
muqueuses à l'épiglotte, à la luette, &c. c'est
suivant leur siége qu'on les nomme épiglot-

tiques, uvulaires, linguales, sublinguales, labiales, buccales, molaires, maxillaires, &c. Les maladies de cette membrane qui enveloppe tant de parties sans changer de nature & sans paroître coupée nulle part, sont communément appellées fluxions ou catharres. Elles changent cependant de nom suivant les parties affectées. Ce qui est rhume dans le nez, s'appelle angine dans le gosier, esquinancie dans le larinx, &c. C'est donc de cette tunique que sort toute cette quantité de morve que tous les Anciens s'imaginoient venir du cerveau, faute de sçavoir qu'il n'y a pas de communication entre le cerveau & le nez; quantité extraordinairement considérable quand les humeurs se sont jettées en cet endroit, & qu'on ne mouche ni ne crache dans la santé. Qu'on ne m'objecte pas qu'un suc aussi visqueux n'a jamais pû être clair ni fluide; car j'ose affirmer qu'il ne se fait jamais dans tout le corps humain que des sécrétions d'humeurs claires qui s'épaississent par leur séjour & ne coulent que par intervalles (§. CCXXXXV.-CCLI.) La semence, la bile, la matiere cérumineuse des oreilles, la chassie des yeux, la graisse, qui sont des humeurs si tenaces, sont très-lympides au moment de leur filtration. Rien de si clair que le sperme d'un débauché, rien de plus épais ni de mieux crémé que celui d'un homme sage: l'un force la Nature à filtrer plus souvent, comme ceux qui mouchent sans cesse; l'autre laisse les filtrations se faire à leur aise. Mais quelle a été l'intention de la Nature en vernissant toutes les parties du corps de ce liniment gras, transparent, visqueux, sans goût, sans odeur, lubrique, miscible à l'eau, quoiqu'un peu huileux, qui forme à peine des concrétions, n'a point d'action fur les parties, & qu'on nomme enfin mucofité ? c'eft fans doute d'émouffer les âcretés, d en empêcher la prife fur les nerfs & les membranes nerveufes, de diminuer les frottemens & l'*ufement* qui s'enfuit. On peut voir à ce fujet les loix phyfiques du frottement dans le Traité du feu de Boerhaave, afin de pouvoir en faire plus facilement l'application. C'eft donc pour tous ces effets, & pour bien d'autres que je paffe fous filence que les voyes de l'air, des alimens, des urines, la veffie, l'urethre, le vagin, l'uterus, les parties génitales externes, &c. abondent en ces fortes de cryptes muqueufes. Pourquoi ce matelot fe frotte-t'il les mains de matieres graffes & tenaces ? c'eft pour faire fa manœuvre avec plus de facilité & de fureté ; fans cet intermede onctueux, fes mains feroient brulées par la vivacité des frottemens : tant il eft vrai que le bon art n'eft qu'une imitation de la Nature. Quels rongemens ! quelle inflammation, quel deffechement ! fans ces fucs onctueux que fourniffent les glandes fur lefquelles Schneider a compofé deux gros volumes. C'eft ce qu'on éprouve dans la dyffenterie, à la fuite de purgatifs trop âcres & qui emportent cette glue naturelle, que les ignorans ne fçavent pas diftinguer de la vifcofité morbique. (Aph. 75.)

Y-a-t'il ? Nuck a trouvé dans le Chien 1°. un grand conduit falivaire, qui part de la glande fituée entre l'os de la pomete, & le mufcle abducteur de l'œil, & s'ouvre au haut de la gencive, près la deuxiéme dent molaire, supérieure. 2°. D'autres petits, qui partans d'une autre glande, vont s'ouvrir dans la bouche, & sont paralleles au précédent. Le grand conduit a été vû par Harder dans le Loup ; par Duvernoy, dans le Léopard ; personne ne l'a vû dans l'Homme. Il y a précisément à l'endroit dont parle Nuck, une artere, & une petite veine, qui partent de la grosse glande de l'orbite, & vont dans l'homme se plonger dans la pomete. Coschnit a proposé un autre conduit salivaire, & voyant qu'il n'étoit pas reçû, il en a soutenu l'existence par des dissertations particulieres, & a mis en un mot tout en œuvre, pour lui donner cours. Des observations fréquentes font regarder à Haller, comme un fait constant, qu'il aura vû quelques veines, qui tantôt montent des veines yoydiennes au dos de langue, & tantôt vont au-delà du stylogloffe, elles viennent du plexus des veines pharingiennes. Enfin dans l'homme une portion de larmes coule dans la bouche par le canal incisif de Sténon, qui s'ouvre du nez dans la bouche, près de la jonction même des os de la machoire. Ce canal part immédiatement du suc lacrymal, & porte très-peu de mucus avec les larmes. Heister a prétendu que ce conduit étoit fermé ; Morgagni & Sténon même, autrefois l'ont vû fait de deux tuyaux rassemblés en un. Haller l'a toujours vû ouvert & double, après avoir rompu les os, & avoir dépoüillé l'un & l'autre canal membraneux, quoique l'entonnoir osseux soit le plus souvent seul & étroit au palais, tandis qu'il est double & large aux narines ; & c'est aussi l'avis de Santorini. Mais pourquoi le canal de Nuck

manque-t'il à l'homme ? Il est vraisemblable
qu'il a été donné au chien , & aux autres animaux qui ne suent jamais , pour suppléer
aux sueurs , par cette exhalaison copieuse
qui sort de la bouche par la chaleur , &
dont ce conduit fournit une partie. L'homme au contraire , qui ne suë que trop aisément , n'avoit pas besoin d'un pareil organe.

§. LXVI.

La salive est une humeur claire ,
transparente , qui ne s'épaissit point au
feu , qui n'a presque ni goût , ni odeur ,
qui devient fort écumeuse , quand elle
est battuë ou foüettée , séparée par des
glandes d'un sang pur arteriel ; elle est
abondante , fluide , âcre , quand on a
faim ; fort âcre , pénétrante , détersive ,
résolutive , quand on a long-tems jeuné.
Elle produit , augmente la (*a*) fermentation dans les farines, dans les sucs des
végétaux & dans les syrops. Après une
très-longue abstinence elle purge le go-
zier, l'ésophage, l'estomach, les intestins.
Les hommes & les (*b*) animaux l'avalent dans l'état sain, pendant le sommeil,
de même qu'en veillant ; quand on en
crache volontairement une trop grande
quatité , l'*Anorexie* , la *Dyssepsie* , l'*A-*

(a) *Nieuhof.* Voyage d'Asie , pag. 49. 50.
(b) *Rhed.* Obs.

K y

trophie s'enſuivent. Elle eſt compoſée d'eau, d'une aſſez grande quantité d'eſprits, d'un peu d'huile & de ſel, qui, mêlés enſemble, forment une matiere ſavoneuſe.

Salive. Il s'agit ici de la ſalive d'un homme ſain, coulant à jeun, après avoir lavé la bouche ; car on ne doit pas prendre pour de la ſalive, cette fonte d'humeurs fétides, qui ſort par la ſalivation mercurielle, puiſqu'on a vû des chiens qui, pour l'avoir léchée & avalée, avoient été empoiſonnés, quoique non infectés de la Vérole, comme on l'a ſçû par des Expériences affreuſes à rapporter. Ces crachats tirés de la trachée-artere, viſqueux, muqueux, ſont auſſi differens de la ſalive. Enfin elle eſt plus claire, lorſqu'elle vient des glandes de la bouche, celle des parotides & des maxillaires eſt plus épaiſſe, mais elle l'eſt beaucoup moins que celle qui vient de la luette, des amigdales & des parties voiſines. Elle n'eſt donc pas toujours la même, mais en général elle eſt un peu plus épaiſſe que l'eau.

Feu. La ſalive eſt filtrée par des tuyaux extrêmement fins, c'eſt pourquoi ſes parties huileuſes ſont fort diviſées. Quand la chaleur les raréfie, elles doivent donc facilement s'élever, devenuës plus légeres que l'air. Il n'en eſt pas de même de la lymphe, du ſerum, ni du blanc d'œuf, dont les parties huileuſes beaucoup plus épaiſſes laiſſent évaporer l'eau à la premiere chaleur ; car alors en effet il arrive que les molécules d'huile ſont preſſées encore davantage par le poids

de l'atmofphere. Il faut de plus faire attention que la falive naturellement écumeufe,
contient conféquemment beaucoup d'air qui
fe raréfiant fur le feu beaucoup plus qu'elle,
& toujours en raifon de fa rarité, comme on
l'obferve dans tous les fluides, écarte & divife encore par fa propre expanfion les parties falivaires. Voilà la raifon pour laquelle
la falive s'évapore & fe volatilife par la chaleur, tandis que le ferum & la lymphe acquierent par la chaleur de l'eau boüillante
une confiftance femblable à celle du blanc
d'œuf.

Ni goût. La falive d'une perfonne faine eft
infipide à fa propre langue, parce que fon fel
eft abforbé dans une matiere huileufe & ter-
reufe. Quelquefois elle acquiert un goût
fade qui fouleve le cœur. Henninger en donne plufieurs exemples, & j'ai fouvent fait
moi-même cette remarque avec Haller en
differens vices du fang. Cet Auteur croit que
cela pourroit venir du fuc âpre-doux des
glandes bronchiales fchirreufes: mais le fang
étant l'unique fource de la falive, n'eft-il
pas plus naturel de croire qu'elle participe
toujours des differentes falures, acrimonies,
ou autres mauvaifes qualités du fang. Car
pourquoi la phtyfie s'annonceroit-elle par un
goût de fel dans la bouche? pourquoi la falive feroit-elle falée dans ceux qui relevent
d'une fiévre intermittente? pourquoi feroit-
elle amere & rance dans les maladies aiguës?
la chaleur tend à alkalifer les fels; la falive
produira donc divers effets qui pourront marquer un alkali en certains cas, & un acide
en d'autres. Dans ceux qui relevent d'une
fiévre putride, elle a un goût de fel armoniac.
(Aph. 89.)   K vj

Ecumeuſe. Il n'y a qu'à cracher une certaine quantité de ſalive dans un petit pot, ſuivant la dégoûtante propreté des Hollandois, pour voir combien de tems la ſalive conſerve ſon écume. Elle dure des ſemaines entieres, parce que l'air qui forme ces bulles viſqueuſes, pris, pour ainſi dire, comme un oiſeau dans de la gluë, a de la peine à s'en détacher & à ſe ſéparer en Elémens qui rentreroient ſous une forme inviſible dans le ſein de la liqueur, comme Boerhaave nous l'apprend *de aquâ* & *aëre*, El. Chym. Cette opiniâtreté de l'air à reſter empriſonné & à former ces bulles, ne laiſſe pas de nuire dans l'Analyſe Chymique de la ſalive; car l'écume qui s'augmente avec la chaleur, monte juſques dans le col de la cornuë qui court riſque de ſe rompre par l'énorme expanſion de cette humeur.

Pur. Les loix hygrauliques nous apprennent que c'eſt le ſang le plus pur qui eſt porté à la tête. La parotide & la maxillaire ont des branches de la carotide externe; or on a vû que la carotide externe a un tronc commun avec l'interne qui fournit le cerveau. (LXV. CCXXXV.)

Abondante. C'eſt une preuve d'échauffement & de maladie, que d'avoir la bouche ſeche. Quand on ſe porte bien, elle eſt toujours humide, la ſalive y abonde. Qu'on offre un mets agréable à un chien, ou à un homme affamé, le canal de Warthon fait jaillir une ſalive lympide, comme on l'a déja inſinué, ſurtout le matin après le ſommeil; le repos ou l'inaction des muſcles qui ſervent à la maſtication, ſupprime pendant la nuit le mouvement de la ſalive, enſorte qu'il s'en

amasse une grande quantité dans les conduits
salivaires, qui n'attend que les causes nécessaires à son expulsion. Si pendant la nuit
il coule moins de salive que durant le jour,
cela vient donc de ce que les glandes ne sont,
ni agitées, ni exprimées par les muscles &
par la langue, comme elles le font quand
on veille. D'ailleurs la transpiration augmente en dormant, ce qui diminue l'écoulement de la salive. On observe à peu près
la même difference, toutes choses égales
dans les gens taciturnes & dans ceux qui parlent beaucoup, ces derniers sont inondés
d'une si grande quantité de salive, qu'ils ne
peuvent toute l'avaler; & comme l'air est
fortement divisé, battu, fouetté avec les
parties huileuses, cela forme une écume
blanche, sensible, pareille à celle qu'on voit
à la bouche des bons chevaux.

Acre. Ceux qui jeunent, ont l'haleine
mauvaise, puante, & crachent une salive
âcre qui excorie les gencives. Tschirnause
après trois jours d'abstinence, observa que ses
dents branloient, & que toute sa bouche étoit
inondée d'une salive âcre, & qu'il ne pouvoit manger qu'avec douleur. Puisque la
chaleur tend à alkalifer toutes les liqueurs
du corps, pourquoi la salive ne contracteroit-
elle pas quelque âcreté?

Déterfive. Qu'un chien ait une playe, elle
est bientôt guérie, s'il peut la lécher; la salive
nétoye les ulceres, & les dispose à se cica-
triser. On sçait que le savon est un composé
de sel & d'huile; ainsi que la salive soit détersive, cela n'a rien de surprenant, puisqu'elle est faite des mêmes principes, je veux
dire d'une matiere huileuse fort atténuée,

mêlée avec l'eau par le moyen des fels, par le mouvement des arteres, & enfin extrémement raréfiée. En un mot, c'eft un vrai favon liquide.

Réfolutive. La raifon eft que par fon action, elle débouche les pores, agite en même tems les vaifleaux, & y fait couler les liqueurs par cette agitation. Il n'eft donc pas étonnant de la voir réfoudre des taches huileufes & des tumeurs froides avec une matiere immobile, & fi recommandée par quelques Auteurs pour les écrouelles, le fteatome, le meliceris,&c. on peut juger de la force de fon action, par le plus violent de tous les fens qu'elle excite dans le ventricule, c'eft la faim; par la façon dont elle fçait faire marcher des fucs croupis, & d'où réfulte le délayement du fang, l'atténuation des alimens, & que la falive en un mot eft un puiffant mobile, & de la digeftion, & de la circulation.

Fermentation Les fels de la falive étant volatilifés, peuvent fe détacher aifément, ainfi ils pourront alors faire fermenter les corps, où il fe trouvera des matieres propres à les décompofer. Peu de gens ignorent comment les Indiens font leurs boiffons enyvrantes; de vieilles édentées mâchent des grains de mays, & après les avoir bien mâchés, elles les jettent dans le vaiffeau deftiné à faire leur bierre. On prétend que s'il tombe par hazard quelque peu de falive dans un fyrop, il fe trouble, & s'aigrit. Bien plus, fi on croit Nuck, la falive coagule le lait; d'autres foutiennent qu'elle teint en rouge le fuc d'héliotrope. Mais, ni Pauli, ni Haller, ni moi, n'avons jamais vû la falive d'un homme fain à jeun produire la moindre nuance de chan-

gement fur un papier teint d'héliotrope, ni
même dans la folution de cette plante, peut-
être que les Expériences contraires ont été
faites fur des buveurs de vin, lequel aigri
auroit infecté la falive. Ce qui eft vrai, c'eft
que la fermentation même ne prouve rien ;
car, & le fuc de mays, & les fyrops aban-
donnés à eux-mêmes dans un air ouvert,
bouillonnent & fe corrompent. Je fuis fûr
qu'un fyrop feroit prêt à fe gâter, qu'une
falive naturelle n'accellereroit pas fa corrup-
tion. En un mot quelqu'expérience qu'on
faffe fur la falive d'une perfonne qui n'a point
d'aigre, ni dans les premieres, ni dans les
fecondes voyes, on ne peut en démontrer
l'acidité.

Anoréxie, perte d'appetit ; *Dufpepfie*, digeftion qui fe fait difficilement. Les autres diftinctions ; *l'Apepfie*, & la *Bradupepfie*, font
plus fubftiles qu'utiles. *Atrophie*, grande maigreur, confomption, marafme. Les grands
cracheurs perdent le plus puiffant agent de la
faim & de la digeftion, d'où naît une foule
de maux expofés par Baglivi ; ce qui eft confirmé par l'Hiftoire que Ruyfch donne d'une
playe faite à la joue, par laquelle la falive
couloit ; de forte que la fanté du bleffé ne
fut entiérement rétablie, qu'après que cette
humeur eût repris fon cours ordinaire. Pour
moi j'ai fouvent obfervé dans la pratique,
que ceux qui ont perdu une parotide, ou les
deux, digerent mal, font fujets au flux hé-
morrhoïdal, à l'affection hyppocondriaque,
à la jauniffe ; en un mot à tous les embarras
qu'un mauvais chyle peut produire dans
tout le domaine de la veine-porte. Qu'on
crache exprès toute fa falive, on verra fi

on aura faim le repas fuivant ; on n'aura que befoin. Les grands fumeurs qui crachent beaucoup, parce que le tabac agit dans la bouche, comme les purgatifs dans les inteftins, en digérant mal, privent donc le fang, d'un bon délayant. Il eft vrai qu'ils boivent d'autant plus, que leur fang fe deffeche comme le gofier ; mais l'eftomach relâché perd fon reffort, & de-là peuvent naître la diarrhée, la lienterie, l'hydropifie, la cachexie, les vertiges, les vapeurs, &c. Je crois donc que la fumée de tabac nuit aux gens maigres & hyppocondriaques, & ôte l'appetit ; c'eft auffi ce que l'expérience confirme. C'eft pourquoi quand on commença de fumer, on regarda cet ufage comme le véritable antidote de la faim. Chez les habitans du Bréfil, il fut d'abord à la mode pour cela. Il fut auffi un tems à la Cour de France, où les Seigneurs mâchoient fans ceffe des paftilles Aromatiques, faites de coquillages, de cardamome, de cire, de feüilles de tabac, &c. Ils crachoient continuellement ; & on obferva qu'ils y avoit bien plus de gens mélancoliques que jamais. Le tabac irrite les nerfs, donne de l'action aux vaiffeaux capillaires ; tout cela produit un engorgement qui pouffe la falive dans les couloirs avec plus de force, & d'abondance. Il agit auffi comme les véficatoires, dont l'action a été fi doctement expofée par M. Freind. Mais il faut de plus confidérer ici avec M. Senac, que l'écoulement de la falive augmente ou diminuë, fuivant la diverfe difpofition du corps. Le nerf qui va à une glande falivaire eft-il lié ? La filtration de la falive ne ceffe pas d'abord, mais elle fe fait plus lentement, faute des efprits fournis par

tous ces nerfs, dont ont a parlé LXV. Si
on fait une ligature à un chien aux veines
jugulaires il femble qu’il ait une falivation
mercurielle : le fang eft arrêté dans ces veines ; de-là les arteres qui font dans les glandes falivaires fe gonflent, battent plus fortement ; & par conféquent pouffent plus de
liqueur dans les filtres glanduleux. Cette obfervation de Lower donne la clef de toutes
les Hydropifies ; mais ce n’eft pas ici le lieu
d’apprendre à s’en fervir.

Les mélancoliques étoient connus dès le
tems d’Hippocrate pour de grands cracheurs :
le fang trouvant des obftacles dans les vaiffeaux méfentériques, gonflés & remplis d’un
fang noirâtre & épais, comme les diffections
nous l’ont appris, fe jette en plus grande
quantité dans les parties fupérieures : de-là
vient que la falive coule en grande quantité dans la mélancolie.

Dans l’Efquinancie, les vaiffeaux qui vont
aux glandes, s’engorgent à caufe de l’inflammation ; & l’irritation exprime plus de falive, qu’on jette en dehors, comme quand la
mâchoire eft luxée, parce qu’on ne peut l’a-
valer. Dans la Phtifie le moindre tubercule
empêchera le fang de circuler librement ; ce
fera donc comme fi les jugulaires étoient
liées, ou à peu-près. Enfin les glandes falivaires font d’un tiffu fongueux, celluleux,
plus facile à forcer, que celui des autres couloirs ; ainfi le mercure dilatera leurs conduits : & la dilatation une fois faite, les humeurs trouvant moins de refiftance, y cou-
leront plus abondamment. D’ailleurs les atômes de mercure font aifément des obftructions dans les vaiffeaux capillaires ; en con-

féquence le fang s'accumule, d'où n'aiffent des inflammations à la gorge, des maux de téte, des gonflemens; & cette même caufe engage plus de falive dans les tuyaux fecretoires. Enfin les nerfs fi faciles à irriter dans la bouche, provoquent encore l'abondante filtration de falive, comme M. Aftruc l'a fort bien expliqué dans fon fameux Traité des maladies Vénériennes. Et M. Senac dans fon excellente Anatomie d'Heifter, page 716 & 718.

Compofée. L'Analyfe Chymique, ou la réfolution des corps par le feu, ne démontre pas ordinairement ce qu'on veut démontrer. Nous fommes fouvent obligés de faire pourrir les corps, dont nous cherchons à connoître les élémens; préparation employée par Baglivi dans l'analyfe de la falive, où nous les faifons fermenter, pour mieux ouvrir ces mêmes corps. Ainfi changé, le feu les change encore bien davantage; & cependant les liqueurs que nous tirons des corps par fon action, nous les faifons paffer pour leurs vrais principes. L'alcohol fera-t'il donc la partie effentielle; celle qui conftituë la nature du froment, parce que ce grain agité par le feu après la fermentation donne cet efprit; & lorfque nous nous nourriffons de chairs d'animaux, c'eft donc ce fel volatil, fudorifique, très-âcre, & très fétide, qu'en arrache le feu de nos fournaux; c'eft, dis-je, ce fel qui fait la nutrition & répare nos pertes. C'eft ainfi que M. Boerhaave railloit finement ces Chimiftes vulgaires, que les démonftrations des Newman, des Boyle, des Lemery, &c. n'ont point encore détrompés.

Mais voici bien d'autres difficultés qui regardent particuliérement la salive, & empêchent d'en juger sainement, dès qu'elle a passé par le feu. S'il est petit, il n'y fait pas un grand changement, elle reste visqueuse au fond du vase sans s'élever. Est-il violent? elle monte sans cesse en bulles écumeuses, qui nuisent beaucoup, comme on l'a dit. Si on n'emploie qu'un feu lent & moderé, il en sortira quelque chose de légérement aigrelet. Si on laisse l'eau s'évaporer jusqu'à siccité, ce qui arrive assez vite ; parce que cette eau monte plus rapidement que l'eau de pluie. Vingt onces de salive donneront dix-neuf onces d'eau, tout à fait semblable à l'eau commmune, & il restera environ une once d'une matiere terreuse, comme le tuffau. Pressez ce résidu à un très - grand feu, vous aurez quelque peu de sel volatil fétide, & encore quelque sédiment, duquel on peut encore tirer de l'huile, comme il en entre dans la composition du sel volatil ; mais vous n'en tirerez aucun esprit, si vous attachez à ce terme l'idée d'une liqueur inflammable, miscible à l'eau & à l'huile ; & ce peu de sel bien examiné, n'est ni acide, ni alcali. Telle est la décomposition de la salive d'un homme sain, suivant M. Boerhaave ; car les autres Chymistes ne s'y accordent pas. Nuck, de vingt dragmes de salive, eut trois dragmes entieres d'une viscosité semblable à du pus, dans laquelle il ne trouva aucun sel distinct. De deux onces, il eut cinq grains d'une poudre salée, d'une espéce peu connuë. De Heyde, d'une once de salive obtint trois grains d'une semblable matiere brune, âcre, & d'une nature éga-

lement difficile à déterminer. Baglivi tira de
la ſalive un ſel ſemblable à celui que donne
la neige, & d'une nature nitreuſe.

Drelincourt en tira beaucoup de ſel fixe,
deux gros ſur vingt onces. Verheyen dit que
ſur huit onces, il obtint une dragme & demie
d'huile empireumatique, & autant de ſel lixiviel. Barchuſen, de trois onces de ſalive, tira
deux grains d'huile & autant de ſel lixiviel. Il
y a, comme on voit, une énorme diverſité
dans les reſultats de toutes ces épreuves : ont-
elles été mal faites ? Ou faites ſur une ſalive
gâtée ? C'eſt l'un ou l'autre. La ſalive des vérolés, ſuivant les expériences faites à Rome
& à Veniſe, ſe condenſe en criſtaux d'une
nature tout à-fait étrangere à celle de la ſalive, & ces criſtaux ſont formés par les ſels
acides vénériens qui ont rongé le mercure.
Or s'il eſt aucun ſel à jamais bani du corps
humain, c'eſt le nitre. Mais qu'il me ſoit permis
de dire avant de finir cet article, que ce n'eſt pas
ſeulement de la ſalive qui ſort par l'action
de ce minéral, c'eſt une foule d'autres humeurs, c'eſt toute la maſſe du ſang attenué
& fondu en liqueurs ſéreuſes & lymphatiques,
tant par le poids du mercure, que par l'action
des vaiſſeaux ; & une nouvelle raiſon que je
veux joindre aux précédentes ſur la ſalivation mercurielle, c'eſt qu'à meſure que la
ſalive ſe décharge dans la bouche, on la jette
au dehors, rien ne gêne les vaiſſeaux ſecre-
teurs & excréteurs des glandes ſalivaires, au
contraire tout contribue à les rendre plus
acceſſibles, plus faciles à s'engorger de nouveaux ſucs, qu'en toute autre partie du
corps, qui faute du même dégorgement
eſt toujours opprimée par l'amas & le croû-

piſſement des matiéres. Le mercure doit donc naturellement affecter la bouche. Mais j'obſerverai encore ſur la ſalive des vérolés qu'elle eſt d'une acrimonie, chaude, très-acre, virulente & nuiſible, par les ſeules vapeurs qu'en exalte la chaleur, à ceux qui ont l'imprudence d'en approcher de trop près. Dans ceux mémes qui ſe portent bien, elle eſt àcre & ſalée, dès qu'elle ſort par l'effet du mercure. Cela peut ſervir à expliquer encore mieux la formation des criſtaux dont on a parlé ci-deſſus. Ce n'eſt plus ici le lieu d'expliquer pourquoi il y a des gens, & même des enfans, comme je l'ai vû, que le vif-argent ne peut jamais faire ſaliver ; cela dépend des cauſes expoſées par M. Aſtruc, pag. 138. I. Edit.

§. LXVII.

Les alimens étant donc atténués par ce mouvement de la maſtication (58. juſqu'à 64.), la ſalive qui s'exprime par cette même action, & ſe mêle exactement avec eux, 1°. contribuë, à les aſſimiler à la nature du corps dont ils doivent être la nourriture. 2°. Marie les huiles avec les matieres acqueuſes. 3°. Produit la diſſolution des matieres ſalines. 4°. La fermentation. 5°. Un changement de goût & d'odeur. 6°. Un mouvement inteſtinal. 7°. Une refection momentanée. 8°. Quoique inſipide, c'eſt par elle que s'appliquent à l'organe du goût les corps qui en ont.

S'exprime par l'action de différens muscles, sous lesquels se trouvent différentes sources de salive. Les glandes sublinguales sont situées entre le mylo - hyoydien & le genioglosse ; les glandes molaires essuyent l'action du masseter ; les buccales, celle du buccinateur ; la luette, celle des glosso & thyréopalatins. Staahl nie cependant cette action, & ose affirmer qu'on a beau mâcher un morceau de bois, que la salive n'y vient jamais. Mais c'est prétendre qu'on peut faire du vin sans l'action d'un pressoir, ou qu'un poids est incapable de faire pancher la balance. Mais d'ailleurs tout le monde peut faire l'expérience, & voir qu'elle est fausse. La salive se verse donc toujours dans le premier endroit où les alimens commencent à se dissoudre, chez l'homme, dans la bouche, dans le premier ventricule des animaux ruminans, dans le jabot des oiseaux.

Assimiler. La salive se sépare du sang, pour y revenir & être de nouveau déchargée dans la bouche (LXVIII.) par les mêmes couloirs, & recommencer toujours le même chemin. C'est donc un suc fort *humain*, terme dont je me servirai souvent pour exprimer son analogie avec celle de nos humeurs. Or il est facile de prouver que ce suc se mêle exactement aux alimens ; c'est un composé d'eau, de sel & d'huile ; la salive pourra donc dissoudre les sels & les matiéres huileuses ; si elle eût été entiérement huileuse, elle n'auroit pas dissout les matiéres salines, & si ce n'eût été qu'une eau pure, elle n'auroit point eu d'*ingrés* dans les matiéres grasses. Qui peut mieux mêler & marier en quelque sorte l'huile avec l'eau, qu'une liqueur aqueuse, saline & savoneuse ? Le savon ne s'unit-il pas avec ces deux matiéres ? Cette même théorie de notre Auteur se trouve dans M. Senac, à l'endroit déja cité de son Anatomie.

D'Heister, fait voir que la salive mêlée au pain dans la bouche pourra le changer presque en chyle, aidée d'ailleurs par un broyement perpétuel.

Salines. Les expériences que M. Boerhaave donne sur la solution des sels dans son Traité de l'Eau, démontrent qu'aucun sel ne peut agir sans être dissous. Sans cela le sucre est sans douceur, la pierre infernale ne brûle pas, tandis que les mêmes sels dissous dans l'eau irritent, dissolvent les huiles. On doit donc regarder la salive comme le premier vehicule des sels, sans la solution desquels le goût ne pourroit se faire (§. CCCCLXXXIX.)

Marie. La santé dépend de ce que tous les élemens de nos fluides soient si parfaitement mêlés & confondus ensemble, qu'aucun ne coule séparément. Que le sel soit détaché des huiles, n'est-il pas vrai qu'il rongera les vaisseaux ? Que l'huile soit pure, les lieux qu'elle habitera seront inaccessibles à l'eau, & cette eau seule quittera les gros vaisseaux, pour se refugier dans les petits. Un linge trempé dans de l'eau ne laisse passer l'huile au travers de ses pores, qu'après avoir été bien savoné ; c'est ainsi que les matiéres grasses ne pourroient entrer dans les veines lactées, si elles n'étoient bien divisées par la salive, la bille & autres liqueurs savoneuses. Lorsque nous usons de matiéres huileuses, notre vie seroit donc en danger, si nous n'étions munis de fluides capables de les attenuer & de les rendre miscibles à l'eau ; les pains beurés, les

viandes rances, le lard, &c. produiroient des
fontes putrides, du sein desquelles montent
tant de rots nidoreux, inflammables, semblables à ceux que donnent les œufs pourris.
Cependant tous ces alimens mélés à la salive
deviennent capables de se changer en un
chyle clair, doux & propre à nourrir. Mais,
dira-t-on, comment la salive qui dans l'état
sain, n'a aucun gout, peut-elle avoir de telles
proprietés ? A cela on répond que la vertu
dissolvante des corps ne dépend pas toujours
de quelque acrimonie considérable & apper-
çuë des sens ; en effet, qu'on examine cette
eau distillée du blanc d'œuf, qui dissout si
bien la myrrhe, quelle douceur ! Elle ne cause
aucune irritation dans l'œil. Mais cependant
c'est un vrai savon liquide, qui agit par l'huile & le sel alcali dont il est composé.

Fermentation. La Nature ne fait rien sans
fermentation, disent les Chymistes:& les Méca-
niciens outrés, qui fuyant toute idée qui sent
le laboratoire, prétendent l'exclure de toutes
ses opérations. Erreur évidente de part &
d'autre; car toutes les fois qu'une matiére propre à fermenter est exposée à l'air avec le
degré de chaleur requis, il est impossible
qu'elle ne fermente pas. Or le pain s'aigrit &
fermente naturellement; la salive vaut mieux
que l'eau, rien ne s'oppose à l'accès de l'air,
la bouche & l'estomach peuvent être regardés
comme des vases fermés & médiocrement
chauds. Pourquoi donc la fermentation ne se
feroit-elle pas ? Mais elle se fait réellement,
ou du moins commence à se faire, tout le
démontre, les rots qui s'élevent pendant la digestion, le gonflement de l'estomach qui marque celui des alimens, les borborigmes, &c.

mais

mais ce changement ne s'acheve pas, malgré la nature des alimens & de la falive, qui le favorife, fi ce n'eft dans le cas d'une grande débilité, parce qu'alors les matiéres à force de féjourner dans le ventricule, fermenteront d'elles mêmes, fi elles font fufceptibles d'une pareille dégénération. Mais d'ailleurs la bile, la trituration continuelle des folides, l'affluence des liqueurs, l'air externe qui entre à chaque moment, l'air interne mal retenu, font autant de chofes qui éteignent ou arrêtent la fermentation, dès les premiers pas qu'elle femble faire (LXXVI.).

Goût. Prenez tant de fortes d'alimens qu'il vous plaira, du pain, des pommes, du poiffon, de la viande, du fromage, des raifins, &c. mâchez bien le tout enfemble très lentement, vous appercevrez que chaque chofe perd peu à peu de fon goût, & ne forme enfin qu'une maffe uniforme, dont l'odeur & le goût s'affoibliffent & s'éclipfent, à mefure que chaque aliment perd les qualités qui lui font propres : & ce que je dis ne fouffre exception que dans un petit nombre de chofes dont l'odeur & le goût reftent encore long-tems après qu'on les a mangées, telles que l'oignon & l'ail, fi détefté des Anciens, comme on le voit par ces Vers d'Horace :

Parentis olim fi quis impiâ manu
Senile guttur fregerit,
Edat cicutis allium Nocentius.

Inteftinal. Pour qu'une liqueur fermente, fes particules doivent être intérieurement agitées par un mouvement inteftinal. Sans cette eſpéce de petite ſédition interne , pourroit-on jamais tirer du ſucre même une liqueur auſſi acide que le vinaigre , & de la farine de froment , un eſprit tel que l'alcohol ? Or l'air excité par la chaleur eſt très-propre à exciter ces mouvemens dans les petites maſſes des corps , & il n'a jamais plus de reſſort que lorſqu'il eſt empriſonné dans une pâte , ou un ſuc viſqueux ; & delà viennent ces bulles tenaces , conſtantes , écumeuſes , obſervées ci-devant dans la ſalive. Cet air ainſi confondu avec la ſalive , broyé en quelque ſorte avec elle & avec les alimens , acquiérant conſéquemment par-là plus d'élaſticité , doit donc ſans peine écarter les alimens ſolides les uns des autres , briſer leurs liens , &c. comme on le verra plus au long (LXIX).

Qui en ont. Aucun nerf n'a du ſentiment , s'il n'eſt humecté. Ceux qui ont la langue & le palais deſſéché , comme il arrive le matin ayant dormi la bouche ouverte , n'ont point de goût pour le moment , il faut du moins que la ſalive ait ſorti de ſes reſervoirs pour humecter la bouche. Dans le catharre on n'a point d'odorat , parce que les particules odoriférentes ſont arrêtées dans la mucoſité trop abondante de la membrane de ſchneider , & ne peuvent ſe faire jour , juſqu'aux nerfs olfactifs.

Refection. L'homme le plus affamé n'a qu'à prendre un bon conſommé , ou une rôtie au vin , il ſe ſentira un peu refait pour le moment , & comme fortifié , avant que d'avoir rien avalé. La connoiſſance de l'économie animale en donne la raiſon. Il y a ſur la langue , comme partout le corps , des veines abſorbantes , qui ſucent , ou pompent , ou aſpirent les parties les plus mobiles & les plus nourriſſantes des alimens qu'on mâche, pour les porter au cœur par les jugulaires. Gonflés d'air la langue, après l'avoir laiſſée long-tems ſe macerer dans l'eau, vous verrez l'air pouſſé par les veines, ſortir par ſes plus petits pores. Cette expérience réuſſit encore mieux dans le ventricule (LXXVII.) & démontre aſſez la vérité de ce que je dis, pour ne pas citer ces plantes & autres matiéres qui comme l'*Achmella*, ou *Bidens ſec*, le ſuc d'orge, de regueliſſe, la pâte de guimauve, le ſucre, le cachou même, ſe fondent totalement dans la bouche, ſans laiſſer de ſédiment, ou du moins que très-peu. Nouvelle preuve des vaiſſeaux abſorbans.

Quoiqu'inſipide. Parce que, comme on l'a déja dit & redit, elle eſt le véhicule, comme le diſſolvant des ſels.

§. LXVIII.

Puiſque la ſalive ſe ſépare d'un ſang arteriel très-pur, qu'après y avoir été élaborée par un artifice merveilleux, elle ſe décharge dans la bouche, & ſe mêle aux alimens ; on a tort de la (*a*) rejetter ; mais étant avalée, & après qu'elle s'eſt acquittée de ſes fonctions, elle paſſe encore dans la maſſe du ſang, s'y perfectionne toujours davantage, & devient meilleure. Les maladies, les remédes, ou les criſes n'indiquent rien autre choſe.

(a) *Ruyſch.* Adv. Dec. 11. p. 15.

Vous devez maintenant sçavoir pourquoi la Nature a donné de la salive à tous les animaux les plus parfaits : Dans les quadrupedes il y a des glandes salivaires, il se filtre dans les serpens une humeur tout-à-fait semblable par leurs follicules. Dans les oiseaux elle est filtrée par les glandes de l'ésophage, ainsi que dans tous les autres animaux qui n'ont point de dents, & la raison de cette structure singuliére est facile à trouver parce que je viens de dire.

Tort. C'est aller contre l'intention de la nature, qui se manifeste en ce que la salive est plus abondante dans le tems que nous mangeons, & par conséquent est faite pour être avalée avec les alimens ; mais de plus ceux qui avalent leur salive ont bon appetit, & ceux qui la rejettent, n'en ont point. Autrefois en Orient, suivant le Deuteronome, on ne pouvoit marquer plus de mépris que de cracher devant ceux à qui on parloit, & aujourd'hui même il faut que ce soit une incommodité marquée, comme dans les pituiteux d'habitude, pour que cela ne soit pas rejetté sur une mauvaise éducation.

Meukure. La salive aqueuse & claire est reprise par les vaisseaux lactés, & celle qui, suivant les loix Hygrauliques (§. CCC.), a été une fois portée à la téte, & aux glandes salivaires, y retournera toujours plus pure, & d'autant plus semblable à nos humeurs, qu'elle aura fait avec elles un plus grand nombre de circulations. Si on en croit Nuck, il se filtre dans l'homme douze onces de salive dans l'espace d'un jour ; on ne crache pas toute cette quantité dans la santé, elle ne sort pas non plus par les selles, & la boisson fait prefque toute la matiére des urines, avec lefquelles il paffe très-peu de falive vraifemblablement. Donc la plus grande partie de la falive paroît être repompée. Mais ce flux & reflux de falive eft-il bien fréquent ? On en peut juger par la fupputation lâche de Lower, qui nous apprend que tout le fang paffe treize fois par le cœur dans une heure.

Maladies. Nous avons vû que la falive participe des mauvaifes qualités de nos humeurs : il y a donc toute apparence qu'elle circule avec elles ; fon mauvais goût, fon acrimonie, fa fadeur, fa falive, &c. tout le démontre en differens cas. De plus, il y a un grand nombre de maladies, qu'une abondante évacuation de falive rend moins dangereufes ; il faut pourtant convenir que tous ces fluides qui charient les vaiffeaux falivaires ne font pas de pure falive. Avec elle en effet dans la falivation mercurielle, combien n'avons-nous pas déja infinué qu'il fort de fang, de ferum, de graiffe fondue, putréfiée, fétide, ichoreufe. La décoction de guayac qui fait fortir les mêmes matieres corrompuës par les fueurs, la falivation fans falive, comme parle Camerarius, c'eft-à-dire le mercure agiffant par les felles, tout cela ne fournit-il pas des preuves trop évidentes de ce que je dis ? c'eft ainfi que dans la cachexie (Aph. 4. 3.) les fialagogues & les mafticatoires, évacuent moins de falive, que d'une eau furabondante inutile, comme les purgatifs hydragogues en font fortir par les felles.

Crifes. L'heureufe crife que la falivation qui arrive communément l'onziéme jour dans les petites Véroles confluentes, & qui a été auffi obfervée dans les fiévres malignes du genre des pétéchiales ! les levains putrides ne peuvent percer cette croute brune & quelquefois noire formée par le desséchement des pustules ; c'est pourquoi Sydenham nous avertit que la mort est certaine, si elle n'est pas abondante, ou si à son défaut les pieds & les mains ne s'enflent pas, car alors la transpiration étant arrêtée, quoique foible dans les maladies où l'on n'use de presque aucuns alimens, le pus repompé dans le sang cause une fiévre putride, que les saignées & les purgatifs acides ne peuvent souvent combattre, ou un abscès surtout au poulmon, qui se caractérise par un changement de pouls fort en foible, & une oppression mortelle. Je dis *souvent combattre*, car nous avons des Observations de M. Freind qui nous apprennent que le prognostic de Sydenham souffre quelquefois d'heureuses exceptions, en ce que le défaut de salivation & de tumeurs n'est pas toujours funeste. Ce que j'ai eu le bonheur d'observer dans la pratique, ayant souvent suivi dans notre Hôtel-Dieu la méthode de cet illustre & excellent Médecin Anglois, depuis que mon Traité de la petite Vérole a paru. Il est vrai que j'ai blâmé en général à la fin de cet Ouvrage l'usage des purgatifs dans la fiévre sécondaire, & je pense avec Allen que les Observations de Freind ne sont pas en assez grand nombre pour déterminer à purger dans toutes les fiévres sécondaires. Mais malgré cela, & quoique M. Hecquet ait déclamé à haute voix contre cette méthode, ainsi que contre le prétendu brigandage des vomitifs après la saignée dans le commencement des mauvaises petites Véroles, je ne crois pas pour cela devoir difcontinuer des Expériences qui portent fur une faine théorie, & qui font auffi dignes de l'attention des Médecins, que la vie des hommes. Et pour expofer la chofe plus en fon jour, je donnerai dans peu de mois toutes les Obfervations où la pratique de Freind aura réuffi ou non, & je ne craindrai point d'être contradictoire avec moi - même , tant je fuis ami de ce qui me paroit vrai, après l'avoir mieux examiné, fi j'avance que le traitement de ce Médecin ne m'a caufé aucun remords , lors même que mes malades m'ont échappé. Et en effet dans quel tems rifque-t'on de grands remedes? lorfqu'il vaut mieux en faire que d'abandonner le malade à une mort certaine. Il eft vrai que le peuple injufte condamne le Médecin, quoiqu'il eût auparavant défefpéré du malade; mais fi on eft plus attentif à fa propre réputation, qu'aux progrès de l'Art & à l'avantage des Citoyens, on peut fe regarder, à mon avis, comme bien peu digne de la fublime Profeffion qu'on exerce. Mais qu'on me pardonne cette digreffion : je reviens. Si la matiere purulente & ichoreufe, loin de refluer dans le fang, fort par les tuyaux falivaires, ou fe dépofe dans la membrane adipeufe des pieds & des mains, le corps fe délivre par-là de la plus funefte putréfaction, & le gofier, d'une angine mortelle, toujours heureufement écartée par une falivation entretenuë fuivant l'Art de Sydenham qui eft ici notre premier Légiflateur, & a rendu lui feul plus de fervices à l'humanité, que tous les autres. Ce que je dis de la petite Vérole ne convient pas également à toutes les maladies. Dans la mélancolie, par exemple, on ne peut mieux faire que d'avaler toute sa salive; rien de plus propre à lever les obstructions du bas-ventre.

§. LXIX.

L'air se mêle & s'incorpore en même-tems avec ce composé visqueux d'aliment, de salive & du mucus de la (*a*) langue & du palais; ensorte que toute cette masse, tant par le poids, la fluidité & le ressort de l'air, que par la chaleur du corps, & la pression qui est variée à chaque instant, s'attenuë, acquiert une nature coulante, & conserve le mouvement intestinal qu'elle a reçû.

Air. Point d'air, point de fermentation; cela est démontré dans le deuxiéme Vol. de la Chymie de Boerhaave; mais elle se fait aisément dans une matiere visqueuse, acescente qui contient beaucoup d'air. C'est pour cela que les Boulangers pincent de toutes parts leur pâte, elle en leve mieux, & fait de meilleur pain, car l'air s'insinue par toutes les ouvertures qu'on fait en pinçant. Mais outre cet air, qui est le même que celui qui nous environne, il s'en trouve un autre profondément caché dans la substance même des corps, condensé au dedans de l'eau, suivant Mariotte, en un espace dix fois plus petit qu'il n'avoit auparavant, tou-

(a) *Morgagn.* Adv. I. T. I. &. l. *Eustach.* T. 41, F. 5.

jours invifible dans le fein de ces corps,
(quoiqu'il ne dépofe cependant au dedans
des liqueurs, comme Haller le penfe contre
l'opinion de notre Auteur, ni tout fon reffort, ni conftamment:) à moins qu'il ne
furvienne certaines caufes accelfoires qui
l'en faflent fortir fous la forme de bulles fenfibles, comme le feu, la gelée, l'effervef-
cence de fels d'une nature contraire, acides
& alkalis, fur quoi Muffenbroeck a fait de
très-belles Expériences, ou enfin la diminution ou la fouftraction totale du poids de
l'atmofphere. Voyez Mariotte *de la nature
de l'air*, & Boerhaave *de aere* dans le T. 1.
de fa Chymie. Alors en effet les Elémens de
l'air féparés chacun en particulier dans les
inte ftices ou cellules des corps qui les retiennent, fe joignent & fe dilatent jufqu'à
occuper dans la machine pneumatique, autrement nommée vuide de Boyle, un efpace
beaucoup plus confidérable qu'auparavant,
quatre mille fois, fuivant Mariotte. Mais fi
l'air commun élaftique peut fe dilater jufqu'à occuper 70 fois plus d'efpace, comme
Boyle l'enfeigne, celui d'un calcul humain
qui a occupé un efpace 650 fois plus vafte
que le volume du calcul, confervant tout
fon reffort, pourra avoir une expanfion,
jufqu'à remplir un efpace $650 \times 70 = 45150$
fois plus grand que le volume qu'il occupoit
au dedans de ce calcul : & fi l'air commun
peut être comprimé en un efpace 1838 fois
plus petit qu'il n'avoit, comme Halle le fait
voir dans fa belle Statique des Végétaux,
qu'elle énorme différence entre le plus grand
& le plus petit volume d'air ! Muffchenbroeck
la détermine par ces chiffres $46, 656, 000$.

L v

ooo, & 1. Or les deux ſortes d'air, air externe, air interne, ſe trouvant abondamment dans la ſalive & dans les alimens qui
ſe mêlent avec elle, qui peut les empêcher
de fermenter ? Il eſt vrai que l'air interne eſt
ici ſans élaſticité & conſéquemment ſans action ; car dans le corps humain il ne ſe trouve aucune de ces cauſes que nous avons expoſées, & par leſquelles l'air caché peut reprendre ſon action ; la preuve en eſt donnée
par Haller, lorſqu'il fait voir que l'air de
la plus forte bierre d'Angleterre n'a point
de reſſort.

Mucoſité. Le Catalogue que donne Schneider des quadrupedes, des oiſeaux, des poiſſons, dans leſquels il a vû la membrane pituitaire, prouve qu'aucun animal un peu
parfait n'eſt dépourvû de mucoſité ; & cette
humeur eſt en effet ſi néceſſaire à la vie,
comme on l'a déja vû, que le plus grand ſigne de mort eſt ſon abſence au goſier, la déglutition léſée étant la fin ordinaire de
toutes les maladies. Le mucus eſt une humeur que filtrent des glandes très-ſimples,
& dont on a donné la définition ailleurs.
C'eſt elle qui non-ſeulement fait le verni
des premieres voyes, mais la cole naturelle
& néceſſaire du ſang même, de ſorte qu'il
n'eſt pas permis de dégluer l'un, ni d'excorier
les autres.

Langue. Le dos de la langue (§. CCLI.)
eſt parſemé de cryptes muqueuſes, ſurtout
vers l'endroit où ſa racine ſe lie à l'épiglotte ;
il s'en trouve de pareilles au trou borgne de
Morgagni, pour ne rien dire de toutes ces
petites glandes ſimples qui forment la prétenduë expanſion glanduleuſe de Vater, & hu-

mectent continuellement la langue d'un fuc aqueux & glutineux. Toute cette quantité de mucus ne fe filtre pas toujours, mais feulement par certains mouvemens de la langue, lorfqu'elle vient à heurter fortement contre les parties qui font dans fon voifinage. La langue eft tranquille pendant le fommeil, l'excrétion de cette mucofité eft donc alors peu abondante; elle ne peut guéres que féjourner dans fes follicules, où elle attend le réveil pour en fortir: mais il faut remarquer chemin faifant que comme on dort toujours la bouche affez ouverte pour faire paffer & repaffer l'air, l'air & la chaleur naturelle du corps emportent les parties les plus aqueufes & les plus mobiles de cette mucofité, de-là vient qu'on fe trouve le matin la bouche feche, & d'autant plus pâteufe qu'on a bû davantage la veille.

Vifqueux. Nous avons dit que l'utilité de ce mucus étoit confidérable, en ce que c'eft le liniment de toutes les parties internes; mais ce n'eft pas tout: il retient emprifonné dans fes parties huileufes l'air que le mouvement y a introduit, & il le porte enfuite au ventricule pour favorifer la digeftion. Dans l'état naturel, cette humeur a le dégré de ténacité requis pour cela; que fi elle vient à augmenter cette vifcofité, l'air une fois entré n'en pourra fortir, fi elle diminue, ou qui pis eft, fe diffipe tout-à-fait, l'air n'y pourra féjourner, & on perdra ainfi un des plus grands moteurs de la digeftion.

Poids. Quand on pourroit fe refufer aux preuves que les Phyficiens nous donnent fur la pefanteur de l'air, on ne pourroit refufer aucun doute fur celle de l'air mélé à nos alimens.   L vj

Reſſort. Les Philoſophes ne nous ont point encore aſſez appris en quoi conſiſte la nature de cette admirable proprieté. Boyle connut bien le reſſort de l'air, dès qu'il eut obſervé que l'air comprimé dans un plus étroit eſpace, en occupoit enſuite un plus grand, lorſqu'on avoit retiré le piſton : mais il ſe borna à la ſphere de ſes Expériences ; & tout ce qu'on ſçut de ce grand homme, c'eſt que l'air pouvoit être fort comprimé, qu'il ſe dilatoit d'autant plus qu'il l'étoit davantage, que la compreſſion lui donnoit la force de ſoutenir des fardeaux étonnans, qu'il jettoit au loin, quand il venoit à reprendre ſon premier état. Iſaac Newton, dont le nom ſeul donne l'idée du plus ſublime génie, eſt celui de tous les Phyſiciens qui a approché le plus près des connoiſſances dont il s'agit. Il n'a point affirmé que telle fut la nature de l'air ; il a poſé ceci pour principes : s'il y avoit des corps qui ſe repouſſaſſent & dont la force réciproque fut en raiſon réciproque des diſtances, les phénomenes que cette loi feroit naître dans ces corps, feroient les mêmes qui s'obſervent dans l'élaſticité de l'air. Pemberton, S'graveſande, Muſchenbroeck, tous les Newtoniens en un mot diſent la même choſe, mais ce dernier dit, que quoique la force répulſive dont il s'agit s'augmente véritablement par la diminution des diſtances, c'eſt en raiſon qui n'eſt pas encore définie. Tirons la choſe plus au clair. Newton a le premier démontré qu'un ſeul Elément aërien n'eſt point élaſtique, qu'il n'agit point conformément aux loix qui s'obſervent dans l'air commun, qu'il faut deux Elémens aſſez voiſins l'un de l'autre pour faire reſſort, c'eſt-à-dire pour ſe

repouffer, enforte que fi quelque tiers s'op-
pofoit à cet écartement, il feroit lui-même
repouffé avec d'autant plus de force, qu'il
oppoferoit plus de réfiftance ; que cette force
de répulfion s'augmentoit affez proportion-
nellement au voifinage des Elémens, & par
conféquent devenoit prefque infini dans le
contact même. C'eft ainfi que deux aimans
qui fe préfentent les mêmes pôles, de façon
que le pôle auftral réponde au pôle auftral,
fe repouffent toujours plus, à mefure qu'ils
s'approchent.

Chaleur. L'air externe dont notre corps eft
environné eft plus froid que lui ; au petit
Thermomerre de Fahrenheit dont les dégrés
qui ne font qu'au nombre de 112. font conféquemment fort éloignés de la chaleur de
l'ébullition qui va à 212°. la chaleur de l'air
en Eté, monte à peine à 70, tandis que la
chaleur de la main d'un homme fain & ro-
bufte paffe 90°. & en Automne, l'air étant
à 50°. L'Homme fait remonter le Mercure
à 88°. Ainfi notre chaleur eft à celle de l'air,
à peu près comme 5 à 3. J'ai fait fouvent
ces mêmes obfervations rapportées par le
Commentateur Latin. Si donc l'air externe
vient à s'échauffer autant que notre fang,
il formera des expanfions en tout fens, diffi-
pera les bulles de falive & de mucofité dans
la bouche, & atténuera les mailles folides
des alimens qui le retiennent enfermé dans
leur fein.

Variée. Si l'air faifoit toujours les mêmes
efforts, il n'en réfulteroit pas de grands effets ; mais ayant entré froid dans la bouche,
il s'y échauffe, s'y dilate : ainfi comme il eft
froid & chaud tour à tour, les bulles qu'il

forme au dedans des alimens se contractent & se raréfient. Pour juger de l'extrême sensibilité de l'air, il n'y a qu'à faire attention à la liqueur du Barometre, lorsque quelqu'un entre dans une chambre où cette machine est suspenduë, on voit cette liqueur monter à vûe d'œil. C'est dans les bulles aëriennes comme une sistole & une diastole continuelle, ce sont des efforts qui ne diminuent que pour augmenter, qui ne redoublent que pour diminuer. Mais les matieres qui retiennent & compriment l'air sont en butte à tous ces jeux des leviers aëriens, qui s'exercent en même tems contre les parois muqueuses de leurs propres vésicules, moyennant quoi les parcelles des alimens qui se trouvent élevées tombent, celles qui sont tombées se relevent, celles qui sont pliées s'étendent, celles qui sont étenduës se plient. C'est un mouvement, un combat perpétuel, réel & non imaginé. Or que fait ici une aussi constante répétition des frottemens & des broyemens ? elle *assimile*, *analogise* les alimens avec nos propres sucs, en les liquéfiant & les disposant ainsi dès l'entrée du gosier à se chilifier. N'est-il pas en effet certain que des alimens long-tems mâchés se changent presque en chyle ; la chaleur blanche de ces bols liquides homogenes qui se pétrissent dans la bouche, ne démontre-t'elle pas qu'il s'est déja fait une espece d'émusive, que les huiles sont parfaitement mêlées avec les sucs aqueux ? voilà le portrait réel & non imaginé, la vraye méchanique de la mastication ; on voit de-là toute sa nécessité ; & si un Ancien a eu tort de dire qu'il falloit haïr la vie, pour ne pas mâcher long-tems ; jettons les yeux pour un moment fur la foibleffe de l'eftomach, voyons comment il pourroit réfoudre en chyle fluide, des alimens folides & durs, fi les dents, la falive & l'air ne commençoient par divifer les alimens, & préparer ainfi au vifcere principal une digeftion facile & prefque faite ; car certainement telle eft la liaifon des particules qui compofent nos alimens, qu'elle fe maintiendroit toujours dans l'eftomach, fans le prélude qui fe paffe dans la bouche ; fans cela en un mot, point de chylification, point de fanguification, & par conféquent deftruction évidente de tout le corps. On doit donc mâcher d'autant plus, qu'on eft plus fédentaire & ftudieux. Les Payfans, les Artiftes qui exercent leurs mufcles, ont en cela une reffource qui manque aux premiers. Les lions & les tigres, & tant d'autres animaux voraces ne s'amufent pas à mâcher, mais peu de tems après avoir tant avalé, ils ont faim ; leur grande force les fait digérer, mais mal, en ce qu'ils ont tous les excrémens liquides, & font par conféquent moins de chyle. Qu'un homme ait une faim canine, il avale & digére de même fans mâcher, parce que la grande acrimonie de fa falive fupplée au défaut de celle qu'il ne fe donne pas le tems de méler à ce qu'il mange.

DEGLUTITION.

§. LXX.

LEs alimens mâchés, broyés, pétris, atténués, mêlés, humectés, lubrefiés, font pouffés vers le gofier, tandis que tous les mufcles des jouës & des lévres (62. 1.) enfemble, ou fucceffivement, les preffent au travers des interftices des dents des deux machoires, dans la cavité de la bouche formée par le palais, & la cavité fublinguale ; auffi-tôt les alimens folides & liquides placés fur le dos de la langue, font ferrés par l'action de ce mufcle, & par l'approximation des machoires au-dedans du creux, que forment la langue dilatée par fes fix mufcles à la fois, le ratelier de la machoire fupérieure, & la (*a*) voûte du palais ; ils font enfuite comprimés entre la voûte du palais qui eft remplie de fillons, propres à les déterminer vers le gofier, & le dos de la langue, tandis que les genioglofes, les longitudinaux du dos dela langue, les ftyloglofes, & les ceratoglofes pouffent peu-à-peu les alimens vers le gofier. Mais alors mê-

(a) *Bidl.* T. 14. F. 3. L. DEACC.

me il se forme une cavité à la racine de la langue, sous le voile (*a*) du palais, la luette & les amigdales, au-dessus du larynx & du pharynx, & devant les membranes qui tapissent les corps des vertebres du col, & les muscles postérieurs du pharynx : car pendant que les génioglosses, les myloglosses, les styloglosses agissent ensemble, la racine de la langue qui est tellement dilatée qu'elle touche tout le ratelier d'en haut, est fort élevée & tirée en devant : en même tems le voile du palais tendu par l'action des Pterygostaphylins ferme l'ouverture du gosier dans le nez, les muscles propres de la glotte, la rétrecissent : le muscle Azigos, ou sans pair tire le voile du palais en devant & en bas, & l'applique à la glotte ; en sorte que l'épiglotte couvrant aussi ce canal, tout le chemin du poulmon est intercepté. Tout ce qu'on doit avaler est ainsi déterminé dans cette cavité (62. 2.) sans en excepter une seule goutte.

Je vais maintenant décrire l'action du voile du palais, & des parties qui lui appartiennent, comme je l'expliquai il y a quelques années à mes disciples. La bouche ouverte exposée au grand jour, la

(*a*) Le même Auteur au même endroit. L. B. C. B. & *Couvp.* App. ad *Bidl.* T. 14. Fig. 8. 1. a b c d e.

langue baiffée, on voit fes deux colomnes laterales, antérieures & poftérieures,
au milieu defquelles font les amigdales ;
on voit les colomnes qui fe courbant fupérieurement en deux arcs, forment la
luette par leur concours au haut dans le
milieu, toutes parties qui font fort mobiles : les arcs & la luette font librement
fufpendus dans l'air, & ne tiennent qu'à
l'extrêmité de la frange des arcs des os
du palais.

Ce voile eft compofé d'une membrane inférieure, qui regarde en bas, d'une
fupérieure qui regarde en haut, des cryptes muqueufes de ces membranes ; d'u-
ne autre membrane laterale, qui enveloppe les colomnes & les amigdales ; des
cryptes muqueufes qu'on trouve ici par
tout, principalement dans les finus tortueux & ouverts des amigdales ; de la
luette qui eft garnie de petites glandes
mucilagineufes ; de vaiffeaux, de divers
mufcles contenus au dedans des membranes dont on vient de parler.

Le périofte calleux, épais, rempli de
fillons, fait en forme de voûte, latera-
lement cave, qui avance en forme d'arc
en fon milieu, qui eft en cet endroit d'u-
ne nature tout à fait finguliere, qui ta-
piffe dans la bouche les deux bazes faites
en voûte des os de la machoire fupérieu-

re, & des os du palais, devient grêle,
mol, plus poli poſtérieurement, s'éloigne en rétrogradant des bords de l'arcade des os du palais, & forme alors la tunique inférieure externe du voile ; elle eſt
percée de toutes parts par les orifices des
cryptes muqueuſes qui y verſent par tout
leur humeur ſur tout vers la luette. Au
même lieu la membrane de la bouche
s'unit latéralement avec la précédente,
& de ces deux il ne s'en forme qu'une
ſeule.

Le Périoſte poli, lubréfié, mol, fin,
qui revêt la ſurface ſupérieure des os du
palais dans le nez, devient grêle vers les
parties poſtérieures, & ſe retire en rétrogradant de l'extrêmité des arcs des os du
palais, pour donner au voile ſa tunique
ſupérieure externe, qui eſt de toutes parts
percée de cryptes muqueuſes, ſur-tout
vers la luette qui enveloppe les parties
ſupérieures du voile, ſe perd en s'uniſ-
ſant avec la tunique inférieure. Ils forment ainſi enſemble comme une ſeule
enveloppe qui contient toutes les autres
parties.

C'eſt au-dedans de ces membranes
qui forment cette enveloppe, qui ſont
compoſées d'un très-grand nombre d'arteres & de veines démontrées par les

injections de Ruyſch, & qui ſont percés
par les émiſſaires de cryptes muqueuſes,
c'eſt, dis-je, au-dedans de ces membranes que ſont placés ces cryptes, les
amigdales, la luette, différens vaiſſeaux
& muſcles.

Les amigdales ſont cachées entre les
deux colomnes du voile, elles ſont compoſées de cette membrane muqueuſe, repliée en ſpirales tortueuſes qui en augmentant ſa ſurface, donnent plus de jeu
aux cryptes muqueuſes qui ſont ici en
grand nombre, quoique ſans confuſion,
& plus d'eſpace par où décharger l'écume mucilagineuſe dont elles abondent:
c'eſt pourquoi les amigdales ne paroiſſent que des corps faits de cryptes, de
leurs vaiſſeaux afférens, ſécretoires, ré-
férens, de leurs émiſſaires, tous placés
dans une ſeule membrane diſtincte, qui
forme mille plis & replis ; & pour ſup-
pléer à l'*anguſtie* du lieu par une large ſurface, & afin que la mucoſité puiſſe commodément être exprimée, & mêlée aux
choſes qu'on eſt prêt d'avaler, la nature
a placé au-dedans des muſcles des colomnes, une ſi grande quantité de ces mêmes cryptes mucilagineuſes, qu'il n'en
eſt point ailleurs en plus grand nombre, ni de plus ouvertes.

La luette est de figure conique, très-polie, très-flexible, un peu transparente, pleine de cryptes muqueuses ouvertes, & parsemée de longues fibres musculeuses rassemblées en un seul point. Au reste elle est toute tissuë d'une infinité de petits vaisseaux.

Il y a ici un grand nombre de vaisseaux arteriels & vineux de presque tous les genres, tant pour des usages communs, que principalement pour les fonctions des cryptes.

Les muscles qui appartiennent proprement à cette machine, vont être décrits dans un moment d'après Gabriel Fallope, Valsalva, Morgagni, Santorini, pour faciliter l'intelligence des mouvemens du voile du palais ; mais auparavant nous devons faire mention de ces mouvemens.

La bouche ouverte directement à l'opposite de la lumiere, le dos de la langue baissé vers sa racine : voici par ordre les différens mouvemens du voile, tels qu'ils se présentent dans l'état sain : ils méritent certainement d'être observés.

1°. Si sans être aucunement prévenu, on respire, comme on fait ordinairement, librement, & sans y penser, on verra de part & d'autre aux côtés postérieurs de la langue, & à la partie antérieure de l'apophyse coronoïde, une membrane qui y est attachée, & qui s'en dégage pour former ce voile où elle se perd. Immédiatement derriere cette membrane, deux colomnes antérieures du fond de la bouche latéralement à la racine de la langue s'élevent en haut, entrent dans la composition du voile, forment deux arcs affez étroits, & la luette qui pend au milieu. Derriere ces colomnes antérieures, deux autres colomnes postérieures, à peu-près également construites, s'élevent du fond, contribuent à faire les arcs & la luette, & se perdent presque en se confondant en haut avec les premieres colomnes antérieures. C'est entre ces colomnes antérieures & postérieures, à peu-près dans le milieu, que les amigdales paroissent placées. On voit encore dans le fond la partie postérieure du gosier, qui répond à la face antérieure des corps des premiers vertébres du col, & qui est remplie de cryptes muqueuses, fort visibles, & qui ressemblent à de petits ulceres.

2°. La bouche restant encore ouverte, qu'on tâche d'expirer, ou de rendre l'air par la bouche seulement, & nullement par les narines, on verra alors très-manifeftement, 1°. la luette demeurer, à la vérité, fufpenduë comme auparavant, mais être élevée fortement & beaucoup en haut, & s'allonger en même-tems. 2°. On voit le voile s'élever avec force en même-tems par fa partie antérieure ; de forte qu'alors les arcs moins courbés forment des fegmens de cercle bien plus grands qu'auparavant ; par conféquent les arcs s'ouvrent bien plus. 3°. Et les parties antérieures étant tirées en haut, les autres parties fituées derriere les précédentes, & qui font auffi en arcades, paroiffent plus fenfiblement, font tirées en aricrre, s'écartent en haut, fe diftinguent plus clairement, & alors y reftent en repos. 4°. On voit les colomnes laterales être auffi tïrées en haut dans le même tems, & par la même action. 5°. Les parties poftérieures du gofier paroiffent alors plus à découvert en haut, & bien plus mucilagineufes : on y apperçoit en effet tant de pituite blanchâtre, que ceux qui font peu au fait, trompés par ces apparences, s'imaginent que tout eft rempli d'ulceres. 6°. Tout cela eft d'autant plus évident qu'on fait de plus prompts & de plus violens efforts, pour faire fortir tout l'air contenu dans la poitrine uniquement par la bouche : auquel cas on verroit preſque les embouchures laterales des trompes d'Euſtachi. 7°. Comme le voile eſt non - ſeulement élevé en haut, mais en même-tems tiré en arriere, on voit ſans peine les cavités poſtérieures des narines ſe fermer. 8°. Et par conſéquent ceſſer la communication de la bouche & du nez par le goſier ; parce que le voile fait alors l'office de valvule, qui ferme ou bouche le paſſage.

3°. Lorſqu'on a bien obſervé ces choſes, & que tout eſt remis dans ſa premiere ſituation, qu'on faſſe une prompte & forte inſpiration par la bouche ſeule, & non par les narines, tout ſe mettra ou reſtera dans l'état que je viens de décrire. (2.) On voit ainſi clairement, que la reſpiration peut ſe faire par la bouche ſeule, quoique le nez ſoit ouvert en devant. Donc les cauſes, qui, par l'interceſſion du voile , empêchent l'air qui eſt dans le nez de deſcendre au goſier, doivent être aſſez fortes pour reſiſter à la preſſion de toute l'atmoſphere.

4°. Après avoir ainſi tout examiné ſoigneuſement, qu'on ceſſe de vouloir ne reſpirer que par la bouche ; au même inſtant tout ſe retablira préciſément, comme on l'a dit (1.) la luette deſcend, ſe raccourcit, les arcs tombent, ſe rétréciſſent ; les arcs poſtérieurs deſcendent ;

ſont

font plus couverts par les antérieurs ,
tout se porte en avant , tout descend ;
les parties postérieures du gosier se cachent davantage ; comme le voile descend antérieurement , on voit la cavité
des narines s'élargir au-dessus du gosier ,
la communication se rétablit entre le
nez , la bouche , le gosier . le poulmon ,
dès que le voile a repris sa premiere position , qui est d'être librement suspendu
au milieu des voyes qui entretiennent
cette espece de commerce. D'où il suit
que l'air peut entrer & sortir librement
de toutes parts.

5°. Si ensuite la bouche très-ouverte,
& la langue un peu baissée , on tâche de
n'inspirer que par les narines seules , &
nullement par la bouche , quoique ouverte , on verra aussi-tôt , pour peu qu'on
y fasse attention. 1°. Le voile porté antérieurement en bas , aux parties postérieures de la langue. 2°. Ses colomnes
être tirées en bas vers les parties latérales postérieures de la langue. 3°. La partie postérieure de la langue dilatée vers
ses colomnes , se courber , s'élever , s'appliquer au voile , ce qui empêche tout-à-
fait de voir le fond du gosier. 4°. On
verra aussi les côtés de la partie postérieure de la langue s'approcher des colomnes en s'élargissant , être tiré forte-

ment vers ce lieu , & s'élever pareillement jufqu'à moitié de la hauteur des colomnes. 5°. Que de-là l'air ne peut aucunement pénétrer par cette voye dans la
glotte , parce que , comme on le voit
clairement, le voile & la langue s'uniffent enfemble devant l'épiglotte. L'air
eft donc alors arrêté en cet endroit; &
comme le thorax eft dilaté & la bouche
ouverte , il agit par derriere avec toute la
force de fon poids , fur ces parties qui
empêchent fon paffage par la bouche.
D'où l'on peut juger quelle force retient
la langue & le voile ainfi joints. 6°. L'air
paffe alors librement en fifflant par les
narines & le gofier dans le poulmon.
7°. Les parties externes inférieures latérales des cartilages du nez fe retrecif-
fent, font pouffées en dedans ; le nez devient plus étroit , plus pointu , parce
qu'il eft preffé par l'air externe , & que
fa furface extérieure eft plus large que
l'ouverture des narines. 8°. Par conféquent les dilatateurs des narines, font
alors de grands efforts pour augmenter
ou conferver l'ouverture interne du nez ;
car autrement la compreffion de l'atmof-
phére la fermeroit totalement. Pour en
être convaincu , il fuffit d'en faire l'expérience fur foi, ou fur d'autres. Il fe
forme donc alors par cette action une

cavité dans le gosier, qui ne communique point avec la bouche, qui s'ouvre dans les narines, qui communique avec l'air externe par les narines, & avec le poulmon par la glotte ouverte, qui est antérieurement limitée par la surface postérieure de la langue, qui est alors élevée à sa racine, & latéralement dilatée au même endroit, & par la surface supérieure du voile, qui est alors fortement tiré inférieurement & latéralement, & en conséquence très-étroitement uni à la même partie de la langue. Dans cette cavité, proche ces barrierres, on trouve l'extrêmité postérieure de la langue baissée, l'épiglotte pressée en arriere, & en en bas, le larinx & le pharinx.

6°. Enfin après avoir contemplé ces phénoménes, si l'on prie la même personne de faire une prompte & forte inspiration par les narines seulement, sans qu'il sorte aucune portion d'air par la bouche, tout sera & demeurera dans l'état qu'on vient d'exposer, (5.) si ce n'est que les narines ne sont plus angustiées, ni comprimées, comme dans le 7. phénoméne (5.) mais plûtôt se dilatent du dedans en dehors, & de cette maniere se relevent en quelque sorte. Tels sont les mouvemens merveilleux,

& nécessaires, par lesquels cette belle machine remplit ses diverses fonctions. J'ai crû devoir les faire ainsi observer, pour bien faire comprendre l'action des muscles qui sont ici décrits par les quatre illustres Auteurs qu'on vient de nommer.

α. Le thyropalatin de Santorini, (pages 131. 132.) tire les parties antérieures du voile, en devant, en embas, & latéralement, les applique à la langue, quand elle est élevée, dilatée, exprime la mucosité des amigdales, & de ses propres cryptes, tire en mêmetems la luette en en bas & en devant, diminuë la voûte des arcs du velum, éleve un peu le cartilage tyroïde, & par conséquent en même-tems le larinx, & les approche du voile, dans le dernier acte de la déglutition par le gosier ; enduit & lubrefie la surface de ce qu'on doit avaler ; pousse ces mêmes choses dans l'ouverture du pharinx ; forme la cavité du gosier dans l'action (5. & 6.) & en élevant un peu le larinx, ce même muscle paroît tirer en même - tems un peu en devant sa partie supérieure, & mettre ainsi la glotte sous la surface concave de l'épiglotte baissée en arriere.

β. Le Pharingo-palatin de Santorini ;

(pages 131. 132.) tire latéralement les parties postérieures supérieures du voile, & les parties les plus postérieures du pharinx ; il baisse aussi en en bas la luette & le voile, éleve un peu ces parties du pharinx, & les applique au voile baissé. Il concourt au reste en plusieurs choses avec le thyropalatin, comme on peut s'en convaincre en se rappellant ce qui a été dit.

γ. Le Glossopalatin de Santorini, (pag. 133. 134.) tire en devant, en en bas, les parties antérieures latérales, & supérieures du voile, les applique à la langue élevée & dilatée, exprime la mucosité des amigdales, & de ses propres cryptes ; tire en même - tems la luette en en bas, en devant, diminuë la voûte des arcs du voile, éleve les parties latérales, postérieures de la langue, & les joint au voile du palais tiré en en bas, dans le dernier acte de la déglutition par le gosier : il lubrefie la surface externe des choses qu'on est prêt d'avaler, les pousse dans l'ouverture du pharinx ; il contribuë à former la cavité du gosier dans l'action (5. & 6.)

δ. L'Hyperoopharyngien de Santorini, (pag. 132. 133.) tire par la direction de ses fibres, les parties supérieures, les arcades, les parties posté-

M iij

rieures du voile vers la frange des os
du palais, & cela avec affez de force
& d'égalité. Ainfi, lorfqu'il agit de
concert avec les mufcles précédens, il
rend le contact de la langue & du voile
plus immédiat. Il empêche que la fituation de ce voile ne fe dérange par
l'action de l'air, qu'il n'avance en devant vers la bouche, & ne recule poftérieurement vers le fond du gofier, &
cela, tant pendant la déglutition, qu'en
déterminant l'air à ne paffer que par
les narines, dans l'infpiration & l'expiration.

Si tous ces mufcles (α. ς. γ. δ.) agiffent enfemble, & concourent avec ceux
qui fervent à élever, & à dilater les parties poftérieures de la langue, ils forment alors entre la cavité antérieure de
la bouche & la cavité poftérieure du
gofier, une cloifon forte, immobile, &
de toutes parts impénétrable ; enforte
que la voye n'eft libre qu'entre l'ouverture interne du nez & la fente de la
glotte, & qu'ainfi on ne refpire que
par les narines, & aucunement par la
bouche.

ε. Les Sphénopterygopalatins de
Cowper (*app. ad Bidl. Tab LV. dd.*)
dilatent les parties poftérieures du voile, leur donnent une expeufion latérale.

les tirent en même-tems avec force vers
les aîles ptérigoïdiennes internes, & par
conféquent en arriere, les dépriment
ainfi un peu poftérieurement par la direction de leur poulie ; tirent ainfi le voile
en arriere, afin que par le moyen de
cette efpéce de valvule, l'ouverture du
nez fe ferme en cet endroit , & enfin
dans le dernier acte de la déglutition
par le gofier, ces mufcles déterminent
les matiéres dans le pharinx.

ξ. Les Sphénopalatins, Sphénofta-
phylins de Cowper, (*app. ad Bidl.*
Tab. LV. ee.) tirent avec force les
parties poftérieures du voile en arriere
obliquement un peu en enhaut, mettent
ainfi en même-tems la luette en mouvement ; dilatent le voile, l'appliquent à
la force antérieure de l'atlas, bouchent
parfaitement les trous poftérieurs des
narines ; empêchent abfoulument l'air
d'entrer & de fortir par cette voye ;
foûtiennent ici l'effort de l'air qui agit
avec toute fa pefanteur, la bouche &
la glotte étant ouvertes & le poulmon
dilaté ; compriment les orifices des
trompes d'Euftachi, en écartent les alimens dans la déglutition ; bornent &
retiennent la derniere cavité du gofier ;
& enfin empêchent que les matieres de

la déglutition ne foient pouffées du gofier au-dedans des narines.

Si l'on confidére attentivement ces
quatre mufcles agiffans enfemble (ϵ. ζ.)
on verra clairement qu'ils tendent le
voile, le dilatent de toutes parts, par
conféquent l'aggrandiffent, & le rendent
ainfi très - propre à fermer poftérieurement les narines, & les orifices des
trompes d'Euftachi, à engloutir les
alimens dans le pharinx ouvert, dilaté,
& élevé en enhaut, & à ne faire paffer
l'air que par la bouche. Mais lorfque tous
ces mufcles (α. β. γ. δ. ϵ. ζ.) concourent enfemble à la même action;
alors ils élévent néceffairement la bafe
de la langue, la tirent en arriere, l'u-
niffent étroitement au voile ; panchent
l'épiglotte fur la fente de la glotte, laquelle en eft de toutes parts exactement
couverte ; tendent & preffent fortement
le voile contre les matieres prêtes à avaler, contre l'épiglotte panchée, & adap-
tée au larinx, & contre le pharinx :
c'eft pourquoi les matieres de la déglutition font alors forcées de tomber en
rétrogradant dans l'ouverture du pharinx ; car alors il fe forme une cavité
dans le gofier, qui n'a en ce tems d'autre iffuë ou fortie que dans l'éfophage.

Mais selon que ces muscles agiffent &
fe relâchent tour à tour, fuivant la diverfe combinaifon de leur action, & des
dégrés de leur action, le voile différemment agité reçoit diverfes ofcillations,
qui ébranlent l'air par les narines, par la
bouche, ou par ces deux voyes, l'agitent, changent fes ondulations, les mo-
difient avec une extrême agilité, & fervent ainfi à régler & à diriger la voix.

п. L'azigos de Morgagni (voyez Santorini, pag. 135. 136.) tire la luette
directement en devant, en en bas, & fait
par ce moyen que dans le dernier acte
de la déglutition par le gofier, elle fe
couche derriere l'épiglotte fur cette derniere partie de la glotte, que la pointe de
l'épiglotte ne couvre pas fort exactement. De-là il arrive qu'aucune portion
de ce qu'on eft prêt d'avaler, ne peut
paffer fur la glotte & fous l'épiglotte ;
tout eft néceffairement englouti par le
pharinx ouvert, d'où il fuit que les liqueurs mêmes qui font comprimées, &
qui par conféquent tendent à s'échapper
de tous côtés, ne peuvent s'infinuer fur
la glotte. En effet, fi après la déglutition il reftoit une feule goutte de liquide, ou la moindre parcelle de folide fur
la fente, ou les côtés lubriques de la glotte, elle tomberoit par la fente de ce

conduit, auſſi-tôt qu'elle viendroit à
s'ouvrir dans l'inſpiration, & cauſeroit
une toux, dont on ſeroit ſuffoqué.
Quand la luette manque, on eſt ſujet à
cette incommodité, ſans que la voix
ſoit altérée. L'épiglotte ſert donc à
bien des uſages ; elle écarte les parties
les plus groſſieres dont eſt chargé l'air
qu'on inſpire ; arrête, *inviſque* les parties muqueuſes de la langue, qui, à
cauſe de ſa pente, tomberoient d'elles-
mêmes dans la glotte, empêche la langue de venir frapper le larinx qui eſt fort
nud ; c'eſt un pont fait en voûte, lubrique, propre à couvrir exactement de
tous côtés par ſa ſurface concave, la
convéxité du larinx, ſur lequel paſſent
ſans peine les matieres qu'on avale : il
préſerve les cavités du larinx des matieres qui pourroient y tomber, dans le
dernier acte de la déglutition par le goſier ; & il reçoit alors, dans ſon ſinus
ſupérieur, la luette qui eſt tirée par ſon
muſcle en devant & en en bas.

L'uſage du voile du palais, eſt de faire la fonction de valvule, qui ouvre &
ferme les trous poſtérieurs des narines ;
c'eſt la valvule du goſier, elle eſt placée
devant l'épiglotte, de façon qu'elle ſépare la bouche & le nez : elle lambriſſe
tout le goſier, dilate ſes parties ſupé-

rieures, retrécit les inférieures ; c'est
une machine qui sert à pousser en en bas
les matieres de la déglutition, qui sert
aux modulations de la voix, soit que
les sons & la voix passent par la bouche, par les narines, ou par l'un & l'autre ; qui, avec l'aide de la luette, pré-
serve les poulmons des matieres qui
pourroient entrer par la glotte, qui enfin enduit & lubréfie la surface des alimens qu'on est sur le point d'avaler.

Cryptes muqueuses, p. 45. Tantôt par paquets,
& tantôt solitaires.

Sillons. Evidemment transverses dans les
brutes, fort obscurément dans l'homme : Au
reste elle a une épiderme, sous laquelle est
un périoste pulpeux très-semblable à la peau.

De Ruysch. Cet illustre Anatomiste a fait
connoître dans les narines des vaisseaux
singuliers, qu'il nomme *Artériepituiteux*, qui
rampent suivant la longueur des narines, &
font de longs aréoles reticulaires. Dans le
palais, il a aussi démontré des vaisseaux &
des glandes, que son aversion pour ce nom
même lui a toujours fait soutenir n'être que
des pelotons de vaisseaux.

Amygdales, terme qui vient de la ressem-
blance de ces glandes avec la figure d'une
amande. Heister en a traité en général & les
a représentées en situation ; mais on les voit
fort bien au fond du gosier, lorsqu'elles sont
enflées, & alors il m'a paru qu'elles ressemblent assez aux abricots. Elles ont été décri-

M vj

tes par Warthon, comme si elles ne formoient qu'un seul corps. Nuck a reconnu le premier la division qu'en a fait la nature. Widman & Winslow (586. 587. Tom. IV. pag. 11.) les ont fort bien décrites.

Membrane, elles sont antérieurement couvertes de la membrane de la bouche, qui les lie à la langue, & intérieurement de la membrane du pharinx, qui est percée d'un ou de plusieurs sinus, par lesquels elles s'ouvrent, comme le marque Heister ; supérieurement elles sont liées par une tunique à la membrane mobile du palais.

Cryptes. Ruysch même y admet une substance cellulaire.

Colomnes. De sorte qu'elle se trouve perpendiculairement placée entre le voile du palais, à peu près en leur milieu, & reçoit antérieurement & intérieurement, le muscle glosse palatin, extérieurement & postérieurement, le thyréopalatin, pour ne rien dire de deux muscles qui vont plus loin, le styloglosse & le prérygopharingien.

Plus ouvertes. La substance de ces corps est grainue ou granulée ; de tous les petits grains partent probablement les conduits excréteurs, & ils ne forment, tous ces grains, qu'une espéce de labyrinthe très - tortueux, où les sucs ont le tems de séjourner & de s'épaissir, pour humecter ensuite le pharinx. Ces corps sont percés des sinus ou trous dont j'ai déja parlé ; ces trous sont naturellement très-sensibles, mais ils se dilatent encore plus dans les catharres, & ressemblent alors à des ulcéres, comme je l'ai observé cent fois, tant il en sort d'épaisse mucosité ; de-là vient

que Ruyfch peu perfuadé du fçavoir Anatomique des Chirurgiens, dit que cette reffem-
blance leur en impofe tous les jours. Ces
glandes s'enflamment, s'abfcedent, deviennent
fchirreufes, &c. mais ce n'eft pas ici le lieu
de traiter de ces maladies, fi bien expofées
dans les belles *Inftitutions Chirurgiques* d'Heifter.

Luette. Les Anatomiftes décrivoient tous
autrefois les mufcles du voile, comme appar-
tenant à la luette, l'ignorance de la fituation
de ces parties les leur faifoit confondre; c'eft
une reflexion que Winflow a faite avant Haller, mais il ne nous apprennoit pas à qui on
a l'obligation d'avoir débrouillé ce cahos,
c'eft à notre Auteur, & enfuite à M. Littre;
la preuve en eft que la premiere édition des
Inftitutions de Boerhaave parut long-tems
avant le Mémoire que cet Académicien donna en 1718. mais depuis ce tems notre Auteur mérite, fans contredit, les plus grands
éloges, pour avoir perfectionné cette Hiftoire
de la Déglutition, comme il l'a fait par la
foule de recherches heureufes & nouvelles
dont on fçait qu'il a embelli l'édition de 1734.

Le voile du palais, eft une cloifon mobile
compofée de la membrane pituitaire fortie
du nez, & d'une autre tunique qui naît du
palais offeux, & qui fe joignent l'une & l'autre au bord poftérieur du voile : colée antérieurement à l'arc poftérieur mince des deux
os palatins, enfuite latéralement aux ailes du
palais, horifontalement fufpenduë, libre &
flottante dans tout fon bord poftérieur, large
de près de deux doigts de l'aîle droite à la
gauche, & d'un pouce, du devant en arriére.
Euftachi en donne la figure Tom. XLII. f. IV.

vi. Littre n'en a point assez marqué les limites.

Luette, appendice de la même membrane, plus épaisse, faite en forme de cône obtus, du muscle asygos, & de glandes, & de son propre tissu membraneux, perpendiculairement suspenduë au milieu du bord libre de l'arcade postérieure du voile, touchant presque à la baze de la langue, devant & non jamais derriére l'épiglotte. Nous avons un grand nombre de figures qui la représentent en situation, & hors de situation, mais la vûë seule la découvre aisément dans le vivant.

Fibres, marquées par Littre & par Ruysch; il est hors de doute que le premier parle du muscle asygos, & au jugement de Haller, l'opinion de Ruysch n'en est pas différente.

Artériels. Les artéres des amigdales, de la luette & du voile viennent par un petit tronc propre tantôt de la carotide externe même, tantôt de l'artére des lévres près de son origine. L'artére de l'os du palais, voisine de la précédente, vient du tronc nasal, c'est la maxillaire interne de Winslow; elle donne des rameaux aux parties voisines des muscles de la luette. L'artére pharingienne, à qui la carotide externe sert de tronc commun avec l'occipitale, à une petite distance de la division des carotides, monte jusqu'au haut du pharinx, entre les deux carotides; & sur le point d'entrer dans le crâne, elle se refléchit & se distribuë au pharinx. Les pharingiennes inférieures viennent de l'artére thyroydienne.

Veineux. Ils varient prodigieusement, & l'on peut à peine les décrire. Plusieurs veines

viennent pour l'ordinaire près du muscle styloglosse, du tronc qui joint la jugulaire interne avec l'externe, ou d'une branche propre de la grande veine *faciale*, & font communément un plexus près des amigdales, d'où
elles se distribuent au voile, à la luette,
aux amigdales, & au dos de la langue, se
joignent aux linguales, à la veine hyoydien-
ne, &c. Les pharingiennes dont le nombre
& l'origine font incertains, partent du tronc
de la jugulaire interne, & de celui de la
veine faciale, pour former un entrelassement
derriere le pharinx. Quant aux tharingiennes
inférieures, qui s'entrelassent derriére le bas
du pharinx, elles naissent des thyroydiennes.
Haller donne ici le nom de veine *faciale* dont
je me sers, à un, ou à plusieurs troncs de la
jugulaire interne, qui fournissent la langue,
le pharinx, les narines, tout le visage, &c.
Il préfére ce nom à celui de *jugulaire externe
antérieure* donné par Winslow, qui est équi-
voque, & peut jetter dans l'erreur, la veine
souclaviere ayant un rameau qui s'appelle
commmunément ainsi. Il faut convenir que
M. Winslow a trop affecté de changer & de
multiplier les noms, souvent fans nécessité,
& même mal-à-propos ; cela ne peut que
nuire en surchargeant la mémoire, & augmentant l'embarras des jeunes Etudians.

Fallope. Qui donne le stylopharingien
fous le nom de la quatriéme paire de la langue, le circonflexe du palais, pour le premier
du gosier, le releveur du voile pour le second ; le céphalopharingien, avec l'hyo-le-
thyreo & le glossopharingien, pour le troisiéme, tous muscles qu'il décrit en peu de
mots. Rien de plus dégoutant, ni de plus

difficile à débroüiller que cette espéce de cahos produit par tous les divers noms des muscles presque dans chaque Auteur. D'où l'on voit que la revuë Anatomique que fait ici notre Commentateur n'est pas inütile, & combien il faut de connoissances préliminaires avant que de pouvoir lire avec fruit nos Livres d'Anatomie.

Valsalva. Celui-ci, aux muscles déja connus & décrits, en a ajouté de nouveaux, les glosso & pharingo staphilins ; en a décrits d'autres plus amplement, les glosso-stylo-hyo-thyro & cricopharingiens, en a baptisé d'autres différemment. Le premier du gosier, de Fallope, est le nouveau muscle de la trompe de Valsalva ; le second du gosier, est son salpingo-staphylin : enfin il les a tous fait graver, mais hors de place.

Morgagni, il donna en 1706. une Epître adressée à Valsalva, dans laquelle il décrit l'azigos de la luette, l'attache du stylopharingien à l'os du palais, & son insertion au cartilage thyroyde, & enfin les mylopharingiens. Dans ses fameux *Adversaires Anatomiques*, il repete & confirme briévement les mêmes choses. C'est ainsi que M. Senac ayant à traiter de la respiration dans cette belle Physiologie qu'il a élevée sur les débris de ces Instituts, redonne presque tout son Mémoire sur le Diafragme. Morgagni n'a donné aucune figure.

Santorini nous a donné des Observations qui contiennent un grand nombre de recherches fort détaillées. Il a distingué les trois brasselets du glossopharingien, a séparé le thyreopalatin du pharingostaphilin, & l'hyperéopharingien du même muscle. Il s'est fort étendu sur la situation du pharinx, sur les fibres de l'éfophage, fur les différences du voile palatin, & de la luette, & fur d'autres découvertes faites par les Anatomiftes précédens.

Euftachi, Cowper, Dowglas & autres ne doivent pas être oubliés ici, puifque par leurs travaux ils ont concouru à perfectionner l'Hiftoire de la Déglutition.

Euftachi a repréfenté le ftylopharingien, l'hyo-le thyreo-pharingien & le circonflexe du palais, tous dans leur vraie fituation, & la plupart hors de place, le pharinx étant féparé de la tête; de plus le voile du palais, le gloffopharingien, & l'infertion du ftylopharingien au cartilage cricoïde; enfin le falpingopharingien, l epharingo-ftaphilin, le thyréopalatin, & l'hyperoopharingien, qui eft le ftylopharingien de Morgagni, & le falpingopharingien d'Albinus.

Cowper a rendu d'importans fervices à l'Anatomie. On ne fait pas grand cas de fa petite Myotomie, quoique fouvent citée par Boerhaave, & qui parut, comme on l'a dit ailleurs, en 1694 mais fa grande Myotomie, publiée en 1724. eft très-eftimée, & à jufte titre. Elle contient de très-belles figures des mufcles connus avant lui, & de quelques nouveaux, tels que le mylopharingien, le pterygopharingien, le cephalopharingien.

Dowglas, prefque dans le même-tems que l'illuftre Morgagni publia fes Adverfaires, & fans les avoir vûs, donna la defcription d'onze paires de mufcles du pharinx; (c'eft ainfi qu'on fçait que Meffieurs Boulduc & Géofroy trouverent en même-tems la compofition du fel de Seignette.) Il rétablit en deux mufcles le cephalopharingien, & l'hyo-

pharingien, divifa également le thyréopharingien, & ajouta le mylopharingien avant
Santorini, & le falpingopharingien avant le
même. Le peu de mots qu'on trouve dans
Morgagni fur le mylopharingien, ne paroît
pas enlever à Dowglas l'honneur de la découverte, puifque Winflow parlant de ce mufcle le nomme toujours mylopharyngien du
Docteur Dowglas. Aux mufcles de la luette,
il ajouta le palatoftaphilin, qui eft l'azigos de
Morgagni. Sur de courts indices de Fallope,
il forma le premier le thyréoftaphilin.

Winflow, au lieu du mylopharingien qu'il
dit n'avoir jamais bien vû, fubftitue fon géniopharingien ; il a donné plufieurs noms
nouveaux, fur quoi nous avons pris la liberté de dire notre avis, que nous fçavons conforme à celui de bien des Connoiffeurs. Il
a de plus ajouté bien des chofes avec cette
grande exactitude qui le fuit partout, & c'eft
ce qui mérite de grands éloges. Son ftyle a
paru fi concis à M. de Fonteneile, qu'il avance
qu'il n'y a pas un feul mot dans le Livre de
Winflow, qu'on ne trouvât de manque, s'il
n'y étoit pas : éloge qui feroit bien plus flat-
teur, fi les chofes mêmes en étoient l'objet.
Mais l'Anatomifte dont il s'agit n'a-t-il pas
rempli trop fcrupuleufement le titre de fon
Livre ? Lui eût-on fçû mauvais gré de donner
un peu plus qu'il ne promettoit ? C'eft ce
qu'on aura peine à croire en lifant la Préface
de M. Senac, qui reproche à M. Winflow
fans le nommer, de s'être trop répandu en
détails inutiles. Au refte, l'un ayant follicité
fourdement la fuppreffion de l'Ouvrage de
l'autre, cela a fait naître une aigreur que
nous ne pouvons approuver dans les juge-

mens les mieux fondés, & qui déshonore un
homme de Lettres. D'ailleurs tous les Anatomiftes ne font pas des efprits, ni des Phyficiens de la trempe d'un Senac, ou d'un Hunauld ; mille peuvent fe diftinguer dans les
Mathématiques, & dans l'Anatomie, mais qui
peut faire face à un Boerhaave, à un Bellini,
à un Malpighi, à un Freind, &c ?

M. Haller fait enfuite mention d'Albinus,
comme du Prince des Anatomiftes ; c'eft un
Auteur vrai, judicieux, infatiguable & dont
les découvertes font trop nombreufes, pour
n'être pas données chacune en fon lieu. Mais
en élevant cet Ecrivain au-deffus de tous les
autres, fans excepter Morgagni, tous les jugemens des Connoiffeurs feront-ils d'accord
avec le fien ? Au refte, il ne prétend pas qu'il
faille négliger les travaux de Dioni, de Littre, d'Heifter, de Cantius, &c. Mais un fçavant Anatomifte dont on ne parle point ici,
parce qu'il n'a rien publié fur la déglutition,
eft M. Hunauld, mon premier & cher Maître,
dont les excellens Cours particuliers m'ont
éclairé fur bien des paffages des œuvres Claf-
fiques de Boerhaave. Que de raifons folides
juftifient l'impatience avec laquelle le public
attend de lui une Anatomie raifonnée, & la
publication de fes découvertes !

Arcs, dont les poftérieurs font plus près
les uns des autres, que les antérieurs,
& font auffi plus forts ou plus épais, étant
faits de la jonction du thyreo & du pharingo
palatin, tandis que les autres qui ne font
formés que par le gloffo palatin, doivent
conféquemment être beaucoup plus minces.

Muqueufes, bien repréfentées par Cowper.
Elles font en très grand nombre dans cette

partie du salpingopharingien qui regarde le pharinx, comme dans tout le bord éminent de la trompe d'Eustachi.

Embouchures. La trompe d'Eustachi s'ouvre au dedans de la cavité, tout près du conduit auditif, en deçà, en devant, en en bas, par un orifice élliptique, mais oblique, de sorte que sa portion cartilagineuse est plus avancée en devant. Il faut bien que cet orifice puisse un peu se voir, puisqu'on a vû à l'Académie un nommé Guyot, injecter de l'eau par la bouche dans cette trompe, méthode qui lui réussissoit dans la surdité. Cependant Messieurs les sçavans Académiciens étonnés, admirerent d'autant plus l'industrie de cet homme, que son expérience leur parut à eux-mêmes fort difficile. Il n'y a que M. Garengeot qui trouve le fait des plus faciles, & cela ne paroitra pas surprenant à ceux qui apprendront de la bouche de M. Haller, qu'il décide avec la même hardiesse de bien d'autres choses qu'il n'a jamais ni vûes, ni éprouvées; s'il faut rapporter ici les propres termes Latins du guide que je suis, les voici mot pour mot, *Garengeoto, uti multa quæ numquam expertus est, facile & expeditum*, p. 68. *note* 17. Mais que la nouvelle Critique dont M. Heister vient d'honorer le Traité des Opérations de Chirurgie du même Auteur, prouve bien que tous ceux qui sont si stupéfaits de leur mérite, amour propre fort rare à la vérité chez Messieurs nos Chirurgiens, trouvent peu de gens connoisseurs qui en soient même tant soit peu persuadés ! Voyez seulement la Table des Institutions Chirurgiques d'Heister à la lettre G. pour ne rien dire ici de ce que M. Freind pense du même Ecriisvain dans son Histoire de la Médecine.

Atmosphere. Tout ce courant d'air qui passe librement par la bouche, n'y passant plus.

Dilatateurs. C'est une partie du releveur de la lévre supérieure dont on a parlé ci-devant.

Thyreo ou *Thyropalatin.* La description de ce muscle se trouve toujours avec celle du pharingostaphilin, & de l'hyperoopharingien ; car pharingostaphilin, est un nom de Valsalva qui ne sçavoit pas que ce muscle prit son origine de l'os du palais : Santorini ajouta l'hyperoopharingien, lorsqu'il eut découvert cette origine qui est certainement du même muscle. Il naît supérieurement du bord postérieur osseux du palais, & de la membrane ferme, qui des narines se rend au voile du palais, & une partie marchant ensemble, tandis qu'une autre fait diversion, il descend, se réfléchit du voile derriére les amigdales, à la partie postérieure & latérale de la langue, & de l'os hyoïde, plus enfoncé que le stylopharingien, & ayant passé au-delà de la langue, il cotoye latéralement le pharinx, pour se rendre à la corne & à la côte latérale du cartilage thyroide même ; toujours couvert de la membrane de ce cartilage, il va lâchement s'inférer à tous les muscles du pharinx. C'est le principal agent de la déglutition ; tantôt il éleve le pharinx, incline ou panche l'épiglotte, éleve le pharinx, l'approche, l'ouvre, le presente aux alimens ; tantôt il abaisse la cloison du palais, & la fait se joindre à la langue, ou pour abolir l'entrée de la bouche à la glotte, & en même-tems empêcher les alimens de reve-

nir par le nez, dont par ce moyen l'ouverture
se ferme, ou afin de précipiter la descente
des alimens. Toutes fonctions qu'il peut faire
tant à la fois, qu'à différentes reprises, étant
fort & charnu. Winslow divise ce muscle en
deux, Santorini, en trois; mais Albinus n'en
fait qu'un, & Haller le suit, & l'appelle encore en cet endroit le plus grand de tous les
Anatomistes, sans craindre d'offenser ceux
ausquels un plus grand âge a donné plus de
tems pour faire des découvertes. Le titre de
Compatriote ou d'ami peut-être, peut-il faire
illusion jusqu'à montrer dans un seul, quelque sçavant qu'il soit, (& ce Professeur l'est
beaucoup) tout le mérite que partagent les
Ruysch, les Winslow, les Daverney, &c ?
Quand on met les choses au superlatif, on
risque de dire une sotise, même aux yeux
de ceux qu'on encense.

Pharingopalatin, ou pharingostaphilin de
Winslow, de Walther, d'Heister, de Valsalva, &c. c'est une partie du muscle précédent, qui dans le voile même, comme on
l'a dit, forme un arc avec son pareil.

Glossopalatin : C'est un petit faisseau de fibres grêles, beaucoup plus foible que le thyropalatin, qui de la racine de la langue monte latéralement au voile du palais, se joint
au précédent, & forme un arc. Il fait les mêmes choses que le précédent; il déprime ou
abaisse le voile du palais, éleve la langue,
& les joint si bien ensemble, qu'il ne se trouve
plus de passage du gosier à la bouche, comme il est dit dans le texte. Il comprime &
exprime les amigdales. Albinus l'appelle
Constrictor isthmi faucium. Valsalva & les
autres *glossostaphilin* : c'est l'arc antérieur

du gosier de Littre ; le palato-pharingien de Winslow 478.

Hyperoopharingien. C'est une portion du thyropalatin , qui s'attache au bord de l'os du palais , & que Haller ne joint à ce muscle que d'après Albinus. Seroit-ce ce petit faisseau distinctement séparé du thyropalatin , qu'Eustachi représente Tom. XLII. f. 6 ?

Sphenoptérigopalatin , ou staphilin ; il naît de l'extrémité de l'os pierreux , & de l'os sphénoïde , derriere le trou du treiziéme nerf de la cinquiéme paire , de sorte que Haller ne l'a jamais vû venir de la trompe. Il descend en devant , passe par le sinus , qui est entre l'extrêmité de l'os du palais, & le petit crochet ptérigoidien, devient tendineux, très-gréle , & en se réfléchissant forme une large expansion qui est rayonnée, en ce que les fibres antérieures descendent en devant , les postérieures en arriére , & celles du milieu droit en dedans. Les antérieures semblent fortement adhérentes à la portion du palais osseux , qui est faite en croissant ; les postérieures se mélent & s'embrouillent avec leurs semblables. On a quelquefois vû (Winsl. IV. 500. 501.) ce muscle divisé en deux parties, dont l'une se termine à la racine du crochet, & l'autre qui y prend origine, va s'insérer au palais. Il abaisse le voile, & l'approche large & dilaté vers la langue , pour seconder les glosso & thyreostaphilins, qu'il retient, & sans cette resistance de sa part, ils resserreroient le voile. Il ouvre comme par une poulie les narines fermées par le salpingostaphilin. Albinus lui a donné le nom de circonflexe du palais , dont je me suis déja servi plusieurs fois. Haller pense que la partie de ce muscle, qui vient du crochet, est le ceratostaphilin d'Heister. Voyez ce que Winslow dit de l'observation de ce dernier, dans son Traité de la Tête. §. 500.

Sphénopalatin, fort & charnu, couvert d'une expansion tendineuse, il naît au dedans du précédent, de l'os pétreux, à l'endroit de la trompe, descend en dedans, & au milieu du voile reprenant un corps de chair fort large, il concourt avec son pareil à faire un espèce d'arc, & se confond en une autre partie avec le thyréopalatin. Santorini dit qu'une partie de ce muscle s'insère au bord du palais, mais l'interposition du palatosalpingien doit empêcher cette insertion, comme le remarque Haller. C'est le vrai sphincter des narines, qu'il bouche postérieurement par l'application du voile. C'est pourquoi c'est le releveur du voile d'Albinus. Ce muscle ne venant point de l'os sphénoïde, bien des gens ont dit avant notre Commentateur, que le nom de sphénopalatin n'est pas souffrable.

Agissans. Le releveur du voile ne paroît pas pouvoir agir avec le circonflexe du palais, le premier descendant tout-à-fait, & le second montant, après la reflexion de la partie qui seule meut la cloison. De plus, le circonflexe oppose toujours une renitence au releveur, proportionnée à son peu de force.

Tous ensemble. Excepté le releveur, qui agit seul contre tous les autres. Ceux-ci abaissent le voile, le joignent à la langue, interceptent la communication de la bouche au gosier & empêchent les alimens de retrograder sur leurs pas, tandis qu'en même-tems le stylohyoïde, & le styloglosse élevent la langue, & la portent en arrière à la rencontre

Contre du voile ; & suivant Haller , le releveur fait peu de choses à la déglutition, puisque les alimens sont tous continuellement detenus sous la cloison même abaissée , mais distinguant cependant toujours les narines du gosier.

Azygos , Dionis est véritablement l'inventeur de ce muscle, qui porte le nom de Morgagni, parce que c'est le premier qui l'ait bien décrit. Il vient du milieu du bord de l'os du palais, à l'endroit de la jonction des os qui le forment, tant de l'os même, que de son expansion tendineuse, Observation de Haller & d'Albinus. Il est communément seul, ce qui lui a fait donner le nom d'Azygos, ou sans pair ; quelquefois double , & marchant droit en arriére , il atteint la luette, dont il forme le véritable corps, avec des glandes muqueuses. Il l'éleve, la releve, quand elle est tombée, pour peu surtout qu'on irrite ses fibres, il accourcit le voile du palais, tire l'un & l'autre en avant, & si le releveur couvre les narines de cette cloison, l'azygos la retire, & la remet en place. Or cela repugne si fort à l'opinion de notre Auteur, que je pense avec Haller qu'il n'est pas possible de la défendre :

Nullius adstrictus jurare in verba magistri.

Car ce muscle ayant une origine antérieure & supérieure à la luette, comment pourroit - il la porter en arriére & en bas ? & nous ne nous persuadons pas plus facilement que ce cône charnu puisse être conduit derriere l'épiglotte, elle qui est toujours plus antérieure , ni à plus forte raison

qu'il puisse veiller à la sureté de la glotte, à
laquelle elle ne peut s'étendre, faute de fibres musculeuses, & quand elle n'en man-
queroit pas, elle est encore trop courte pour
cela, & ne pourroit jamais s'allonger assez?
La vûe seule peut en convaincre dans le mort
comme dans le vivant.

Luette mangée. Voici encore un sujet de
bien des contradictions. M. Astruc affirme expressément que la destruction de la luette ne
laisse aucun dérangement ni dans la parole,
ni dans la déglutition, pourvû que la vérole,
& l'ulcére vénérien soient bien guéris. La
section de la luette faite pour diverses raisons ne paroît pas suivie, au rapport de Bartholin, d'aucune incommodité considérable,
quoiqu'elle soit très-fréquente chez les Peuples du Nord. Le palais étant rongé, & la parole abolie, la déglutition n'en est pas pour
cela lésée, suivant une Observation de Fo-
restus. J'ajouterai à ces faits rapportés par
Haller, & que j'ai vérifiés, quelques-autres
qui leur servent d'appui. Hildanus a vû la
luette coupée sans nuire à la parole ; Fallope
dit que cette perte ne dérange la voix, que
lorsque le palais s'en ressent. Mais Heister
dit que si la luette reste trop courte, le son
de la voix en est altéré. La luette seroit-
elle donc l'archet de la voix, comme l'appellent nos Historiens, qui s'accordent du
moins à dire qu'on n'a jamais fait difficulté
de couper la luette dans tous les tems, lorsqu'elle est naturellement trop longue, &
cause par-là des irritations, des inflammations. Aussi nos Médecins d'aujourd'hui les
plus employés & les plus célébres conseil-
lent-ils sans balancer cette opération dans le

befoin, & on fçait que l'hémorragie qui la
fuit eft facile à arrêter. Mais quand même
la luette ne pourroit manquer, fans que la
voix en fut alterée, fait qui mérite confir-
mation, & dont je doute fort, la déglutition
n'en feroit pas pour cela dérangée; derniere
propofition de M. Boerhaave qui, comme
on voit, eft combattuë par bien des autorités. Nous verrons dans la fuite que la toux
même en avalant ne doit pas naître de l'o-
pération dont il s'agit.

Epiglotte. Derriere la racine de la langue
eft une cavité ample & difforme, fupérieurement terminée par l'os occipital & l'os fphénoïde, antérieurement ouve te dans les narines & dans la bouche, defcendant poftérieurement devant les corps des vertebres
dans l'éfophage, & antérieurement dans le
larinx. Le milieu de cette cavité, qu'on appelle le gofier divife, quoique non totalement, le voile du palais. C'eft dans cette cavité que le larinx s'ouvre par une fente affez
confidérable, antérieurement plus longue,
plus courte en arriere, & que M. littre a
prife pour la vraye glotte. Derriere l'épiglotte, devant les cartilages annulaires & aryténoïdiens qui font eux mêmes féparés par une
certaine fente, fous cette embouchure eft la
vraye glotte, qui eft une fente tranfverfe plus
étroite, formée par deux ligamens qui des
racines des cartilage, aryténoïdiens vont
au cartilage cricoide, & plus étroite antérieurement & poftérieurement qu'en fon milieu, devant cette glotte derriere la racine
de la langue; fous la luette poftérieurement
s'éleve l'épiglotte qui eft un cartilage de figure prefque ovale, élaftique, dont la pcinte

ſe recourbe en devant, enveloppé d'une membrane continuë avec celle de la langue, & attaché au milieu de ſa racine par un paquet de fibres très-rarement rouges, preſque toujours blanches & membraneuſes. Il y a un petit abaiſſement entre l'épiglotte & la langue, laquelle ſe retournant en arriere trouve l'épiglotte, qu'elle pouſſe avec le dos, & qu'elle renverſe par conſéquent ſur la glotte qui en eſt couverte. C'eſt ainſi que ce cartilage veille à la conſervation de la vie de l'homme; car en ſe renverſant il couvre largement l'embouchure du larinx, en ce qu'il eſt plus large qu'elle, tandis que la petite fente poſtérieure qui deſcend entre les cartilages aryténoïdiens ſe rétrécit par des muſcles propres. Tel eſt donc le pont ſur lequel tous les alimens paſſent & ſont ſurement portés dans l'éſophage; c'eſt pourquoi lorſque l'épiglotte s'oſſifie & perd ſon reſſort, la boiſſon tombe dans le larinx. A cette obſervation de Barbet que Haller rapporte, je veux en joindre une autre de Bartholin. Un Gentilhomme Danois voulant parler en avalant, mourut ſubitement étouffé. On l'ouvrit, on trouva dans la glotte un petit bol d'alimens. Je crois que dans le cas d'une ſuffocation pareille & qui menace d'une mort prochaine, il n'y a pas à balancer de faire l'opération de la tracheotomie, comme parle Heiſter, ſurtout après avoir mis en œuvre les inſtrumens les plus propres à retirer le bol de la glotte. Clodius dans Valere Maxime périt vraiſemblablement d'un ſemblable accident, & non de la Vérole, ce que M. Aſtruc prouve contre Alliot de Muſſay. Qu'il me ſoit permis de faire obſerver ici que l'oſſification de l'é

piglotte eſt heureuſement fort rare, tandis
que cette dégénération de ſubſtance eſt très-fa-
miliere aux autres cartilages. Cela viendroit-
il de ce qu'elle eſt naturellement plus élaſtique, rafraîchie par l'air, & humectée continuellement par la ſalive, & entretenuë dans
un petit mouvement par chaque acte de la déglutition? mais lorſqu'on vomit, la glotte
n'étant pas couverte par l'épiglotte, comme
en avalant, on demande quelle cauſe empêche les matieres de tomber dans le larinx;
& on répond vrai, en diſant que le vomiſſement ſe faiſant toujours dans l'expiration,
l'air chaſſé avec force, ſoutient & pouſſe même fort loin les matieres hors la bouche.

La langue ne ſe contente pas d'abaiſſer
l'épiglotte, elle exprime en même tems les
alimens qui ſe trouvent entr'elle & la région
poſtérieure du palais, les jette dans le goſier
ouvert, éleve & écarte auſſi le *velum palati*;
pendant ce tems la luette conduit tellement
la boiſſon, qu'elle tombe dans la cavité qui
renferme avec l'épiglotte le dos poſtérieur
de la langue; de-là elle va heurter contre le
milieu de l'éminence de l'épiglotte, & ſe
gliſſant latéralement entre la langue & ce
cartilage, au-delà de l'orifice du larinx, elle
eſt latéralement portée dans l'éſophage.

Ferme. Non qu'élevé par ſes releveurs,
il bouche les narines dans la déglutition;
ſi cela étoit, il s'écarteroit de la langue, ou-
vriroit un chemin qui feroit revenir les
alimens, relâcheroit les thyréopalatins & les
gloſſopalatins qui agiſſent fortement alors.
Mais ſervant de cloiſon, s'élevant, tandis
que la langue pouſſe les alimens dans le
goſier, il ferme les narines, & ne laiſſe ainſi

aucun autre paffage aux alimens que le gofier. C'eft ainfi que le voile fait, pour ainfi dire, fentinelle, jufqu'à ce que les matieres qu'on avale ne foient plus à portée d'entrer dans les narines, c'eft-à-dire jufqu'à ce qu'elles foient defcenduës plus loin ; & un peu après, tandis que ces alimens defcendent, le voile porte fur eux, les fait avancer dans l'éfophage, & prend bien garde qu'ils ne refluent vers la large ouverture interne des narines. C'eft pour cette raifon que le voile étant fendu, les alimens reviennent par le nez, comme nous le dirons dans la fuite. Ce voile dans la refpiration qui fe fait par la bouche feule, paroit auffi tout-à-fait fermer les narines, & peut-être dans la prononciation de cetaines lettres, tantôt il laiffe librement paffer l'air, & tantôt il étrangle de diverfes façons fon paffage. M. de la Hire n'a t'il pas en effet connu un homme qui élevant fa luette à volonté, s'empechoit de recevoir les mauvaifes odeurs? & M. Littre a vû des liqueurs verfées dans une narine revenir par l'autre, parce que le *velum p lati* les foutenoit affez pour les empecher de tomber dans le gofier. Le releveur agit donc dans la refpiration où le nez n'a point de part.

§. LXXI.

Alors, I. Par l'action du génioglofe (62. 2.) quelquefois du milogloffe, (·) ou des fibres latérales (62. 1.) du génioyoïdien, qui prend fon origine fous les géniogloffes de la partie interne

______

(a) *Morgagn.* Adv. 2. 23.

(*a*) du menton, s'attache à l'os yoïde autour de l'articulation de ses petites cornes cartilagineuses, & tire fortement l'os yoïde, & les parties qui font liées avec lui en devant & en enhaut. 2. Par l'action du (*b*) myloyoïdien, qui prenant son origine par un large tendon, du milieu de la base de l'os yoïde, va s'attacher encore par une large aponevrose à la machoire inférieure, près des dents molaires, jusqu'à ses parties antérieures, occupe tout l'espace qui se trouve entre l'os yoïde, & les parties latérales internes de la machoire inférieure, tire l'os yoïde vers presque tous les points de la mâchoire, latéralement, en enhaut, en devant, & éleve en même-tems toutes les parties qui font couchées sur cet os, comme la langue, &c. 3. Par l'action du (*c*) stiloceratoyoydien, qui né par un principe fin & charnu de l'apophyse styloïde de l'os des tempes, descend obliquement en devant, est percé le plus souvent par le digastrique, (60.) s'insere à l'articulation de la

(a) *Casser.* voc. org. 15. T. I. F. 11. L. BB. *Eust.* T. 41. F. 5. 47½. 41. 25. 26.

(b) *Casser.* au même endroit. 15. T. I. F. 1.1. E E E E. *Eustach.* T. 41. F. 5. 47-42. 13-16.

(c) *Casser.* au même lieu. 15. T. I. F. I. N. D E D. *Morgagn.* Adv. 2. 31. *Eustach.* T. 41. F. 5. 54. 51½. 11-14.

grande corne de l'os yoïde, & à la baze de ce même os, éleve en arriere, en
enhaut l'os yoïde avec les parties qui
tiennent à cet os ; c'est, dis-je, par l'action de tous ces muscles que la racine
de la langue se dilate, s'éleve, est tirée
en devant ; que l'os yoïde fait la même
chose, s'applique au voile du palais qui
ferme le trou des narines : le muscle (*a*)
thyroyoydien qui naît charnu d'un côté
de l'os yoïde, & en descendant va s'attacher par une ample insertion à la partie inférieure latérale du cartilage scuti-
forme, venant à se contracter, éleve en
même - tems l'os yoïde & le larinx ; l'é-
piglotte élevée presse les matieres de la
déglutition qui la repoussent & la ferment ; ces mêmes matieres appliquent
(*b*) à la fente de la glotte la luette baissée par ces muscles, appliquent pendant
la déglutition la mucosité lubrique, qui
a été exprimée en leur faveur, au voile
du palais, à la luette, aux amigdales, à
la racine de la langue, à l'épiglotte, à
(*c*) ses glandes, aux glandes aryténoï-
diennes, (*d*) aux lacunes (*e*) du pha-

(a) *Aquapend* de Laryng. F. 23. n. F. 34. N.
Morgagn. Adv. l. T. 1. 3.
(b) *Morgagn.* Adv. 1. 3.
(c) *Morgagn* Adv. 1. T. 2. F. 5. C C.
(d) *Morg.* Ad. 1. T. 2. F. 1. ee. F. 2. EE. F, 6. h.
(e) *Vesalv.* T. 5, F. 2. 111.

-rinx. De plus les génioglosses, les mi-
loglosses, les génioyoïdiens, les mi-
loyoïdiens tirent en même-tems en devant la racine de la langue dilatée, l'os
yoïde, & le larinx; ouvrent ainsi le pharinx, qui est attaché à la racine de la langue, à l'os yoïde, au larinx; dilatent le
gosier, & y préparent un lieu pour les
choses qu'on est sur le point d'avaler,
sourtout lorsqu'en même-tems les ptéri-
goydiens externes (61.b.), & quelques
fibres des (*a*) masseters tirent fortement
en devant toute la machoire inférieure,
& ainsi rendent cet espace fort vaste, tirent en même - tems vers les parties antérieures les glossopharingiens, (*b*) les
yopharingiens (*c*), les thyropharin-
giens, les (*d*) cricopharingiens, (*e*) les
tiraillent ainsi, appliquent aux matieres
de la déglutition, les cavités supérieures
du pharinx ainsi ouvert, ferment l'orifice supérieur du larinx, & poussent les
alimens dans l'ésophage (*f*), lorsqu'il
vient à se relâcher, & que les stylopha-

(a) *Eustach.* T. 41.
(b) *Vesalv.* T. 5. F 2. II. T 6. B B.
(c) *Valsalv.* T. 5 M M. F. 6. F F.
(d) Le même Auteur, T. 5. NN. m. T. 6 G
G. gg.
(e) Le même Auteur, T. 5. OO. T. 6. H. H.
(f) *Valsalv.* de Aur. T. 5. F. 2 II. *Tab.* 6. EE,
Covvp. app. ad Bidl. T. 9. F. 38. I. BB. ED.

N v

tingiens (*a*) fe contractent en même-
tems. Dans le meme inftant les mufcles (*b*) externes & internes de la luette , élevent le voile du palais , le dilatent
en tous fens , dirigent & reglent les
mouvemens de la luette , & ainfi empêchent les alimens de tomber dans la
glotte , & de revenir par les narines.

Alors. Il faut d'abord & avant toutes
chofes que la machoire inférieure foit ap-
prochée de la fupérieure par l'action des
temporaux & des maffeters (LXI.) afin que
le menton foit auffi fermement affujetti, que
cela eft néceffaire pour mettre en jeu les
mufcles digaftriques , mylo-géniohioïdiens ,
génioglofes , & même les hyothyroïdiens ,
lefquels , ou tirent tour à tour toutes les
parties auxquelles ils font attachés , vers l'os
hyoïde & le cartilage thyroïde , ou les attirent en devant , fi telle eft la fermeté du
menton qu'il ne puiffe céder un fternohyoïdien , au fternothyroïdien , au coracohyoï-
dien , & au poids des parties ; c'eft pourquoi
on ne peut rien avaler que les machoires
bien jointes & la bouche fermée.

Mylogloffe. Nous avons dit ci - devant
avec Albinus que ce mufcle fait partie du
mylopharingien ; mais pour peu qu'il en fut
diftinct , il ne tireroit certainement pas la

(a) *Cowp.* App. ad *Bill.* T. 9. F. 38. 1. EE. *Valfalv* de aure. T. 5 GO. T. 6. HH.
(b) *Fallop.* Obferv. pag. 423 *Riolan. Anthropog.*
5. c. xx *Valfalv.* de aure T. I V. l. m. m. n. n. T.
5. F. 1. B. B. F. F. T. 6. AA.

langue en devant, puifqu'il prend origine aux racines des dents molaires, latéralement & prefque en arriere.

Geniohyoïdien. C'eft un petit mufcle longuet qui part intérieurement de la fymphyfe de la machoire, d'où il va droit en arriere au deffus du digaftrique, ou plus large il va s'inférer à découvert au milieu de la bafe de l'os yoïde, & couvert du cératogloffe à la partie latérale de cette bafe jufqu'aux cornes. Winfl. 8,9-861. & 1224.

Mylohyoïdien du menton à la derniere dent molaire, à droite & a gauche de la machoire inférieure, partent des fibres charnuës, qui en devant vont prefque en droite ligne enfemble, s'inclinant davantage en arriere, de forte que les plus poftérieures de toutes fortement entrelaffées avec le biventer, s'inférent aux propres éminences qui fe trouvent au fiége antérieur & fupérieur de la baze de l'os yoïde. Haller affirme qu'il n'a jamais vû le tendon miftoien de Caflerius, marqué par Euftachi ; Santorini & Cowper difent la même chofe. Pourquoi donc Winflow parle-t'il de ce tendon, T. 11. 854-858. 1243. comme s'il ne manquoit jamais ? Au refte, de ces deux mufcles on pourroit bien n'en faire qu'un. Ils femblent plutôt fervir d'appui à la langue, & la remuer, que tirer l'os yoïde en devant, puifque leurs fibres marchent à peine en arriere, & vont un peu déclinant tranfverfalement. La partie la plus poftérieure de ce mufcle eft elle mife en jeu par l'action fympathique du digaftrique qui certainement eft plus puiffant que les autres mufcles dans ce période de la déglutition, & tire ainfi vigoureufement en devant l'os yoïde (LX.).

N vj

Styloceratoyoïdien. Winſlow & la plûpart des Anatomiſtes l'appellent ſtyloyoïdien, & Morgagni blâme le premier nom nouveau, qu'on pourroit cependant garder, par rapport aux vérités anatomiques qu'il déſigne. Il naît tendineux d'abord antérieur & inférieur de l'apophyſe ſtyloïde, deſcend en devant, devient charnu, ſe fend pour l'ordinaire pour laiſſer paſſer le biventer, perforation qu'on a déja dit (LX.) manquer quelquefois ; & après la coaleſcence ou la jonction des fibres, il va ſe terminer, & à la baze de l'os yoïde, & à la voiſine origine de la corne. (Cowp. T. XXIII. n°. 46.) il éleve totalement l'os yoïde en arriere, obliquement, lorſqu'un ſeul agit en droite ligne s'ils ſont tous deux en action. C'eſt pourquoi il appartient aux muſcles qui uniſſent la langue avec le voile du palais (LXX.) c'eſt l'antagoniſte du géniohyoïdien & du génioglofſe. Ceux-ci ont-ils fait avancer la langue en devant? c'eſt lui qui la retire. Ont-ils fortement tiré en devant l'os yoïde? il l'éleve droit dans cette ſtade dont il s'agit. Quelquefois il ſe trouve un autre ſtyloyoïdien. Son origine vient de l'extrémité de la pointe de l'apophyſe ſtyloïde inférieurement, & ſon inſertion ſe fait à ce petit oſſelet qui n'eſt pas plus gros qu'un grain de bled & à la corne voiſine. Quand ce muſcle ſe trouve, ce qui eſt rare, puiſque Winſlow n'en parle pas, il fait compagnie au muſcle précédent.

Thyreoyoïdien. Il eſt inférieurement attaché à cette ligne âpre éminente, qui termine la côte inférieure du cartilage cricoïde, du côté & du ſternothyroïdien, & du cricothyroïdien. Montant droit, il s'inſere à la baze & à la moitié de la corne de l'os yoïde, du côté du cératoglosse, après s'être avancé sur la membrane qui fait supérieurement la connexion de l'os yoïde au larinx. Si la machoire inférieure est assujettie dans ce période de la déglutition, il éleve le cartilage thyroyde, étrécit la glotte, panche l'épiglotte, & rend la voix aiguë. Si la machoire est lâchement abandonnée à elle-même, & que l'os yoïde ne soit point retenu par des puissances contraires, il peut ouvrir la bouche & tirer en bas l'os yoïde : on le nomme plus fréquemment hyothyroydien. Une portion de ce muscle qui s'écarte ou un fort semblable, descend de la baze de l'os yoïde, & se répand dans la tunique membraneuse de la glande thyroïdienne. Il paroit pouvoir soutenir cette glande, & rendre peut-être la sécrétion de ses sucs un peu plus facile. Winsl. IV. 447. 583.

Glotte Précisément alors & de concert avec les muscles qui élevent en devant le larinx, agissent tous ceux qui tirent l'épiglotte, ou étrécissent la fente que forment les cartilages aryténoïdiens ; d'où naît la toux la plus convulsive & la plus suffoquante.

L'aryténoïdien droit fort, transverse, charnu, né de la plus grande partie de la côte interne d'un cartilage aryténoïdien ; il va s'inférer à la même place de l'autre, & les rappoche exactement tous deux. Casserius l'a vû seul.

Aryténoïdiens obliques. Ils sont au nombre de deux, rarement aussi distingués du précédent, qu'on a coutume de le marquer dans les figures ; & s'ils le sont véritablement, ils montent poftérieurement de la baze d'un des cartilages aryténoïdiens au fommet de l'autre, fe croifant diverfement, entrelaffés entr'eux & avec le précédent tranfverfe. Ils joignent auffi eux-mêmes les cartilages.

De leur corps fe détache un paquet ou faiffeau de fibres qui fe rendent au côté de l'épiglotte & employent leurs petites forces à la pancher en arriere & lui faire couvrir le larinx. C'eft vraifemblablement cette paire de mufcles que Winflow donne fous le nom de cricoaryténoïdiens latéraux & Littre pour les deux abaiffeurs de l'épiglotte. Mais d'ailleurs les fibres fupérieures du thyroaryténoïdien montent quelquefois à l'épiglotte plus en dehors que le premier faiffeau, & il eft certain qu'elles font bien plus foibles. Les autres fibres grêles de Santorini, ou manquent, ou fi elles fe trouvent, leurs forces ne font pas capables de faire pancher un cartilage fort & élaftique. Mais ce qui les rend encore plus foibles, c'eft qu'ayant une infertion latérale, elles font implantées dans la racine immobile de l'épiglotte. On ne doit pas placer ici ces fibres élaftiques des ligamens qui forment la vraye glotte, & qui ont été regardées comme mufculeufes par M. Dodart; car celles-ci font faites pour étrécir le dedans de la glotte, & nous ne parlons que de ces embouchures du larinx qui s'ouvrent dans le pharinx. Mais la langue tirée en arriere eft le principal organe qui, avec fon dos gonflé & comme ramaffé, renverfe l'épiglotte, & ferme ainfi la porte du larinx.

Glandes. Celle qui rampe fur le dos de l'épiglotte, fe vuide non-feulement par les petits pores de Sténon, mais au moyen de grandes ouvertures elle perce jufquà la face externe de ce fingulier cartilage.

Aryténoidiennes. On a vû auffi de petites glandes aux côtés des cartilages, dans la membrane poftérieure des ventricules (Winfl. T. V. 456. &c.) & qui defcendent jufqu'au cartilage annulaire.

Ptérygoidien. Il ne paroît pas probable que ces mufcles puiffent fe mouvoir dans ce dégré de la déglutition, puifqu'il ne fe peut faire, fans que la machoire inférieure foit ferrée fortement contre la fupérieure.

Stylopharingiens. Ils accompagnent les thyropalatins. Prenant l'un & l'autre naiffance de l'appendice cartilagineufe de l'apophyfe ftyloïde, devenus ronds, ils defcendent en devant, s'appliquent au larinx audeffus de l'os yoïde, fe couvrent de toutes les fibres qui viennent tant des cartilages de cet os, que de ceux du larinx, & venant à joindre fupérieurement & extérieurement le thyropalatin, ils s'inferent de la même façon & à la membrane du pharinx & au cartilage cricoïde même; & enfin fe répandent au loin fur la membrane interne du larinx, ce qui a été connu de Fallope, repréfenté par Euftachi, renouvellé par Morgagni & par Santorini, & a donné occafion à M. Winflow de faire fon nouveau thyroyoïdien. Mais de plus, Morgagni a encore vû ce mufcle s'inferer à l'os yoïde, ce que Haller convient n'avoir jamais obfervé : comme perfonne n'a confirmé l'obfervation finguliere de Walter qui a vû ou plutôt crû voir le ftylopharingien feul former l'ar poftérieur du gofier, & s'inferer à l'épiglotte : le ftylopharingien éleve le larinx, ou par les côtés, fi l'unfait

ſa manœuvre ſans l'autre, ou directement
s'ils agiſſent tous deux. Il éleve auſſi le cartilage cricoïde , & eſt un des principaux
agens de la déglutition en cet état.

Avec ce muſcle agiſſent de concert tous
les autres muſcles du pharinx, qui ont leur
ſiége fixe plus haut que la langue ; les voici,
leur nombre eſt auſſi incertain, que leurs
noms ſont differens.

Le ſalpingopharingien ne doit point être
confondu avec les muſcles qui ne forment
qu'un ſeul ſac membraneux , il en eſt trop
viſiblement diſtinct ; il naît charnu de l'extrêmité oſſeuſe & du commencement de la
portion cartilagineuſe de la trompe d'Euſtachi, enveloppé d'une membrane tendineuſe
très-forte, deſcend en dedans & en arriere,
& joignant le côté interne du ſtylopharin-
gien, il s'infere au pharinx qu'il éleve en
devant.

Les autres muſcles du pharinx dont je vais
donner la deſcription, toujours fidelle ſec-
tateur de M. Haller, ne forment qu'un ſeul
vaſte ſac membraneux, mais ſemé de fibres
charnuës, plus large ſupérieurement qu'inférieurement, ſe reſſerrant au commencement du larinx ſous la forme d'un tube
rond écraſé. La face poſtérieure de ce ſac,
qui eſt muſculeuſe, deſcend d'une façon aſſez
égale de l'apophyſe cuciforme de l'os occipital, enſuite devant les corps des vertebres
ſe reſſerre peu à peu. Sa face inférieure plus
courte & multiforme, deſcend de l'os pétreux, du crochet ptérigoïdien, de l'aîle interne & du bord poſtérieur de la machoire
inférieure, des côtés du voile palatin, de la
partie poſtérieure de la racine de la langue,

de l'os yoïde, (jufqu'à ce qu'alors s'anguf-
tiant, féparée du larinx, plus en arriere,
elle reçoit des fibres du ligament qui lie le
cartilage cricoïde avec l'os yoïde) & enfin
du bord latéral du cartilage cricoïde & de
l'annulaire fous le fac fe refferre, de façon
qu'il reffemble à un tube. Toutes les fibres
ont une direction afcendante, les inférieures
l'ont cependant plus tranfverfale. Les Modernes ont donné differens noms à toutes
ces fibres, fuivant leur diverfe origine. La
plûpart ont repréfenté la face poftérieure de
ce fac, mais l'antérieure eft fans doute beaucoup plus difficile à repréfenter, puifqu'elle
ne fe trouve gravée que dans Euftachi, &
feulement par fa partie inférieure

Le céphalopharingien n'eft que le fommet
des fibres, qui du milieu du pharinx montent en arriere & vont s'implanter à l'os occipital devant fon grand trou, au milieu de
l'apophife cunéiforme, foit qu'on ne faffe
qu'une feule infertion, parce que les fibres
fe ramaffent en pointes, foit qu'on en faffe
deux mufcles femblables, comme Winflow,
&c. Ce mufcle éleve totalement le pharinx,
& avec lui l'os yoïde & le larinx, comme le
ftylopharingien. Cowper en fait un mufcle
prefque tranfverfe, & Haller le blâme fur
cela.

Le pétropharingien eft attaché au bord de
l'extrémité de l'os pierreux près du canal de
la carotide, & ne fe trouve pas toujours.

Le périgopharingien vient de tout le crochet ptérigoïdien en dedans, de la lame interne fupérieurement prolongée, & du tendon même du circonflexe du palais, épais,

court, marchant en reculant au pharinx. Haller a vû fe joindre à ce mufcle un faiffeau
du falpingoftaphilin ; il éleve le pharinx, le
porte en devant & l'élargit. Le nom de ce
mufcle a été donné à des portions très-diffe-
rentes : il n'eft dû, fuivant Haller, qu'aux
fibres venant de l'aile & du crochet ptérigoïdien Voyez Winflow 10. 476. où il donne la defcription du ptérigopharingien, fous
le nom de ptérigoïdien, qu'il auroit dû corriger du moins dans l'errata. Confultez en
même-tems fur l'origine de ces mufcles,
Dowglas, Santorini, Walther & Cowper.
Mais il faut encore obferver ici qu'en cet endroit il y a un mufcle qui s'infere à la partie
poftérieure du pharinx, & le dilate en devant, c'eft le buccinateur d'Albinus.

Le mylopharingien du Docteur Dowglas,
que Winflow dit n'avoir jamais diftingué
clairement, vient de la petite ligne âpre de
la machoire inférieure, qui eft au-deffus des
dernieres dents molaires, large & affez fort ;
il marche en arriere au pharinx, dans fon
paffage comprime les amigdales. Son ufage
eft d'élever le bas du pharinx, d'en écarter,
ouvrir les parois, en tirant fortement tout
le pharinx en devant. Santorini a renouvellé
ce nom de fon Auteur Anglois. C'eft jufqu'à ce mufcle que defcend pour l'ordinaire
cette ligne qui part au milieu du pharinx de
l'os occipital, & fépare les paires de mufcles
qui le compofent, inférieurement elle n'eft
pas fi fenfible.

Le gloffopharingien grêle & large, de la
racine de la langue va au pharinx, il eft
tranfverfal & le dernier des releveurs, s'il

en fait l'office, ou le premier des abaiſſeurs.
Il porte en devant le pharinx poſtérieurement retenu. Valſalva a joint le mylophariin-
gien & même quelques fibres des autres muſcles à celui-ci, comme l'obſerve Santorini.

Le géniopharingien de Winſlow, voiſin
du précédent, plus bas que lui, monte doucement en arriere au pharinx, ſe détachant
de la partie du géniogloſſe qui s'inſere à l'os
yoïde, couverte des hyogloſſes. Winſlow
donne à ce muſcle mince & large le nom
que je viens de dire, comme étant uni au
géniogloſſe juſqu'au menton même.

Ceſt pourquoi tandis que l'os yoïde, le
larinx & la partie inférieure du pharinx qui
obéit au larinx, ſont élevés par les forces
des muſcles décrits (LXXI.) en même tems
le pharinx tiré enhaut par les céphalopha-
ringiens, par les thyropalatins (LXX.) par
les ſalpingopetroptérygopharingiens, & en
devant par les mylopharingiens, le pharinx,
dis-je, s'approche des alimens mâchés dont
il reçoit le bol. Mais ſi la face poſtérieure
du pharinx n'eſt point retenuë par le ſtylo
& le céphalopharingien, ces muſcles peuvent l'approcher de la face antérieure, &
devenir ainſi les conſtricteurs ſupérieurs du
pharinx.

§. LXXII.

Le moment ſuivant que tous les muſcles contractés (71.) ſe relâchent, 1°.
Les deux ſternoyoydiens (*a*) ſe mettent en action ; ils naiſſent de la partie

(a) *Caſſer.* Org. voc. T. 1. F. 1. I. K. K. F. 11. L.
II. *Morgagn.* Adv. 1. T. 2. M. n. Adv. 2, 3, 2.

interne de la clavicule , près du fternum,
& du fternum au même endroit , & en
montant vont s'inférer à la bafe de l'os
yoïde antérieurement. 2°. Les deux
fternothyroyoydiens qui viennent de la
partie fupérieure du fternum , & de la
partie antérieure de la clavicule , tiennent à la bafe du cartilage fcutiforme ,
& montant en haut obliquement, & en
devant, vont s'inférer au tubercule latéral extérieur de ce même cartilage.
3°. Les deux (*a*) coracoceratoyoy-
diens , qui venant par un principe rond
charnu de la côte fupérieure de l'omo-
plate, à la racine du proceffus coracoïde , devient digaftrique , chemin faifant,
& va s'attacher à la partie antérieure de
l'os yoïde ; cette méchanique fait que là
face large poftérieure du cartilage cricoïde, eft pouffée en arriere & en bas ,
contre le pharinx. En même - tems les
(*b*) gloffoftaphylins , les pharingofta-
phylins (*c*) entrent prefque en convulfion, tant ils fe contractent avec une vive impétuofité. Ce qui eft caufe que
(*d*) l'azigos de Morgagni, par lequel le

(a) *Caffer.* Org. Voc. T. I. F. I. I. Qr. Qr. Morgagni *Adv.* I. T. I. T.
(b) *Vefalv.* T. 5. F. I. C. C. T. 6. C. C.
(c) Le même Auteur. T. 5. F. I. DD. F. 2. H. H.*
(d) *Morgagn.* Adv. I. 3. Adv. 2. 35.

voile du palais alors tendu & dilaté en
enhaut , (71. d.) eſt tiré en en bas ,
pouſſe les alimens portés en ce lieu
dans l'ouverture de l'éſophage , que les
mêmes gloſſoſtaphylins, pharingoſtaphy-
lins élevent & dilatent en ſe contractant ,
il prend auſſi pour lors une pareille con-
vulſion aux (*a*) gloſſopharingiens , aux
(*b*) yopharingiens , en (*c*) conſéquence
de quoi la langue , l'os yoïde , le larinx ,
la partie poſtérieure du pharinx comprimés les uns contre les autres , compriment les matieres de la déglutition , &
aident fortement à les faire entrer dans
l'éſophage. Le pharinx ſe ferme ainſi , &
en même-tems le muſcle (*d*) éſophagien
qui vient des deux côtés du cartilage cricoïde , embraſſe & entoure extérieurement l'ouverture de l'éſophage ſous le
pharinx. Telle eſt la méchanique de la
déglutition. On voit combien cette action coûte à la nature , & combien de
differens organes , & de mouvemens divers doivent néceſſairement concourir
pour entrenir en liberté le jeu des parties
qui ſervent à ces fonctions. Il n'eſt donc

(a) *Valſalv.* T. 5. F. 2. I. 1. T. 6. B. B.
(b) Le même Auteur. T. 5. F. 2. M. M. M. M. T.
6. F. F. F. F.
(c) Le même T. fig. 2. NNNN. T. 6. G. G. G.
(d) *Covvp.* app. ad Bidl. T. 9. F. 38. 1 E. E. *Val-*
ſalv. T. 5. F. 2. OO. NN. T. 6. GG. HH.

pas furprenant que la déglutition foit fi fouvent lefée & de tant de manieres ; que le gofier devienne aride, roide, & ne puiffe plus avaler, lorfqu'on a pris des alimens fecs. On comprend auffi la raifon pour laquelle on touffe pendant la déglutition quand la luette manque, pourquoi on eft alors menacé de fuffocation ; d'où vient, lorfque le voile du palais eft fendu, que les alimens enfilent la voye des narines. De-là, enfin il eft conftant que le voile du palais fait la fonction de valvule par rapport aux narines, & de mufcle abaiffeur, eu égard au pharinx.

Sternohyoidien. Il naît de la partie fupérieure du fternum, qui reçoit la premiere côte, de cette côte même & de la partie voifine de la clavicule, & non par conféquent du fternum feul, comme l'ont voulu les Anciens, & Santorini après eux, ni de la clavicule feule, comme il a plû à Euftachi & à Cowper : il monte fous la peau, & devenu plus étroit, il s'infere au milieu de la côte inférieure de la baze de l'os yoïde. Quelquefois il eft garni de bandes tendineufes, quoique Haller ne les ait jamais vûes. Son action eft de baiffer l'os yoïde, d'ouvrir en conféquence le larinx & la glotte, de repouffer en arriere le cartilage thyroïde devant les faces antérieures duquel il paffe, & de refferrer auffi par-là le pharinx. Les figures de Cafferius citées ici par Boer-

haave, font celles du fternothyroïdien, &
non de ce mufcle.

Sternothyroïdien. Il prend fon origine derriere le précédent, mais plus large, de la
partie fupérieure du fternum près de la premiere côte, & de cette côte, & quelquefois
de la clavicule, comme l'ont vû Morgagni
& Winflow, monte un peu en devant, s'infere à la côte externe éminente du cartilage
cricoïde, du côté de l'hyothyroïdien, auquel ainfi qu'au thyropharingien il envoye
quelques fibres que Haller a vûes. Cafferius
marque des bandes qu'Albinus a obfervées.
Ce mufcle baiffe l'os yoïde, le cartilage
thyroïde; il eft très-femblable au précédent:
l'un & l'autre expriment la glande thyroïde.

Coracoyoïdien. Il naît par une affez large
expanfion de la côte fupérieure de l'omo-
plate, près du trou fait pour les nerfs & les
vaiffeaux qui vont au fufépineux & au fous-
épineux, non du proceffus coracoïde; erreur des Modernes à laquelle ne participent
ni Véfale, ni Fallope, & qui a été relevée
par Cowper & par Morgagni. Il devient
tendineux, non à caufe de la veine jugulaire, mais parce que le fternomaftoïdien
qui le preffe contre le fcalene, l'applique au
fternoyoïdien, & qu'ainfi d'oblique il devient droit. Tout près, ou le long du cartilage thyroïde, il va rampant à l'os yoïde,
à la baze & à la corne duquel il s'infere près
du ftyloyoïdien, auquel il fe confond par
quelques fibres. La cellulofité qui le lie &
le retient au côté du cartilage cricoïde, fait
qu'il femble abaiffer prefque en ligne droite
l'os yoïde, & être ainfi d'intelligence avec
le fternohyoïdien. Ces mufcles étans voifins

de l'épine du dos ou postérieurement assu-
jettis fur les os, il ne fe peut faire qu'ils ne
tirent le larinx en bas, en arriere, & ne
diminuent par-là la cavité du pharinx. Winflow pour éviter l'erreur qui peut venir du
nom de l'apophyfe coracoïde, veut qu'on
nomme ce mufcle myloyoidien. Nous l'appellons ordinairement coftoyoïdien, nom barbare & qui a paru tel à ceux-mêmes qui s'en
font fervis.

Stylopharingien. Il vient quelquefois de la
baze de l'os yoïde, & forme le bafiopharin-
gien de Winflow, toujours de la corne,
fuivant Cowper, derriere le mufcle cera-
togloffe, formant encore alors un mufcle
diftinct, fuivant quelques Anatomiftes, l'hyo-
ceratopharingien de Dowglas & le grand
keratopharingien de Winflow ; de plus, il
vient des petites cornes auffi conftamment,
ce que fait encore le chondropharingien &
le petit keratopharingien. Les fibres fupérieures qui font les plus longues ont une
direction afcendante, celles du milieu font
tranfverfes ; les inférieures vont en pente
douce. Ce mufcle qui eft grand tire le pharinx, l'os yoïde étant affujetti & tiré en bas,
& le refferre ainfi. Valfalva des deux mufcles n'en fait qu'un, dont il reconnoît pourtant des portions diftinguées, ainfi que Santorini. Albinus l'appelle conftricteur moyen
du pharinx, & ne fépare pas fes fibres mon-
tantes du cephalopharingien. Sur quoi s'accordent, & Morgagni, & les figures de
Cantius.

Thyréopharingien. Il vient du bas de l'éminence du cartilage cricoïde, qui eft à l'op-
pofite du fternothyroïdien, & de tout le bord

du

du même cartilage, ensuite de la partie supérieure biffurquée ; & quelquefois du ligament
qui joint les cornes supérieures du cartilage
cricoïde avec l'os yoïde. C'est ce que quelques-uns nomment le syndesmopharingien.
Ses fibres qui sont recueillies ou ramassées
montent d'autant plus droit, qu'elles sont
plus élevées, & se croisent avec celles du
muscle pareil, si ce n'est que celles qui sont
les plus supérieures touchent le tendon du
pharinx. Il reçoit de petits brasselets du ster-
nothyroydien, & quelquefois du cricothyroy-
dien. Sa fonction est de porter antérieurement
le larinx vers le cartilage crycoïde, de le baif-
ser & de l'étrecir.

Cricopharingien. Il vient du bord inférieur
du cartilage annulaire, qui regarde la glande thyroïde, par un brasselet fort & épais,
monte en dedans & en arriére, & par un autre petit faisseau supérieur de fibres, se joint
& se confond presque au thyropharingien, se
croisant avec son émule, tandis qu'un autre
paquet inférieur s'avance presque transverfa-
lement ; c'est ce paquet éloigné du supérieur
que Winslow nomme ésophagien, nom qui
avoit été donné à tout le muscle par Valsalva, à qui les fibres supérieures étoient incon-
nues. Il environne le pharinx. Albinus,
d'après les Anciens, joint ce muscle au thyropharingien, & les appelle d'un seul nom,
constricteurs inférieurs du pharinx. Le paquet d'en haut baisse en devant le pharinx,
le rend plus étroit, l'inférieur le resserre
d'une façon toujours égale, & sépare ce qui
a une fois entré dans l'ésophage, de ce qui
n'est encore que dans le pharinx, & le préci-
pite.

Haller, fentant bien que le Lecteur doit
être fatigué par la revûe qu'il a faite avec
exactitude de cette prodigieufe quantité d'organes différens, fait en peu de mots & comme pour délaffer, la petite récapitulation qui
fuit.

Le premier état de la déglutition, eft le
chemin des alimens au gofier, & c'eft la langue qui le leur fait faire avec facilité, en fe
répliant fur elle - même par les ftylo & les
cerato-gloffes, ou en s'appliquant feulement
au palais fuivant toute fa longueur, comme
il arrive le plus fouvent, commençant par la
pointe, & finiffant la même preffion par la
baze ou fa partie poftérieure ; car c'eft par
ce feul mouvement qu'elle chaffe les alimens
de la cavité fupérieure de la bouche vers le
gofier. Le fecond état, eft la reception des
alimens dans le pharinx ouvert, tandis qu'en
même-tems, la bouche, les narines & le larinx, font fermés. Ce qui fe fait encore par
la langue qui repliée par les mêmes agens,
va pancher l'épiglotte fur la glotte, à laquelle
elle fert ainfi de couvercle, & par la même
mécanique les alimens font portés au fond
du gofier. Les mufcles qui font cette manœuvre font les biventers, les geniohyoïdiens,
les geniogloffes, les thyropalatins, en tant
qu'ils élévent fortement le larinx vers la machoire inférieure affujettie ; & en même-tems
les thyropalatins, & les gloffopalatins, quoique ceux-ci plus foiblement, tirent en bas le
velumpalati, forcent les alimens de defcendre, les éloignent des narines & de la bouche, avec laquelle il n'y a plus aucune communication entre le voile & la langue, en
même-tems encore le pharinx élevé, tiré en

devant & en haut par les cephalo-salpingo-
petro-ptérigo-glosse & hyopharingiens, vient
présenter aux matiéres le haut de son large
entonnoir, comme pour les inviter à descendre. Le troisiéme point de la déglutition, est
la descente des alimens déja reçus dans le
pharinx. Elle se fait non-seulement par le
relâchement des muscles précédens , mais
par le sterno-coracoyoïdien , & le sternothyroïdien, qui tirant le larinx le pressent en
arriére contre le pharinx. Ensuite les muscles
du pharinx , les glosso-hyo-thyreo-cricopha-
ringiens se contractant avec ordre successi-
vement de haut en bas, poussent, précipitent les bols dans l'ésophage , tandis que le
voile du palais les empêche de rétrograder.
Dans ce degré la fente des cartilages aryténoïdiens est fermée, principalement par les
trois ary-arytenoidiens; & enfin telle est l'action de cet entonnoir musculeux , que sa tunique charnuë a bien-tôt déterminé les alimens dans le ventricule.

Aride. Afin que les alimens puissent couler, il doit y avoir dans le gosier une humeur qui rende les membranes glissantes :
ainsi si cette humeur est absorbée par des
matiéres séches, le gosier sera sec & raboteux, & en conséquence les alimens seront
arretés en chemin, & la salive même aura
peine à passer. La même chose arrive à force
de cracher ou d'être échauffé.

Tousse. Nous avons déja fait voir (LXX.)
que ce phénoméne n'est pas regardé comme
certain, opinion que confirme M. Senac pag.
589. seconde édit. Nous ne dirons donc point
avec M. Boerhaave que cela vient de ce que
la glotte se ressent du défaut de la luette, &

est mal fermée , car il seroit ridicule de chercher les raisons d'un fait dont on doute. Et d'ailleurs nous avons eu le courage de démontrer la fausseté de l'explication de notre Auteur. Il y auroit plus d'apparence , comme le dit M. Senac, que lorsque la luette manque jusqu'à un certain point, le voile du palais ne ferme pas assez exactement le passage postérieur des narines, & que les divers mouvemens qui s'excitent alors, peuvent jetter quelques particules dans la trachée-artére, en irriter le tissu délicat, & causer la toux. L'explication du sçavant Académicien est soutenue par un fait qu'il eût pû rapporter, & dont nous avons déja parlé, je veux dire, l'Observation de M. de la Hire le fils, qui a vû de ses propres yeux un homme faire remonter sa luette, & s'empêcher ainsi de recevoir les mauvaises odeurs , parce qu'alors la respiration ne se fait point par le nez : ce qui ne pouvoit arriver qu'autant que la luette remontée fermoit plus exactement l'ouverture du nez. Cependant je connois un jeune homme de cette Ville, nommé Payard, qui sans avoir le voile fendu, ne peut ni boire, ni manger, sans rendre par les narines, une partie de ce qu'il avale, & il ne tousse jamais dans la déglutition, quoiqu'il suive de ce phénoméne que j'ai bien souvent observé, que le trou postérieur du nez n'est pas bien fermé par la cloison du palais. Les *divers mouvemens* dont parle M. Senac, sont donc plus possibles, ou vraisemblables, que généralement démontrés, lorsque le voile ne sert pas de cloison parfaite. Mais quoiqu'il en soit, je ne suis pas moins convaincu contre mon propre Maître, que quoique la luette man-

que, on n'a ni toux, ni menace de fuffocation, & c'eft au contraire pour être préfervé
de bien des maux, qu'on fe l'a fait fouvent
couper. On a vû des gens fans luette, & qui
plus eft, fans voile du palais; c'eft une obfervation de Salmuth.

Enfilent. Les conduits du nez ne pouvant être totalement fermés, il eft naturel,
& nous venons de voir que l'expérience le
démontre, que les alimens preffés par la langue & le larinx, trouvent plus de facilité
à entrer dans les narines, qu'à revenir fur
leurs pas, ou à defcendre dans l'éfophage.
De-là vient que ceux qui naiffent avec un
voile palatin fendu, ne peuvent avaler qu'en
fermant leurs narines, ni même apprendre
à parler, que par la même attention à la
même manœuvre, comme notre Auteur nous
affure l'avoir obfervé, & fuivant tout ce qui
a été dit fur la refpiration qui ne fe fait pas
par le nez, ce phénoméne tout fingulier qu'il
eft, eft facile à comprendre. Le *velumpalati*
fe fend quelquefois dans la vérole, quoique
M. Aftruc ne paroiffe pas avoir obfervé de
pareils effets de ce mal qui font incurables,
& ne peuvent être reparés par l'application
d'aucune lame métallique, comme on le
pratique avec fuccès dans l'érofion des os du
palais. Voyez Heifter, *Inft. Chir.* pag. 702.
703. ces malheureux font obligés non-feulement de fe tenir les narines fermées, comme on l'a dit, mais de fe pancher la tête pour
introduire plus commodément avec la main
les alimens jufqu'au fond du gofier, c'eft-à-
dire, au-delà des ouvertures qu'il faut éviter,
fans quoi tout revient fans ceffe par là dans
le nez. Enfin, un dernier ufage de la cloifon

du palais , oublié par Haller , est de conduire
dans le pharinx la lymphe lacrymale & mu-
cilagineuse qui s'amasse continuellement sur
la voute du palais. V. Winflow. IV. 503.

§. LXXIII.

(*a*) L'éfophage est un (*b*) tube cave
composé de diverses membranes couchées les unes sur les autres. La premiere qui est veloutée & garnie (*c*) de papilles nerveuses distille continuellement
dans la cavité de ce tube une liqueur
plus grasse & plus visqueuse que la sali-
live , qui est préparée (*d*) par l'artere
de l'éfophage. Cette humeur donne de
la lubricité aux voyes par lesquelles passent les alimens , une fléxibilité nécessaire aux fibres de l'éfophage , & les garantit en même tems de l'action des
corps qui pourrroient leur nuire. La seconde est couchée sur la précédente , elle est parsemée de glandes , ou si l'on
veut de cryptes qui fourniffent le fuc ,
dont on vient de parler , & le déchargent par de petits émissaires dans la cavité du tube. Elle est composée dans sa

(a) *Verrhey.* T. 23. F. 4 , 5. *Vefal.* 5. fig. 14 , 15.
ABCDG.
(b) *Euftach.* T. x. F. 1 , & 2.
(c) *Ruyfch.* Th. VII, page 21. Th. VIII, page 30.
(d) *Ruyfch.* Ep. 6. T. 7. fig. 3. C.

partie poſtérieure de vaiſſeaux, qui vont à ces glandes, ou à ces cryptes. La troiſiéme tunique qui eſt la muſculeuſe entoure la ſeconde de fibres orbiculaires, & non (*a*) ſpirales, qui ſont elles-mêmes environnées de fibres (*b*) longitudinales : & enfin toutes ces tuniques ſont toutes enveloppées de la mambrane cellulaire, qui eſt fine, fibreuſe, & vaſculeuſe. Poſtérieurement en dehors à l'endroit de la cinquiéme vertebre du thorax, on trouve ſouvent appliquées à cette derniere tunique deux (*c*) glandes qui fourniſſent un ſuc lubrique, qui ſert à l'éſophage.

L'éſophage. Il prend ſon origine du larinx au cartilage annulaire, deſcend au côté gauche de la trachée-artére, & ſi rarement au côté droit, que Morgagni ſeul a vû cette ſituation, de ſorte qu'on trouve vers la droite le vuide, ou défaut de ces ſegmens, comme coupés à la partie poſtérieure du larinx (CXCV.), enſuite le bord cartilagineux gauche de cette même trachée ; & enfin le même entonnoir eſt libre du côté gauche ; il deſcend devant le muſcle long du col, & devant les corps des vertébres, cependant plus à gauche ; monte droit peu - à - peu en devant, & occupe preſque le milieu des corps

(*a*) *Ruyſch.* Th. III, page 59.
(b) *Ruyſch.* Th. II, page 40.
(c) *Veſal.* 5. cap. 3, page 416. F. 14, 15. F. F. *Morgagn.* Adv. 3, 5.

des vertébres , jufqu'à ce que venant à rencontrer l'aorte à la quatriéme ou cinquiéme vertébre du thorax, il fe détourne à droite jufqu'à la neuviéme, pour revenir auffi-tôt à gauche, & fe rendre plus droit au diafragme. Ayant percé cette cloifon mufculeufe, s'élargiffant enfuite, il s'abouche au ventricule à angles prefque droits près de la vafte cavité gauche de ce vifcére un peu plus à droite. Winfl. IV. 468.

Papilles. Winflow ne reconnoît que ces papilles feules, & nulle autre tunique veloutée. Mais Ruyfch eft digne de foi dans fon art, & Verheyen marque un vrai velouté. Ces petits poils fi fins qui imitent le velour, font des artéres exhalantes qui laiffent paffer l'injection, tant de cet entonnoir, que par tout où fe trouve le velouté, comme on le verra, lorfque nous parlerons de l'eftomach & des inteftins. Voyez Ruyfch fur ces papilles dans la tortuë, nous en parlerons dans un moment.

L'artére. Ruyfch l'a vûe venir tantôt de l'artére bronchiale, & tantôt l'une & l'autre (l'efophagienne & la bronchiale) de la même intercoftale. Haller l'a très-fouvent vû prendre fon origine du tronc de l'aorte, vers la huitiéme ou neuviéme côte. Il y en a quelquefois plufieurs, fuivant Heifter. Au refte, c'eft une petite artére à peu près comme la fpermatique, qui ne fournit qu'à une petite partie de l'éfophage. Les éfophagiennes fupérieures viennent des thyroïdiennes fupérieures, enfuite les autres de l'artére thyroïdienne inférieure, & enfin les plus inférieures de la phrénique, ou drafragmatique.

Seconde. La feconde tunique de l'éfopha-

ge qui se gonfle largement par le souffle,
dans le gosier, comme dans le pharinx, est
tout à-fait semblable à la cellulaire interne
des intestins ; c'est un vrai tissu celluleux qui
la compose : Vercelloni même l'a vûe affais-
sée, elle est solide, nerveuse, blanche, uniforme, pliée en sillons longitudineux ; elle
se sépare entiérement de la tunique musculeuse, comme un tuyau d'un autre tuyau. Des
glandes simples sont éparses sur cette tunique, & filtrent un suc muqueux par des pores qui leur appartiennent en propre, elle
reçoit d'ailleurs des vaisseaux qui y rampent,
de sorte qu'on en distingue mal-à-propos la
tunique vasculeuse de Verheyen, celle-ci de
la nerveuse & de la glanduleuse ; (Senac 580,
582.). On pourroit donner peut-être une preuve de la contradiction de Willis qui dans un
endroit fait une tunique nerveuse, & une vasculaire, pour n'en faire qu'une des deux
dans un autre lieu.

L'autre membrane cellulaire, celle qui
enveloppe toutes les autres, n'est qu'un tissu
de fibres grêles, rares, éparses sur les plans
musculeux ; c'est dans les aréoles, ou petits
vuides de ces filamens, qu'il s'amasse de la
graisse, & que sont placés de petits troncs
vasculeux, précisément comme dans les intestins & dans l'estomach (§. LXXXI. XCIV.) :
les petits rameaux qui doivent aller au vé-
louté, ou le former, sont couchés par rang
dans la seconde cellulaire interne, dont celle ci, la cellulaire interne, n'est proprement
qu'une portion faite de filamens blanchâtres.
Winslow. IV. 160. Senac. 582. il n'y a point
d'autre tunique externe, égale, blanche,
vraye membrane, telle que la décrivent pres-

que tous les Auteurs, si ce n'est celle que fournit dans le thorax la lame postérieure du médiastin ; encore M. Senac convient-il p. 581. qu'on ne peut pas regarder comme une vraye membrane, ce revêtement externe & incomplet.

Cryptes, qui suintent un suc différent de celui que filtrent les poils artériels du velouté muqueux, ou plus visqueux que la salive, sans cependant cesser d'être lui-même artériel ; mais c'est qu'il s'épaissit dans ces follicules lenticulaires ausquels Ruysch a jugé à propos de donner le nom de cryptes, jusqu'à acquérir même une consistance moyenne entre la pituite du gosier, & l'humeur qui sert de liniment aux poulmons. Suivant du Verney, ces follicules sont plus petits que des œufs de vers à soye. Quant aux papilles nerveuses dont la tunique veloutée est garnie, & dont nous avons renvoyé l'examen à l'Anatomiste qui s'en est le mieux acquitté, nous remarquerons ici avec M. Boerhaave, qu'elles sont fort longues & pendantes dans la tortuë, ayant leur baze à la bouche, & leur extrêmité vers l'estomach. Ce sont ces organes, nerveux & fins qui constituent ce sentiment exquis, fait pour nous avertir que tels corps sont trop irritans ou brûlans, & que le ventricule qui sent encore plus vivement que l'ésophage, comme l'expérience des gourmands le prouve tous les jours, en seroit incommodé.

Fibres. Sténon en a donné une Description que tous les autres ont copiée. Santorini les a décrites dans le veau marin. Mais dans l'homme les fibres droites ou longitudinales sont extérieures, au jugement de tous les

Anatomiftes. Santorini ajoute qu'elles naiffent du cartilage annulaire, qu'elles entourent inférieurement tout l'éfophage, & fupérieurement, fa face antérieure feulement.
Les intérieures, tranfverfes, fe trouvent décrites par Véfale, par Morgagni & par Cowper. Winflow nous apprend p. 159. que les
unes font tranfverfes, & que les autres biai-
fent, ou fe croifent à contre-fens. Mais Santorini prétend que près de leur origine, elles
font fpirales & feulement vifibles à la partie poftérieure, & qu'inférieurement elles entourent en rond tout l'éfophage. Cet entonnoir, dans le même animal, eſt plus fort que
l'eſtomach & les inteſtins; & enfin toute cette
membrane charnuë, peut fe féparer aifément
de la nerveufe & du velouté qui font deffous.

Dans les animaux ruminans dont le col
doit pendre en bas pour qu'ils puiffent avaler,
la tunique mufculeufe de l'éfophage eft faite
de deux fortes lames fpirales qui fe croifent,
& fervent à refferrer le canal. Ce qui eft néceffaire pour aider la marche des matiéres forcées de monter perpendiculairement. Mais les
chofes ne fe paffent pas ainfi dans l'homme;
la defcente perpendiculaire des alimens fait
qu'il n'a pas befoin des mêmes fibres, dont
l'exiftence chimérique a caufé tant & de fi
longues difputes. La moindre force fuffifante
donc pour déterminer les alimens dans le
ventricule, pourquoi des fibres orbiculaires
n'en auroient-elles pas affez? Quoique pâles,
en font-elles moins charnuës, & capables de
fe contracter? Tout mufcle n'eft-il pas blanc
par lui-même, & rouge par le fang qu'il reçoit
(CCCC.)? Quand on eft couché, les ali-

mens descendent dans l'estomach , comme
lorsqu'on est levé, ce qui prouve le peu de
fondement des Anatomistes qui ont pensé que
les alimens se précipitoient par leur propre
poids. De plus, il y a des hommes qui boivent & mangent , leur corps étant perpendiculairement posé sur leur tête. Les fibres spirales sont donc inutiles à l'homme ; je dis
plus : les yeux les plus exercés ne les ont
vûes qu'orbiculaires.

Longitudinales. Tandis que les fibres longitudinales en se contractant, étréciffent, élar-
giffent & approchent l'entonnoir des alimens
qu'on est sur le point d'avaler, les fibres orbiculaires refferrent le même canal ; mais que
la contraction doive se faire & se faffe en effet
de haut en bas, il n'y a rien qui ne soit très-
facile à expliquer : le siége le plus ferme ,
le principe d'action est au cartilage annulaire , duquel partent les premiéres fibres de
l'éfophage ; par conséquent n'est-il pas évident que c'est à la partie supérieure de l'ésophage que doit préluder la contraction ? Et
à mesure qu'elle se fait en descendant toujours, le canal angustié ôte aux alimens la
liberté de retourner sur leurs pas , & conséquemment les force d'avancer sans cesse leur
route jusqu'au ventricule où la faim les
attend avec impatience, s'il m'est permis de
m'exprimer ainsi. Progreffion d'ailleurs favo-
risée par l'augmentation succeffive des diamétres des cerveaux fibreux dont le cône
musculeux est compofé ; ce qui produit toujours moins de résiftance , pour ne rien dire
ici des mouvemens auxiliaires des poulmons
& de l'aorte. Telle est la mécanique de la déglutition, qui se trouve à peu près dans l'A-

natomie d'Heifter par M. Senac, p. 586-588.
comme dans mes cahiers, & dans ceux de
plufieurs autres Difciples ; ce qui eft prouvé
furtout par la feconde édition du premier
Tome de Haller.

Souvent Haller & Heifter les ont vûës manquer. Vercelloni dans fa Differtation fur les
glandes de l'éfophage, décrit fort amplement
les conduits excréteurs de ces glandes, qu'il
prétend avoir vûs, mais que perfonne n'a
pû voir depuis lui. Selon cet Auteur, il en
fort une liqueur falée, propre à perfectionner les digeftions. Quant aux conduits d'autres glandes qui s'ouvrent dans l'éfophage,
plufieurs les ont vûs dans les brutes. Les
glandes dorfales paroiffent abfolument faites
pour le fervice de l'éfophage, mais les glandes gaftriques décrites fi au long par Vercelloni, & dont on a regardé le fuc comme di-
geftif, ont paru à Haller tout-à-fait lymphatiques. Il les a toujours vûes dans la graiffe qui
fe trouve près de l'entrée de l'éfophage, &
plus d'une fois il les a vûes remplies de vaiffeaux féreux ou les traverfer. M. Senac fou-
haite, avec raifon pag. 581. un examen de ces
glandes, plus exact qu'on n'en a encore fait
jufqu'à préfent.

§. L X X I V.

C'eft donc par la contraction des fibres orbiculaires & longitudinales de
l'éfophage, que les alimens déglutis par
ce tuyau lubrique, gras, & dilaté font
pouffés dans l'eftomach, lorfque fon

orifice (*a*) vient à ſe relâcher, s'élargir, & s'ouvrir.

S'ouvrir, comme Véſale l'a démontré contre les Anatomiſtes de ſon tems, qui décrivoient comme fort étroit l'orifice gauche du ventricule.

§. L X X V.

Lorſquils y ſont deſcendus, l'éſophage qui paſſe par (*b*) l'écartement des fibres charnuës ſupérieures de la partie moyenne inférieure du diafragme, eſt reſſerré par cette chair muſculeuſe qui eſt aſſez épaiſſe en cet endroit, & en conſéquence l'éſophage ſe ferme en cet endroit, principalement dans l'inſpiration. Ce qui étoit néceſſaire pour empêcher que les matieres contenuës dans l'eſtomach, ne remontaſſent au haut de l'éſophage.

Se ferme. Valther a refuté & pris pour nouvelle cette opinion de Boerhaave, adoptée cependant par pluſieurs Anatomiſtes avant lui. Il n'eſt pas néceſſaire d'avoir ici recours au Mémoire que M. Senac donna à l'Académie ſur le Diafragme en 1729, quoique Albinus regarde cette autorité comme la voix de la Nature. Mais conſidérons avec Haller

(a) *Veſal* 5. F. 14, 15. G. F. 16. b. F. 17. M.
(b) *Bartholin.* de Str. Diaph. c. 2. ſ. 1, & 2. *Senac* du Diaph. *Acad. Roy. des Sc.* 1726. Hiſt. 122. in Icn M M P.

ce que des Observations réiterées nous ont
appris, que l'ésophage est supérieurement
terminé par un petit faisseau tendineux, &
que latéralement de part & d'autre, se trouvent deux muscles inférieurs, faits en arcs
courbés, qui se croisent & s'entrelaissent deux
fois l'un dans l'autre, autour de l'ésophage,
à son passage au travers du diafragme ; car
de-là il est facile de juger que ces muscles
ne peuvent se contracter, sans tirer vers eux
le tendon en arriére & en bas, & que les arcs
musculeux ne peuvent se débander sans étrécir le diamétre de l'ésophage, qui est entre le
côté droit & gauche, & qu'ainsi tout le diamétre de ce canal se resserre. Haller accorde cependant à Walther que par cette même
action les alimens qui sont déja sous la cloison transverse, dans ce court espace qui est
au-dessus du ventricule, sont comprimés &
poussés dans l'estomach. Le vomissement &
la déglutition se font dans ce court instant
qui se trouve entre l'inspiration & l'expiration, laquelle accompagne ou suit de très-
près le vomissement. C'est pourquoi nous
avons dit que la glotte n'avoit jamais rien à
craindre de tous les plus grands efforts du
vomissement, tandis que l'ésophage même
peut se rompre, & à plus forte raison sa tunique interne se détacher, comme on l'a vû,
dans l'extrême violence des convulsions du
ventricule dont il s'agit. La premiere observation a été faite par notre Auteur, sur le
cadavre du Baron de Wassenaer, dont il a
décrit la triste mort ; la seconde se trouve dans
les Mémoires de l'Académie des Sciences,
où je me rappelle l'avoir luë, sans me sou-
venir en quel Volume.

Il ne ſera pas, ce me ſemble, hors de ſai-
ſon de finir cet article par quelque examen
des maladies de l'éſophage. Elles viennent,
1°. Des tumeurs des glandes voiſines ou
adjacentes, telles que les dorſales, les parotides, &c. J'ai vû la déglutition ſe faire
très-difficilement dans ce mal qu'on nomme
Parotis, ce qui vient principalement, à mon
avis, de ce que le jeu de la machoire n'eſt
pas libre. M. Boerhaave donne une obſervation ſemblable à la mienne dans ſes leçons. Ruyſch parle de grandes dorſales devenuës ſchirreuſes, & que le Mercure ſeul
pût guérir : cet Anatomiſte & notre Auteur
firent enſemble la belle cure de cette maladie par la ſalivation. Dans ce mal, on avale aſſez aiſément juſqu'à un certain point ;
mais quand le bol eſt un peu deſcendu dans
l'entonnoir qui lui eſt deſtiné, il eſt arrêté
par des obſtacles, le larinx eſt comprimé, &
le malade en quelque ſorte ſuffoqué ; les ſignes ſont trop importans pour que je les euſſe
paſſés ſous ſilence. De plus, ce n'eſt conſéquemment qu'avec bien de la peine & de la
douleur que les matiéres ſe rendent enfin à
l'eſtomach ; les boiſſons chaudes & ſpiritueu-
ſes, en un mot, tout ce qui épaiſſit la lymphe & les humeurs glanduleuſes, bouche les
glandes, & cette obſtruction augmentant &
ſe durciſſant peu à peu forme un ſchyrre. Je
n'ajouterai point les incommodités dont on
eſt menacé par le ſeul gonflement, ſurtout
inflammatoire des amigdales, j'aime mieux
indiquer le *Sepulchretum Anatomicum* de Bonnet, où l'on trouve des exemples ſinguliers
de toutes les tumeurs qui peuvent comprimer
l'éſophage. 2°. Que les parties huileuſes ſe

dissipent à la suite à longues diarrhées, de fiévres ardentes, &c. les parois de ces entonnoirs se raprochant, se colant ensemble, forment une coalescence & une paralysie funeste. 3°. Il est d'autres paralysies incomplettes de ce canal des alimens, & alors les matiéres solides excitant plus de contraction dans les muscles de la diglutition, on les avale avec plus de facilité, qu'on ne boit. Donc les solides font ici l'office d'especes de coins qui écartent les parois musculeuses trop rapprochées, ce que les liquides ne peuvent faire. Voilà la raison si difficile à trouver en apparence, pour laquelle dans certaines squinancies on avale des solides, & non des fluides. La même chose arrivera donc, quand l'entonnoir est très-serré par quelque tumeur, il en ressulte un pareil obstacle, que la boisson n'est pas capable de surmonter. Toutes les autres explications qu'on a données de ce phénoméne singulier font chimériques. Mais lorsque les premiers organes de la déglutition font enflammés, comme il faut, pour précipiter les solides, un effort dont ils ne font pas capables ; effort qui doit toujours être proportionné à la resistance des corps qu'on veut avaler, de-là vient qu'on ne peut manger dans quelques Angines ; les fluides au contraire coulant d'eux-mêmes sur le pharinx, ou dans le canal même étréci par quelque cause que ce soit, on ne peut qu'avaler des liquides : & c'est ce qui s'observe le plus fréquemment. Enfin dans cette squinancie convulsive & inflammatoire, qu'on nomme catharre suffoquant, on ne peut ni manger, ni boire, jusqu'à ce qu'à force de verser du sang, ou (dans l'extrémité du péril)

en rendant l'accès de l'air facile par la trachéotomie, le larinx, & les autres organes
de la reſpiration & de la déglutition ſoient
deſangoués, & ayent un mouvement plus
tranquille. Nous avons guéri par le premier
reméde un Chirurgien de cette Ville qui pa-
roiſſoit devoir être étouffé dans peu de mi-
nutes de cette terrible maladie, qui ne s'aug-
menta juſqu'à cet affreux degré, que pour
avoir ceſſé de ſe faire ſaigner, contre mon
avis, à la ſixiéme ſaignée. On fut ſur le point
de lui ouvrir promptement la trachée ; opération qui n'eſt pas de ſi grande conſéquence,
comme M. Heiſter le prouve contre le vul-
guaire des Chirurgiens. Voyez Boerhaave,
Aphor. p. 802-804. & M. Senac, p. 590-591.

ACTION DU VENTRICULE.

SUR LES ALIMENS.

§. LXXVI.

LEs alimens, tant ſolides que liquides, avalés, reçûs, arrêtés, délayés, mêlés avec l'air dans un viſcere,
humide, chaud, & (*a*) fermé, comme
l'eſtomach, y contracteroient, ſans doute, ſelon la diverſité de leur nature, un
commencement de fermentation, ou de
putréfaction ſpontanée, & de ces deux
manieres formeroient une maſſe qui ſeroit ou aceſcente, ou alcaleſcente, ou
rance, ou enfin glutineuſe.

(a) *Euſtach.* Tab. 10. Fig. 1. 2.

Le ventricule eſt une partie membraneuſe, cave, figurée comme une cornemuſe, obliquement ſituée ſous le diafragme entre le foye & la rate, & deſtinée à recevoir les alimens & à les digerer ; & c'eſt pour cela qu'on lui donne le nom de *viſcere*. Ce qui lui donne la figure dont je viens de parler, c'eſt qu'il ſe contourne orbiculairement de gauche à droite, en s'étréciſſant ſous la forme de tube. Ruyſch en donne une bonne figure *Theſ.* II. T. V. fol. 1. & Euſtachi T. X. fol. 1. 2. & 3. on diviſe l'eſtomach en deux orifices, & en fonds. Le fonds eſt un gros cul-de-ſac, ou la partie la plus vaſte & inférieure ; l'orifice gauche eſt plus élevé que le droit, il eſt continu avec l'éſophage ; l'orifice droit ſe nomme *Pylore*. Voici la ſituation de l'eſtomach, lorſqu'il eſt médiocrement plein. L'orifice gauche, autrement nommé ſupérieur, ſe trouve tout-à-fait poſtérieurement, ſupérieurement, près de la groſſe extrémité gauche. Le pylore, ou l'orifice inférieur qui ſe trouve à droite en devant, & en bas, à la petite extrémité, ſe tourne en arriére, comme le marque Euſtachi T. X. fol. 2. & 3. la grande face eſt également gonflée, antérieure & ſupérieure ; la petite eſt poſtérieure & inférieure, & paroit diviſée par un lobe du foye, comme le repréſente Veſale Liv. V. Chap. III. f. 15. la petite courbure, qui rapproche les lignes des orifices ſe tourne vers le foye preſque en arriére, comme le dit Winſlow & le marque Cantius T. V. f. 1. la grande courbure eſt antérieure & un peu inférieure. De plus, la rate eſt attachée à la groſſe extrémité gauche, le foye eſt ſitué poſtérieurement, ſupérieurement & antérieurement ; le péritoine

prefque antérieurement, & tout-à-fait, fi on
le diftend en foufflant avec force ; & alors
auffi la face tournée vers le foye, fe trouve
tout-à-fait en bas, & celle qui étoit en devant, devient fupérieure, & la grande courbure avec fes grands vaiffeaux touche le péritoine. Ces Obfervations font de M. Winflow, tant dans fon Expofition Anatomique,
que dans un Mémoire donné à l'Académie
en 171 . La grandeur du ventricule varie
dans les différens fujets, il eft ordinairement
grand dans ceux qui mangent beaucoup ; &
en général il a plus de capacité dans les hommes, que dans les femmes. Il eft enfin unique dans l'homme, car nous verrons dans la
fuite qu'il y en a plufieurs en divers animaux.

Fermé. Pour ne pas tomber dans l'erreur,
en expliquant la digeftion, il faut confidérer
le ventricule : 1°. Comme un vafe fermé,
chaud & humide. 2°. Arrofé par des humeurs
de différente nature. 3°. Comme un mufcle
qui fe contracte, & peut par-là changer les
alimens. 4°. Qui eft expofé aux battemens
de l'aorte, & à la compreffion des mufcles
abdominaux. Puifque c'eft par toutes ces
caufes que fe fait la digeftion, il eft évident
que c'eft par elles qu'on doit l'expliquer ; il
fera donc naturel de les expofer en détail
dans la fuite (§. 77. 78. 81. 86.) mais fi après
ce qui a été dit (§. LXXV.) quelqu'un dou-
toit que le ventricule fut fermé, j'ajouterois
que pour s'en convaincre il n'y a qu'à ouvrir
un chien vivant, & d'ailleurs ces rots qui
s'élevent avec bruit quelques heures après
le repos, démontrent affez que les alimens
féjournent dans l'eftomach, j'entens les par-

efies folides des alimens, car la boiffon &
les fucs liquides des viandes ou d'autres
nourritures, y font arrêtés peu de tems.
Donc il arrive au refidu reftant, & enfermé, ce qui lui arriveroit avec le même dif-
folvant falivaire dans un vafe & un lieu
chaud.

haud. Qui doute de la chaleur de l'eftomach ? Pour l'apercevoir au doigt & à l'œil,
il n'y a qu'à plonger la main, & le thermométre dans les entrailles d'un animal vivant.
Les caufes de cette chaleur fe préfentent
également à la vûë. Au-deffus de ce vifcere
eft le cœur, qui n'en eft féparé que par le
diafragme, qui le touche prefque par fa
pointe. La rate & le foye, qui font très-
chauds, font, comme on l'a vû, autour de
lui, ainfi que cette groffe artere, par laquelle
coule avec rapidité un fleuve de fang bouillant, pour ne rien dire ici des vaiffeaux
fpléniques, méfenteriques, céliaques, ni de
ces vapeurs chaudes qui s'exhalent continuellement du bas ventre. Voilà donc une
chaleur confidérable, bien démontrée dans
le ventricule. Or je dis que cette caufe eft
très-efficace pour changer les alimens. On
fçait que fous le tropique l'eau fe putrefie
tellement, qu'il en fort des vapeurs prefque
ignées, que les vins les plus purs, que les
plus fortes bierres fe corrompent par la chaleur. Mais tout animal eft plus chaud que
l'air qu'il refpire. (§. LXIX.) L'homme dont
on fçait par expérience que la plus forte chaleur naturelle eft de 92 degrés, au thermométre de Fahrenheit, ne peut vivre dans un
air chaud de 90°. & tous les animaux périf-
fent promptement au 146°. comme notre

Auteur le fait voir dans le I. Tom. de ſa Chymie, (Traité du Feu), où il eſt également prouvé que l'Homme ne peut vivre, dès que ſon ſang ſe trouve réduit à la température de l'atmoſphére qui ne s'échauffe jamais de 90°. Il ſuit clairement de ces vérités que, ſi une chaleur fort inférieure à la nôtre, produit tant d'effets, ou tant de changemens ſur les corps, comme on en pourroit rapporter ſans nombre, celle de l'homme doit opérer de grandes métamorphoſes. Mais ce n'eſt pas encore ici le lieu de les expliquer : Je dirai ſeulement avec Grew, qu'il faut peu de chaleur pour faire croître les végétaux : cet Auteur qui l'a ſoigneuſement obſervée pendant pluſieurs années ne la fait monter que depuis 50 à 60 degrés, toujours bien inférieurs aux nôtres, quoique déduits d'une autre meſure que celle de Fahrenheit, dont ſe ſert par tout notre Auteur.

Diverſité. Diverſité d'alimens, diverſité de changemens. Plût à Dieu que nos Auteurs euſſent fait cette reflexion, nous aurions autant d'erreurs de moins, que nous avons de ſiſtêmes de plus. Car ſi la plupart ſe ſont ſi fort égarés dans cette carriére, c'eſt que de toutes les cauſes qui concourent à faire digerer, chacun, ſuivant ſes idées hypotétiques, n'en a admis qu'une ſeule, & a donné excluſion à toutes les autres. Ils n'ont enviſagé dans les alimens qu'une ſeule de leurs dégénérations, comme s'ils étoient tous d'une ſeule & même nature, où comme ſi l'on n'uſoit que d'une ſeule eſpéce d'alimens. D'où il eſt arrivé que les uns ont ſoutenu que tout fermentoit, & les autres, que tout ſe putre-fioit. Vanttelmont eſt à la tête des premiers ;

un certain nombre d'Observations faites sur
des oiseaux, lui firent imaginer son sistême
de la Fermentation, dont nous parlerons;
Sylvius de le Boë, & tous ses Sectateurs le
suivirent, comme Viridet a fait depuis, avec
les plus grands efforts pour appuyer la même opinion.

Plistonicus & Dionysius sont les chefs de
l'autre Secte, parmi les Anciens, comme Lis-
ter parmi les Modernes. Celui-ci a sérieusement proposé la putréfaction seule, pour
cause de la digestion; & quelque vieille &
ruinée que soit cette hypotèse, il s'en est
montré si outré Partisan, qu'il va jusqu'à
confondre non-seulement l'acescence des
plantes, avec leur putrescence, mais à affirmer hardiment que la fermentation ne diffère
qu'en degrés de la putréfaction : deux changemens si bien distingués par leurs diverses
limites dans la Chymie de notre Auteur.
Marquons en peu mots ce qui en fait la différence.

La fermentation & la putréfaction s'accordent en ce que ce sont des mouvemens intestinaux des corps, qui en détruisent le
tissu, & produisent non-seulement des sels,
mais un air élastique. Voici en quoi ils différent: La fermentation produit de l'alcohol &
un sel acide, duquel on peut obtenir de nouveau un sel alkali fixe, comme Newman
l'a éprouvé sur le jus de citron même : ce
changement a lieu dans les plantes qui ne
tendent point à s'alkaliser, dans les légumes,
dans les fruits, dans les sucs tirés par expression, dans les baumes, &c. La putréfaction
au contraire est ce mouvement intestinal qui
change tellement les corps, qu'ils produisent

par l'action d'un feu doux un fel alkali-
volatil-fétride , le fel acide & fixe étant détruit. Toute la claffe des plantes tétrapetales
alkalefcentes , les chairs , prefque toutes les
humeurs animales , fe refolvent en une putréfaction fétide , cadavereufe , & en un alkali volatil. Le lait feul qui eft une production végétale herbacée , les fucs des végétaux non changés par l'action d'une nature
animale , le miel , &c. ces feules chofes
ne font point foumifes à l'alkalifation fpon-
tanée.

Mais pourquoi les chofes naturellement
acefcentes ou alkalefcentes n'effuyeroient-
elles pas dans l'eftomach les mêmes dégénérations ? Ce qui doit fermenter, y fermentera,
ce qui doit s'aigrir , s'y aigrira , &c. à quoi
donc rapporter, fi ce n'eft à la fermentation,
ce gonflement du ventricule (§. LXVII.) ces
rots aigres , ces vents, ces coliques, que caufe l'ufage des fruits d'Eté , puifque la génération de l'air élaftique , obfervée dans la
fermentation des mêmes fruits hors du ventricule , eft la caufe évidente des mêmes
phénoménes qui naiffent au dedans de ce vifcére. Cependant comme la fermentation,
pour être légitimement faite, demande l'efpace de quatre ou cinq jours , & que dans l'état
fain les alimens ne féjournent guéres dans
l'Homme que fix ou fept heures, il n'eft pas
moins clair que ce changement ne fait en
quelque forte que s'ébaucher. D'ailleurs le
mélange d'alimens de diverfes natures, met
un obftacle mutuel à la pente qu'ils auroient
à dégénérer differemment. Le lait s'aigrit
dans douze heures en Eté, le fang expofé à
l'air, fe putréfie ; melez enfemble ces deux
humeurs,

humeurs, elles ne s'aigriſſent, ni ne ſe putréfient. Des changemens contraires ſe détruiſent comme deux poiſons différens, par
exemple, l'arſénic & l'opium.

Notre Auteur obſerve dans ſa Chymie,
que les changemens qu'eſſuyent les alimens
ſembleroient plutôt appartenir à une putréfaction ſpontanée, qu'à une véritable fermentation ; les apparences de la digeſtion ſeroient
donc en général plus favorables au ſiſtéme
de Pliſtonicus, qu'à celui de Vanhelmont,
& des Partiſans de la Trituration.

Acceſcente. Nous ne croyons donc pas plus
ceux qui veulent rejetter toute fermentation,
ou putréfaction, que ceux qui ne veulent
admettre que l'une ou l'autre de ces métamorphoſes ; & notre raiſon, je le repete, eſt
que le ventricule eſt préciſément chaud &
humide au degré qui feroit néceſſairement
aigrir une once de farine de ſeigle mêlée
avec le quadruple d'eau dans un vaſe également chaud, & par conſéquent rien ne peut
exempter toutes ſortes d'alimens de ſubir au
dedans du corps les mêmes métamorphoſes
qui leur arrivent, étant livrés à leur ſort.
Le mouſt de vin devient acide & rongeant
par la chaleur, l'avoine s'aigrit dans l'eau ;
le lait, les fruits, tous les végétaux, excepté peu d'antiſcorbutiques, & d'aromats, s'aigriſſent. Toutes ces matiéres s'aigriront donc.
Les trois regnes, le regne animal même ne
fourniſſent-ils pas un ſel volatil, âcre, acide,
qui fermente avec les ſels alkalis, & avec
les corps terreſtres, & donne une couleur
rouge au ſirop violat, au papier bleu & à
preſque toutes les choſes bleuës ? Et que
manque-t-il à l'eſtomach, pour produire de

pareils sels? Rien autre chose, que des degrés de feu, qui dans nos laboratoires font
bien plus considérables que ceux de la chaleur naturelle au corps humain.

Alkalescence, qui n'est pas tout-à-fait alkaline, qui approche de la nature du sel lixiviel. Le sel lixiviel est un sel âcre, produit
par la violente action du feu, fermentant
avec les acides, d'une odeur urineuse, &
teignant en verd le sirop violat. Il y a deux
sortes de sels alkalis; le fixe, qui se tire de
tout végétal, réduit en cendres par l'action
d'un feu très-ardent, ce sont ces cendres qui
dans l'eau donnent ce que les Chimistes appellent sel lixiviel: L'oseille même, qui est
une plante des plus aciles, ainsi brûlée donne des cendres, qui mêlées dans l'eau, donnent enfin un parfait sel lixiviel: Le volatil,
qui se tire par le feu, ou de parties d'animaux, ou de plantes auparavant putréfiées,
ou de plantes alkalescentes, ou enfin de quelque plante que ce soit, pourvû qu'elles es-
suient tout à coup l'action du plus grand feu;
en effet la vapeur qui s'en éléve se condense
en cristaux volatils, d'un goût brûlant, fétide, & urineux: tant cet Elément a de puis-
sance & d'empire sur les corps. Mais comme
il est constant en Chymie que le sel alkali ne
s'obtient jamais que par la putréfaction, &
après un très-long espace de tems, il est évident qu'il ne peut s'en former dans le corps
humain, où ces conditions ne peuvent jamais se trouver.

Rance Il est des corps sujets à une rancidité spontanée, tels que les huiles, le beure,
surtout frit, des œufs trop vieux, presque
pourris, qui causent pendant plusieurs jours

des rapports nidoreux, comme Bellini le raconte de lui - même; le lard jaune, le congre, l'anguille, & autres poiſſons & choſes graſſes. Le beure, par exemple, expoſé à un air chaud, ſe fond, & ſe couvre enfin d'une croute verdâtre qui cache & marque cependant une extrême rancidité. Si donc on prend avec excès de ces matieres huileuſes & rances, elles n'ont qu'à ſuivre leurs changemens ordinaires & naturels, pour ſe convertir en une diſſolution rance & putride; ce qui ne manque pas d'arriver, quand on ne les a pas aſſaiſonnées de quelques correctifs acides. C'eſt pourquoi on eſt tourmenté de rots amers & brulans, de nauſées, de vomiſſemens, &c. Les Anciens & les Modernes accuſent hardiment la bile en cette occaſion; vomit-on? c'eſt toujours des matieres bilieuſes; c'eſt une phraſe favorite, une idée chérie qu'on ne peut leur ôter; Vanhelmont a cependant très - ſolidement démontré, tout mauvais Phyſiologue qu'il étoit, que ce n'eſt point de la bile, mais des alimens corrompus, qu'on vomit alors. En effet, ces mêmes matieres rejettées ſur le feu, l'allument, au lieu que la bile l'éteint, entant qu'elle eſt fort aqueuſe. De plus, cette humeur ſeroit plutôt capable, ſi elle étoit bien conditionnée, de ſervir elle - même d'antidote à ces dégénérations, & la preuve en eſt que ceux dont la bile eſt énervée & preſque ſans vertu, comme les gens foibles & hypocondriaques, ſont plus familierement attaqués de ces maladies, que les perſonnes fortes & vigoureuſes. Il importe donc aux Médecins de ſçavoir de quels genres d'alimens on a coutume d'uſer, & quelle eſt la conſtitution naturelle ou morbifique du corps, puiſque les changemens des alimens dans le ventricule ſont des ſources de bien des fiévres, & d'autres maux dont la différente nature & cauſe, indique divers moyens de guériſon.

Glutineuſe qui file ou fuye, comme le blanc d'œuf, & ſe mele difficilement à l'eau. Tout le monde ſçait comment ſe fait la colle, c'eſt avec des pattes, des tendons, des peaux graſſes d'animaux, qu'on laiſſe long-tems macérer dans l'eau, ou avec des matieres farineuſes qu'on y fait bouillir, juſqu'à cette certaine conſiſtence qui leur ôte leur faculté de s'aigrir. Les mêmes choſes dégénereront donc de la même maniere dans le ventricule, principalement ſi la bile & les fibres ſolides de ce viſcere ont peu de forces: ce qui donne lieu à la viſcoſité glutineuſe ſpontanée, & à tous les effets qui s'en ſuivent, comme on le verra dans nos Commentaires ſur les Aphoriſmes.

§. LXXVII.

(*a*) La tunique du ventricule qui renferme & embraſſe les alimens, eſt veloutée à ſa partie concave, humide, glutineuſe (*b*), poreuſe, pleine (*c*) de papilles, de petit tuyaux (*d*), de rides

(a) Will. Pharm. 7. T. 4. F. 1, 2, 3. *Euſtach.* Tab. X. fig. 1. 44-46. 13-15. $\frac{1}{1}$ *Ruyſch.* Th. 11, page 9;. Tab. V. F. 2, 3, 4. *.
(b) *Ruyſch.* Th. X. 141. Th. I I. Tab. 5. fig. 2.
(c) *Ruyſch.* Th. 11, page 30. Tab. V. fig. 4. & *,
(d) *Ruyſch.* Adv. Dec. 111, page 33, 34, 11, 26.

de cellules (*a*) quadrangulaires ; sa surface convexe est parsemée de plusieurs
& diverses (*b*) glandes, qui naissent de
la tunique vasculeuse qui lui est adhérente, des · arteres, l'épigastrique &
trois (*c*) autres, qui viennent toutes
de la céliaque, & qui, après avoir
quitté leur distribution, laquelle est ici
tout-à-fait singuliere, (*d*) envoyent
enfin des branches qui s'ouvrent dans
la cavité du ventricule ; cette même
surface est encore remplie (*e*) d'un
grand nombre de veines & de nerfs,
dont l'entrelassement forme un tissu merveilleux. Voilà donc des émissaires très-
fins, distribués par petits faisseaux,
pulpeux, pleins de suc, qui sous la forme de petits grains globuleux, d'une
rondeur oblongue, distillent sans cesse
au travers de cette tunique veloutée,
une humeur tenuë, transparente, écumeuse, pleine d'esprits, un peu salée,
qui se separe des petits tuyaux que donnent les artérioles gastriques, qui n'est
ni acide, ni alcaline (*f*), même dans les

(*a*) *Ruysch.* Th. 11, pag 30. Tab. V. fig. 5. & *.
(*b*) *Morgagn.* Adv. 3, 6. *Ruysch.* Th. X. 11, 1,
1. Th. 11, page 95. Tab. V.
(*c*) *Lowe* de Cord. 213, 214, 215.
(*d*) *Ruysch.* Th. 2, 39, 40, 41. T. 5. F. 1. Th.
6, 26.
(*e*) *Vesal.* 5. F. 14, 15. T. V. X. Y.
(*f*) *Malpig.* Post. 23.

animaux les plus voraces, mais devient
âcre, lorsqu'on a long-tems souffert la
faim. Voilà des glandes qui filtrent une
humeur plus lente, muqueuse, laquelle
s'amasse dans leurs follicules, & en (*a*)
est exprimée par des émissaires de la cavité du ventricule. Quand ce viscere se
contracte, comme sa membrane veloutée a pour lors plus d'étenduë que lui,
elle forme de grandes rides qui se con-
tournent d'une façon merveilleuse, se
subdivisent beaucoup, & forment même
des cellules (*b*) quadrangulaires, où les
alimens séjournent, où le ferment s'aigrit davantage, où le broyement est
plus considérable, & par lesquelles la
faim est excitée ; dans (*c*) les animaux
qui n'ont point le ventricule incru-
flé de cette tunique, ni arrofé de ces
liqueurs, on trouve à l'éfophage, avant
l'estomach, un fac & un finus, dont la
fabrique & les humeurs font à peu près
les mêmes.

Veloutée. Continuë avec celle de l'éfophage, rougeâtre, muqueufe, tendre, flotante,

(a) *Ruyf h.* Th. 10, page 56. Th. 6, 26. Th. IV,
page 40. Th. VIII, page 23. Th. max. N. 119. *Morgagn.* Adv. 3, 5.

(b) *Ruyfch.* Th. X, page 142. Th. II. T. V.
3, 4. *.

(c) *Malpig.* Poft. 28, & *Peyer.* Parerg. page 57
jufqu'à 78.

poreuse, ce qui donne une teinture légere
de lie de vin, & comme de fang aux matieres vomies dans lefquelles cette tunique
entre pour quelque chofe, comme je l'ai
obfervé plus d'une fois ; on la fépare aifément dans le cochon, pourvû que le ventricule foigneufement retourné refte long-tems
à tremper dans l'eau tiede , ou chaude.
Elle eft compofée de petites guaines mem-
braneufes, formées par l'*I pithelion* de Ruyfch,
qui fe continuent à l'épiderme, defcend de
la bouche par l'éfophage jufqu'à l'anus, fe
trouve dans tous les lieux où manque la peau
proprement dite , eft un tiffu très-fin de vaiffeaux & de papilles nerveufes, & fe montre
à la vûe, lorfqu'on détrempe les parties dans
de l'eau bouillante. Les petites guaines dont
je viens de parler, donnent paffage à des
tuyaux artériels & veineux de la derniere
délicateffe , tant exhalans qu'abforbans, &
par lefquels Ruyfch fit paffer fon injection
il y a plus de cinquante ans dans la capacité
de ce vifcere, de forte que cependant elle
avoit perdu cette couleur rouge que donne
le mélange du cinabre à la matiere céracée,
expérience qui réuffit également avec de
l'eau. La fuppreffion des menftrues caufe
fouvent des vomiffemens de fang qui s'é-
chappe par ces petites arterioles faciles à
forcer.

On doit donc regarder le velouté, comme
une membrane dont la ftructure ne nous eft
pas abfolument fi fort inconnue que le penfe
M. Senac dans fon chapitre de la digeftion;
c'eft en deux mots une vraye production de
la tunique nerveufe, un tiffu cotoneux de
houpes, liées avec les extrémités des vaiffeaux

sanguins de la même tunique, ce qui forme ce tissu, d'où lui vient son nom.

Rides dans l'homme vivant & sain ; car, 1°. Elles s'effacent dans les gourmands, parce que le velouté forcé de prêter excessivement pour pouvoir embrasser l'énorme volume de matieres dont ils se surchargent l'estomach, ne fût-ce qu'une fois par jour, suivant la mauvaise habitude de bien des gens, tiraille les rides, les applanit, & les détruit enfin : d'où nait l'anorexie, par le défaut de frottemens entre les papilles nerveuses & de trituration, les fibres charnues n'ayant plus de ressort. 2°. A plus forte raison dans le mort dont toutes les parties s'affaissent ; c'est pourquoi ces rides sont peu sensibles, peu fréquentes, longues, grêles, inégales, formées par les replis de la tunique flasque & sans ressort, & d'autant plus rares que le ventricule se trouve plus plein. Il faut remarquer avec Winslow que les unes sont longitudinales & vont toutes au pylore, & les autres font transverses & croisent les premieres.

Humide. Ouvrez l'estomach d'un chien vivant, vous trouverez sa surface interne très-humide ; vous aurez beau l'essuyer, le doigt se trouvera toujours mouillé d'une moiteur qui sort par une infinité de pores. Ceux qui pensent que ce suc est salivaire & s'évapore tout entier au feu, sans laisser aucun résidu, sont dans l'erreur, comme nous le dirons avant de finir cet article, & en parlant du suc intestinal (LXXXXI.)

Glandes. Willis n'est pas le seul qui ait vû les petites glandes ou cryptes de l'estomach ; Swammerdam, Wepfer, Payer, Morgagni, Santorini, Winslow, en ont confirmé l'existence, & fuivant le dernier, elles font en plus grand nombre près du pylore. A quoi répondent non-feulement l'obfervation de Haller, la mienne propre & l'analogie des inteftins, mais l'Anatomie comparée qui fait voir les ventricules glanduleux de la plûpart des animaux, des glandes fimples dans le caftor & la cigogne même. C'eft pourquoi on blâme avec raifon le célebre Ruyfch d'avoir refufé des glandes au ventricule, & de s'être montré tellement ennemi déclaré de ce nom même, qu'il aime mieux appeller les unes des rides, & les autres de petits pinceaux vafculeux, *penicillos*, dans fa réponfe à Boerhaave, car ce font de vrayes cryptes, telles qu'il en admet lui-même ailleurs : on entend par cryptes, des follicules fimples lenticulaires qui, par une large embouchure, vomiffent, ou déchargent une matiere muqueufe dans une cavité quelleconque, lorfque cette matiere en féjournant a eu le tems de s'épaiffir jufqu'à ce dégré.

Differentes. Elles font plus groffes & en plus grand nombre vers le pylore, comme on l'a déja infinué, que dans tout le refte du ventricule. Il ne s'agit point ici des glandes gaftriques, dont on a parlé (LXXIII).

Vafculeufe. C'eft précifément la même que la membrane nerveufe. Elle eft ferme, & fert de baze au velouté qu'elle produit ou envoye en dedans, car en dehors elle fert d'appui aux petites branches des vaiffeaux & aux glandes qui s'y trouvent arrangées, & Haller y a remarqué de petits globules de graiffe. Elle tient par des fibres cellulaires à la tunique mufculeufe, mais légerement, & fe change elle-même par le fouffle en cel-

luleufe, ce qui lui ôte tout cet appareil fermé
& nerveux qu'on lui voit communément;
de forte que c'eft abfolument la même tunique, que les Auteurs appellent pourtant de
differens noms, vafculeufe, glanduleufe,
nerveufe, feconde cellulaire. Veut-on faire
cette Expérience? rien de plus facile; fouf-
flez jufqu'à faire gonfler un eftomach retourné, l'air s'infinue par l'endroit de l'épiploon coupé où il n'y a aucune membrane,
& fuivant le chemin des vaiffeaux, il métamorphofe tout l'appareil folide ou nerveux,
en un tiffu fpongieux & lâche (LXXXXII.)

Epigaftrique. La plûpart des vifceres n'ont
qu'une feule artere qui va s'y rendre par un
feul endroit; l'eftomach au contraire reçoit
quatre differentes arteres, par autant d'endroits differens, & la raifon de cette fingu-
larité paroit être afin qu'une artere fouffrant
de la tenfion ou compreffion du ventricule,
la circulation ne fe fit pas moins dans les
autres. Au refte, le mot *epigaftrique* dont
Lower s'eft fervi le premier n'eft pas reçû;
cet Anatomifte Anglois femble avoir donné
ce nom à l'artere gaftrique, qu'il fait, on
ne fçait pourquoi, le troifiéme tronc de la
céliaque.

Arteres. Voici la vraye diftribution des
arteres du ventricule, fuivant Haller. L'artere céliaque part de l'aorte, un peu au-deffus de la méfentérique, fait un arc en devant,
enfuite fe pliant en arriere fe fépare en deux
branches : la *fplénique* qui va tranfverfalement au pancréas, & poftérieurement à la
rate.

De cette artere, près de fon origine, part
l'artere coronaire ou gaftrique fupérieure

qui va au ventricule à l'insertion de l'ésophage, se termine en partie plus du côté
gauche, entoure l'éfophage, & se répand
en partie dans tout l'intervalle des deux
orifices. Quelquefois elle sort du tronc même de la céliaque qui forme alors une espece
de trépié, & d'autres fois, de ce même tronc
non encore divisé, comme le dit Winslow
III. 178. Observation vérifiée par Haller
dans plusieurs cadavres.

Ensuite dès qu'elle est parvenuë à la rate,
se réfléchissant le long de la partie inférieure
de la rate, quittant la région des rameaux
spléniques, elle va donner à la grande courbure gauche du ventricule plusieurs branches
qui sont les vaisseaux courts artériels, & se
joignent souvent avec la gastrique & la
gastroépiploïque gauche. Mais le tronc même de l'artere splénique se réfléchissant de
la partie inférieure où il entre dans la rate
avec l'épiploon, suit l'origine de cette membrane graisseuse au ventricule, & donne
des branches presque au tiers de la longueur
de ce viscere, & plusieurs autres à l'omentum; c'est la gastroépiploïque gauche.

Le tronc droit de l'artere céliaque va bien
lui même au foye, mais il lui dérobe un rameau assez considérable qui se cache derriere le duodenum. C'est la gastroépiploïque
droite, qui parcourt les deux tiers de l'origine
du ventricule, jusqu'à ce qu'elle se termine
près de la gauche du même nom, s'abou-
chant quelquefois avec elle par une continuité de canal, donnant plusieurs rameaux
à l'épiploon & au colon. Mais tandis que
cette gastroépiploïque se cache derriere le
duodenum, une de ses branches se rend à

la naiffance de cet inteftin, & l'accompagne
affez au loin, en donnant d'autres rameaux
qui reviennent au ventricule. Du tronc hépatique part fouvent l'artere coronaire droite
qui n'eft pas g ande, marche par la petite
courbure à la coronaire gauche, à laquelle
elle fe termine fréquemment. Il ne vient que
de petits rameaux de la mammaire interne
& des diaphragmatiques, ou du tronc fplénique qui rampe par le pancréas.

Singuliere. Les plus grands rameaux artériels fe diftribuent avec ordre entre la membrane externe & charnuë ; enfuite de petits
troncs percent la membrane charnuë, & fe
répandent par la tunique nerveufe en branches extrêmement fines, qui s'en écartant en
dernier lieu, fe terminent en petits cylindres.
Ruyfch veut qu'ils s'uniffent en petits faiffeaux
globuleux, ou en petits pinceaux. Mais, ni
Haller, ni moi n'avons vû les vaiffeaux finir
ainfi, même dans les belles préparations de
Ruyfch ou d'Albinus qui injecte peut-être
au moins auffi-bien que Ruyfch. Ce font
donc ces cylindres qui verfent fans peine l'eau
ou la matiere céracée dans la cavité du ventricule, & fi la matiere s'eft refroidie, on
apperçoit de petites guaines cylindriques,
au delà defquelles fort comme une efpece
de petit ver, qui n'eft qu'un peu de matiere
écracée qui fe montre au dehors.

Veines. Ruyfch a fait voir (v. §. XCII.)
que les inteftins reçoivent des vaiffeaux de
la veine-cave, mais il n'a pas moins prouvé
que cette groffe veine envoyoit des branches
au ventricule, lefquelles, à la façon des arteres, laiffent auffi paffer l'injection dans la
cavité de ce vifcere ; ce qui démontre & con-

firme le sentiment intime qu'on a cent fois éprouvé, qui est qu'il se fait dans l'estomach, comme dans le canal des intestins un repompement des parties les plus spiritueuses & nourrissantes des alimens.

Voici maintenant l'origine des veines de l'estomach, elles suivent en général le chemin des arteres. La gastrique, ou coronaire supérieure vient du rameau splénique de la veine-porte. Souvent après avoir accompagné l'artere de ce nom, elle se continue à la pylorique, & s'insere au tronc de la veine-porte, ce que Haller a observé après Eustachi. La gastroépiploïque gauche vient d'un rameau splénique, comme l'artere de ce nom. La gastroépiploïque droite, dont le tronc est le plus souvent commun avec la duodénale, tantôt vient du tronc de la veine-porte, tantôt de la veine méfenterique, qui est la principale branche de la veine-porte. Mais la coronaire droite part du tronc de la veine-porte, & s'insere quelquefois à la gastrique supérieure : enfin la splénique donne les vaisseaux *courts* qui accompagnent les arteres, &c.

Nerfs. Les troncs de la paire vague, après avoir fourni le plexus pulmonaire, arrivent à l'éfophage, y adherent, s'unissent entr'eux en divers endroits, & forment des troncs, non pas tant droit & gauche, qu'antérieur & postérieur. L'antérieur formant un plexus autour de l'éfophage, s'insere en grande partie au sinus semilunaire : le postérieur fait un autre entrelassement avec le cordon antérieur entre les deux orifices, & passant en dernier lieu au-delà du duodenum, va se rendre au foye. Véfale fait au rebours de

Winflow l'antérieur, droit, & le poſtérieur,
gauche. Ces plexus ſont très vaſtes, & fortement tendus par l'eſtomach.

La paire vague ſe confond avec le nerf
intercoſtal, au moyen du plexus que ce grand
nerf donne à la rate, & qui communique
avec le plexus ſtomachique gauche, comme
le plexus hépatique donne de petites branches au pylore; de ſorte que la paire vague
paroit plutôt s'inſerer au plexus ſplénique,
que celui-ci fournir au ventricule; comme
il eſt également vrai de dire que les rameaux
du plexus ſemilunaire paroiſſent plutôt aller
au ganglion ſemilunaire, que n'en venir;
& ſi le nom de *plexus ſtomachique* lui a été
donné par Wieuſſens, c'eſt à cauſe de ſa ſituation, & non pour les nerfs qu'il dût envoyer au ventricule. Voyez Winſlow, T. III.
des Nerfs, 1;0. &c.

Il faut maintenant ſçavoir où ſe terminent
tous ces nerfs; les uns, & ceux-ci ſont ſans
contredit le plus grand nombre, vont ſe
perdre dans les fibres muſculeuſes, car les
troncs ne vont point au velouté, & la plûpart des branches ſe diſtribuent entre la tunique externe & charnuë. Les autres dégénerent en différentes papilles ou mamelions,
épars çà & là dans le velouté, orbiculaires,
oblongs, plus viſibles dans la brebis que dans
l'homme, & regardés par Albinus comme
des poils veineux blancs, dans leſquels l'injection ne pénetre point, comme elle fait
dans ceux qui ſont des productions artérielles. D'autres nerfs encore après s'être entre-
laſſés de mille façons diverſes dans la tunique nerveuſe, vont ſe perdre dans cette eſpece de cotton nerveux qui forme le velouté

avec de petits vaiſſeaux. Mais tout ce joli appareil auroit-il été fait ſans aucun but de la part de l'Etre qui l'a fait? il eſt abſurde de le penſer. Le but ſeroit-il donc de verſer des eſprits dans la cavité du ventricule par les dernieres bouches des filets nerveux qui s'y ouvriroient? c'eſt ce qu'il n'eſt pas encore tems de démontrer : telle fut autrefois la conjecture de Peyer, confirmée par pluſieurs raiſons de Brunner. Mais dans la ſuite (CCLXXXII. CCLXXXXII.) on ſera convaincu que tous les nerfs ſe terminent, tantôt en papilles ſenſitives, tantôt vont ſe perdre dans des membranes, ou dans des fibres muſculeuſes, ſans jamais aboutir à des lieux borgnes, ou à des culs-de-ſac.

Bien d'autres Expériences que l'injection, manifeſtent l'exiſtence de ces petites houpes nerveuſes. Le vin émétique, qui n'eſt qu'un vin rouge aiguiſé d'antimoine, ne montre la force de ſon action, ni à la langue, ni au nez, ni à l'œſophage ; on l'avale ſans le ſentir, mais à peine eſt-il reçû dans le ventricule, qu'il fait vomir en irritant les papilles nerveuſes de ce viſcere qui a tant de ſentiment, que quelques-uns, comme Vanhelmont, lui ont donné une ame particuliere ; du moins eſt-il vrai de dire qu'il diſcerne, pour ainſi dire, les poiſons avec tant de ſagacité, que les mêmes phénomenes terribles que la ciguë aquatique, par exemple, fait naître tant qu'elle eſt retenuë dans l'eſtomach, ceſſent auſſi-tôt qu'elle n'y eſt plus ; le tout ſe délivre ici en même tems que la partie. Lorſqu'on prend des alimens trop chauds, l'eſtomach n'eſt-il pas brulé, tandis que les paſſages qui y menent, n'ont rien ſouffert ni ſenti.

Tranfparente. Cela eft vifible, lorfqu'on
vomit à jeun, car la matiere eft claire &
lympide, comme les larmes. Beaucoup de
lymphe aqueufe & d'efprits fournis par tous
ces nerfs que nous avons décrits, donnent,
à mon avis, cette tranfparence.

L'abfence de cette humeur caufe des ar-
deurs d'eftomach, & comme une cardialgie,
qui fe guérit par l'ufage d'émulfions douces & huileufes.

Ecumeufe. Tout ce qu'on vomit eft plein
d'un air que les efforts du vomiffement agitent & fouettent avec les matieres mêmes,
qui par conféquent feront remplies de bulles
d'écume très-tenaces.

Subtile. Ce qu'on peut aifément concevoir
par la grande délicateffe des vaiffeaux qui
eft telle que l'injection s'y décolore, comme
dans les inteftins (§. XCII.) on peut auffi
apprécier la grande quantité de cette liqueur
par l'action forte & immédiate de l'aorte
fur le ventricule, car cette caufe doit néceffairement produire d'abondantes filtrations.

Salée. D'un goût de faumure légere, fenfible, même la feconde fois qu'on fe fait
vomir à jeun, en s'irritant le gofier, ou à
force de boire de l'eau chaude.

Voraces. Ferdinand fecond fit difféquer par
fes Académiciens des faucons, des aigles,
des vautours, des cygnes, en un mot les
animaux les plus voraces de fa ménagerie,
& après une diette de quelques jours. Malpighi, Borelli, Rhedi, Finch, Sténon, qui
affifterent à ces diffections, s'attendoient à
trouver dans l'eftomach de ces animaux des
liqueurs d'une âcreté rongeante, & n'y trou-

verent cependant que des sucs doux, qui n'avoient qu'un petit goût de sel marin, ce qui surprit d'autant plus ces sçavans hommes, que l'aigle ne boit pas, & avale en une fois autant d'alimens, sans les mâcher, qu'il lui en faut pour plusieurs jours, parce que les matieres retenuës dans le jabot coulent sans cesse dans le ventricule. Mais ce qui démontre bien que le suc gastrique est doux, c'est que la surface des parois du viscere de ces animaux ne paroit jamais aucunement rongée, ce qui arriveroit infailliblement par toute liqueur qui auroit quelqu'affinité avec nos eaux fortes.

Dans les poissons les plus voraces, le suc gastrique a un goût d'huile d'olive ; dans le faucon, il participe un peu de la douceur du lait ; il est insipide dans l'autruche. Le venin même de la vipere est doux, & n'est aucunement nuisible, quand elle est morte, comme celui de la petite Vérole n'a plus d'effet dans le cadavre, & ne peut se communiquer. Dans le ventricule des chameaux, l'eau se conserve long-tems sans se corrompre, puisque les Negres pressés de la soif dans des déserts, ne font pas difficulté d'ouvrir le ventre de ces animaux pour en boire l'eau qui ne fait aucun mal : elle se conserve dans de vastes cellules dont nous parlerons. Rhedi qui est plus disposé à croire la fermentation, qu'autre chose, comme on le voit, par ce qu'il dit de petits globules de verre qu'il fit avaler à des oiseaux, & qui n'y furent broyés, selon lui, qu'après avoir été auparavant percés d'un petit trou ; cet Auteur, dis-je, raconte avoir ouvert l'estomach d'un autruche venu de Barbarie, &

plein de pieces de monnoyes que cet animal
avoit apportés avec lui de ce Pays, & dont
les caracteres Arabes n'étoient point encore
effacés. Expérience qui contredit l'autre &
fait percer la vérité ; car comment cela se
pourroit-il accorder avec des liqueurs aussi
rongeantes qu'on le suppose sans fondement ?

Alcaline. Telle est l'acrimonie méchanique
que contractent les humeurs de l'homme,
non-seulement à force de croupir, mais à
force de circuler sans de nouveaux rafraî-
chissemens, qu'elles acquierent une salure
alkalescente. La diette étant un par défaut
ne produit rien de positif, mais c'est négati-
vement, comme parlent les Scholastiques,
la source des plus grands maux, en ce que
le sang & toutes les humeurs qui s'en séparent, s'échauffent de plus en plus, & perdent, faute de réparation, le véhicule aqueux
qui adoucit les sels, & les empêche de tendre
aucunement à l'alkalisation. D'où l'on voit
dans quelle indispensable nécessité sont les
nourrices de prendre souvent des alimens
doux & nouveaux, pourquoi l'abstinence totale est si pernicieuse dans les fiévres, produit des rongemens & tant d'autres fâcheux
effets qui seroient ici déplacés. Mais quelque
cause ou maladie dont le corps humain soit
attaqué, personne n'y a jamais pû trouver
de sel vrayement alkali ; s'il s'y en trouvoit,
ce seroit bien-tôt fait de la vie ; il n'y en a
point dans le sang, ni dans la bile, comme
je l'ai observé même à la suite des fiévres
pourprées & des petites Véroles les plus malignes, ni à plus forte raison dans les sucs
aqueux de l'estomach : ces sucs croupissans

dans un lieu chaud & où l'air a un libre
accès, peuvent feulement fe putréfier, d'autant plus que la chaleur de ce vifcere eſt fupérieure à celle de l'air. Je fçais que Vire-
det a vû la folution de mercure fublimé fe
troubler & devenir laiteufe, par le mélange
d'une eau qui avoit bouilli avec les ventricules de divers animaux. Mais Haller obferve fort bien & conformément à la façon
de penfer de notre commun Maître, que ce
phénomene doit être attribué aux chofes que
ces animaux avoient mangées, fans les avoir
tout-à-fait digerées ou changées, de forte
qu'il conclud folidement que la rougeur même qui réfulte du mélange de deux differens
corps n'eſt pas toujours une preuve fure d'un
acide dominant. Bien plus, le lapin qui eſt
herbivore, a un fuc gaſtrique poivré.

Acide. Nous arrivons au ferment acide de
Vanhelmont; Syivius de le Boë foutint la
même thèfe, mais en Profeffeur adroit il
enfeigna plus de chofes à fes Difciples fur
cette doctrine, qu'il n'en laiffa dans fes écrits.
Il cherchoit un efprit acide digeſtif dans la
falive & encore plus dans le fuc pancréatique, & attribuoit tout au mélange de la bile,
du fuc pancréatique & de la liqueur qui fe
filtre dans le ventricule & dans les inteſtins
(§. XVIII.) Viridet étaya ce fyſteme d'un
grand nombre d'Expériences nouvelles qu'il
fit fur les ventricules de toutes fortes d'animaux; il ofa même avancer qu'on trouvoit
un acide dans les poiffons carnivores, que
leurs eſtomachs rougiſſoient le fuc d'héliotrope. Mais, fuivant la fage réflexion du
Commentateur Latin, ou qu'on répete les
mêmes épreuves, ou qu'on nous accorde

qu'elles ont été faites fur des animaux qui
n'ont pû dompter ou faire changer de nature, toutes les particules acides, contenues
encore & non digerées dans le corps des autres animaux dont ils fe nourriffoient.

Ce n'eft donc que d'après le fameux Chymifte que j'ai nommé, que tous les Chymiftes ont penfé qu'il y avoit dans le ventricule un fuc vrayement acide, qui faifoit fermenter les alimens, leur imprimoit un caractere vital. c'eft-à-dire les difpofoit à devenir une nourriture propre à l'homme, les
diffolvoit & les digéroit. Mais tout ruine &
renverfe cette hypothèfe. 1°. Je nie qu'on
ait jamais trouvé acide le fuc gaftrique de
quelque animal que ce foit, à moins qu'il
ne fût corrompu, comme on l'a déja infinué
il n'y a qu'un moment, par un mélange de
fucs étrangers, tirés d'alimens acefcens &
récemment pris. 2°. Toutes nos humeurs
font fi douces qu'elles ne charient qu'un fel
humain de nature ammoniacale, mais qui cependant, s'il falloit en fixer la nature, feroit
plutôt alcalefcent qu'acefcent ; la preuve
évidente en eft que le fang donne par le feu
ou par la putréfaction beaucoup de fel alkali, mais point de fel, acide ou très-peu,
comme notre Auteur le démontre dans fes
procedés Chymiques. Le fel de notre fang
n'eft donc pas ce fel marin qui s'y trouve
tel qu'on l'a pris, car on n'en trouve pas
dans ceux qui n'en ufent point, c'eft celui
que je viens de regarder comme à peu près
femblable au fel armoniac factice ou naturel; d'où l'on voit encore ici (§. L X V I.)
combien les préparations qu'on fait effuyer
aux corps qu'on veut examiner par l'analyfe

Chymique, en changent abſolument l'eſſence. Mais remarquez une choſe bien ſinguliere dans la bouche de Vanhelmont, il avoue qu'il n'y a point de ſel acide dans les veines, & que lorſqu'il s'en trouve, la pleuréſie eſt bien-tôt formée : d'où M. Boerhaave fait ce raiſonnement ſans réplique. Si donc l'artere céliaque contient un ſang qui n'eſt légerement empreint que d'un ſel muriatique doux, ſi ſes branches vont le diſperſant par le ventricule, il faut ſuivant la thèſe de nos Antagoniſtes, que tout-à-coup ſa nature vienne à changer totalement. Mais quel exemple peut on alléguer, qui prouve qu'un principe alkaleſcent ſe ſoit jamais ſubitement changé en ferment acide ? Certes je défie tous les Chymiſtes de m'en faire voir un ſeul, ſoit de l'Art, ſoit de la Nature ; la choſe eſt impoſſible : les ſels acides ſe changent bien, pour la plûpart, en ſels alkalis, mais non jamais les ſels alkalis en acides. Toutes les métamorphoſes ou tranſmutations connuës, ſont autant d'armes victorieuſes contre nos ennemis. Mais j'ai obſervé, pourſuivra Vanhelmont, une acidité manifeſte dans l'haleine d'un moineau : objection merveilleuſe, & que les Sectateurs de ce Chymiſte ont bien raiſon de croire difficile à réfuter ! comme ſi la nourriture végétale d'un auſſi petit animal ne pouvoit pas naturellement s'aigrir dans ſon eſtomach ! la chaleur provoque l'aceſcence que les ſucs muriatiques peuvent corriger, tels que ceux des harangs. Mais nous avons ici à placer bien d'excellentes réflexions de Monſieur Senac. Poſé le ferment acide, le lait ſe coaguleroit toujours, ſurtout dans

les enfans, à cause de la délicatesse de leurs
fibres. Or ne passe t'il pas souvent tout entier,
sans coagulation, sans qu'il se fasse aucune
séparation de parties; donc, &c. D'ailleurs,
ce qui fait voir que le lait ne se caille que par
les acides cruds, étrangers à l'homme & restes indigens d'alimens qu'il rencontre dans
le ventricule, c'est que le lait ne s'aigrit plus
dès qu'on a été assez heureux pour dissiper
ces aigreurs par tous les remedes qu'on met
ordinairement en usage. Mais ceux qui ont
beaucoup d'aigres, principalement déja dans
la masse du sang, tournent tout en humeurs
semblables, & ont les digestions très-foibles
& très-dérangées. Quel admirable ferment
pour digérer, que celui qui nuit aux digestions en raison de sa qualité & de sa quantité! S'il existoit, serions nous aussi emba-
rassés que nous le sommes quand nous avons
un mauvais estomach à traiter? comment
les vers pourroient-ils vivre dans le sein tu-
multueux de la fermentation? le repos &
l'exercice seroient-ils rien aux digestions?
cependant l'un les retarde ou les rend pa-
resseuses, l'autre les accélere. L'abondance
de la salive, celle du suc gastrique, la viscosité de l'une & l'autre humeur óteroient-
elles l'appétit? la bile le réveilleroit-elle?
son excès rendroit-il vorace? qu'importeroit
le trop peu de ces humeurs? la trituration
des oiseaux seroit inutile; tout acide, comme étant analogue au ferment, aideroit la
coction des alimens, loin de l'empêcher.
De plus, le résultat d'une fermentation est
beaucoup plus clair & diaphane que le chyle;
les sels animaux ne suffisent pas pour opérer

& exciter ce changement, & les huiles animales doivent l'éteindre. Enfin pour produire
la fermentation , il faudroit une certaine
proportion entre l'eau , l'acide , l'huile & la
terre des alimens, proportion impossible à
observer; & pour la prouver, le chyle ne
fourniroit-il pas par la distillation les mêmes
principes que donnent des matieres quellescon-
ques végétales ou animales fermentées. Ceux
qui disent qu'on digere mal, parce que le
ferment est vicié , ne sont-ils pas bien dignes
des meilleures plaisanteries de Moliere , qui
dans le divertissement de son Malade imagi-
naire fait cette question , *quare opium facit
dormire ?* & y repond aussi doctement que nos
Chymistes , *quia habet virtutem dormitivam.*
Tel est l'aveuglement des partisans du systême de la fermentation. *O fermentatores , cæ-
cum pecus !*

Acre. Les Observations faites par Tschirnause sur lui-même (§. LXVI.), celles que
les Moines , que leur état oblige à jeûner,
font eux-mêmes si souvent, cette haleine fétide après vingt-quatre heures de diette , cette
chaleur cuisante au palais , &c. tout prouve
ce que nous venons d'expliquer il n'y a pas
long-tems dans ce même §. que toutes les
humeurs animales livrées à leur sort, contractent une grande acrimonie méchanique,
qui traîne quelquefois à sa suite les maladies
les plus terribles, telles que les fiévres malignes , & la peste même , ce qu'on éprouve
dans de longs Siéges faute de vivres , & c'est
ce dont la Ville de Leyde en Hollande a fourni un exemple bien triste & déplorable. Le
suc gastrique, comme le reste des humeurs ,

deviendra donc âcre par la faim, & la grande abstinence, & d'autant plus que l'animal
est plus vorace. On peut expliquer par-là
bien des faits allegués pour prouver le ferment acide. On a trouvé des piéces de monnoyes rongées, changées en verd de gris dans
le ventricule de l'autruche, des morceaux de
verre percés, des écus diminués de poids en
d'autres animaux, des dez dont l'yvoire étoit
rongée, sans que les petits cloux de bois
plantés dans l'yvoire, & faits pour marquer
les dez, fussent aucunement effleurés, &c.
(§. LXXXIV.). 1°. Les monnoies qu'on a
employées pour examiner la force du dissolvant de l'estomach de certains animaux étoient
de cuivre, qui est un métal ouvert à tous
les dissolvans; la seule humidité de l'air, les
sels les plus doux ont prise sur lui, & y produisent à peu près les mêmes changemens;
ainsi tout ce qui peut arriver aux pieces de
cuivre ne conclud rien pour les dissolvans
dont il s'agit. 2°. Les sucs devenus âcres par
l'abstinence pourront ramollir, pénétrer l'y-
voire même, & enlever une portion de sa
surface tant par leur propre action, que celle
des frottemens solides. L'eau seule dissout le
fer, & les autres métaux, le fer humide se
rouille, tous les dissolvans agissent sur son
tissu. Quand même on remarqueroit quelque
diminution dans le fer qu'on fait avaler à
l'autruche, cela ne seroit donc pas surprenant, comme l'observe M. Senac.

Glandes très-simples; les ramifications de
l'artére céliaque se terminent à leurs extrémités en petits cylindres (§. LXXVII.) : de
petites membranes lenticulaires reçoivent le
liquide

liquide que tranfudent ces extrêmités artérielles cylindriques qui couronnent le follicule ; ce liquide y eft retenu jufqu'à ce que devenu plus épais par fon féjour, il foit exprimé, quand le mouvement periftaltique
vient à augmenter, pour les orifices de ces
follicules ou glandes fimples.

Rides. La tunique poiluë ou véloutée a treize
pouces de longueur par en haut, & trente-
neuf par en bas ; la membrane charnuë, douze
fupérieurement, & vingt-quatre inférieurement. Enfin, la tunique nerveufe s'infinuë fi
fortement dans les rides formées par la molle
inelafticité du velouté, qu'elle fert de bafe
inféparable à cette membrane. Le velouté a
donc naturellement plus d'étenduë que les
autres tuniques ; ainfi il lui fera facile de
former des rides, en fe pliant & repliant fur
lui-même en divers endroits. On voit aifément ces rides par l'expérience que je vais
dire. Ayant foigneufement retourné un eftomach d'homme, liés l'éfophage, foufflés fortement par le pylore, la tunique charnuë
que l'introduction de l'air dilate, fait paroître en dehors la tunique ridée beaucoup plus
unie, & bien-tôt enfin toutes les rides s'ap-
planiffent & difparoiffent par cette petite manœuvre ; faites enfuite fortir l'air, la membrane mufculeufe revenant à fon ton, ou à
fon étenduë naturelle, le velouté fe remplit
de nouveau de fes rides & de fes fillons ordinaires, qui confervent toujours de petits
vuides qui ne peuvent jamais fe détruire par
les plus fortes convulfions ou contractions du
ventricule.

Cellules. Il y a dans les animaux ruminans
des cellules quadrangulaires, ou quinquan-

gulaires; dans le chameau ces cellules forment de très-vaſtes ſacs; dans les tripes de
bœuf, on trouve des lames qui ont trois
couches diſtinctes, & des feuilles diſtinctement pliées dans l'*abomaſus*, cet inteſtin gras
ſi fort recherché du tems des Romains. Dans
toutes ces diverſes cellules, les alimens changent de nature, deviennent acides, âcres,
rances, chacun ſuivant les qualités qui lui
ſont propres, le lait s'y coagule, (ce qu'on
obſerve toujours dans les veaux) les fermens
naturels, les ſucs gaſtriques & ſalivaires, y
dégénérent auſſi, & deviennent plus propres
à diſſoudre les alimens. Plus ils ſont durs &
difficiles à digerer, plus la nature a été attentive à leur préparer de petits reduits où ils
puſſent ſéjourner long-tems. Mais l'homme
qui vit de choſes aſſez molles & préparées,
avoit-il beſoin de ces ſortes de cellules?
Ruyſch aſſure qu'il n'en manque pas, qu'elles
ſont auſſi quadrangulaires, fort étroites, &
quoique d'une très-grande délicateſſe, non
moins propres à faire ſéjourner les petites
parcelles des alimens: pour moi j'avouë que
je ne les aurois pas vûës ſans le ſecours d'un
bon microſcope, & je crois que Santorini
& Haller qui ne conviennent pas de l'exiſtence de ces cellules, n'ont apparemment
pas eû recours à de meilleurs yeux que les
leurs. Au reſte, nous n'aurons pas de diſpute
là-deſſus, qu'il y ait des cellules ou non
dans l'Homme, l'effet de la digeſtion n'en
ſera pas différent; les matiéres à demi digerées, le reſidu des alimens croupiront entre
les rides, ou les plis du velouté, comme
dans les cellules, deviendront âcres, & propres elles-mémes à exciter l'appetit.

Broyement. Si la cavité du ventricule étoit partout égale, ce viscere comprimeroit, mais ne broyeroit pas les alimens. C'est pourquoi M. Hecquet observe que la Nature semble y avoir placé des rides, afin qu'elles ne pussent être agitées par l'action des fibres charnuës, sans heurter & frotter les molécules des alimens qui restent dans leurs interstices celluleux, en se heurtant & froissant elles-mêmes. Mais si ce sçavant Médecin eût voulu considérer que ces rides sont comme suspenduës, molles, flasques, il n'auroit pas eu de peine à croire, que c'est abuser des termes, que de dire que d'aussi foibles organes sont capables de broyer, quelque grand qu'en soit le nombre, & quelque favorable que soit leur voisinage, car elles se touchent presque. D'un autre côté, il faut convenir de l'extrême délicatesse des corps à broyer ; comme ils sont déja presque tout-à-fait digerés par la chaleur & les sucs, ces mêmes rides n'ont besoin que d'un très-petit mouvement, d'un mouvement qui ne leur appartient point en propre, comme l'imagine M. Hecquet, car c'est par la seule contraction de la membrane musculeuse, & surtout des muscles étrangers à l'estomach, que ces plis du velouté sont mis en branle, jusqu'à se froisser mutuellement, & agir, quoique foiblement, sur ce qu'ils retiennent & interceptent. Tant il est vrai que l'estomach n'a besoin que d'une petite trituration, & n'est pas capable d'en avoir une plus forte. Mais puisque la contraction des fibres charnuës de ce viscere est la premiere cause qui pousse les rides & les met en jeu, il est évident que ce n'est que passivement qu'elles deviennent des causes de tri-

turation, laquelle doit d'autant moins couter à la Nature, qu'elle s'exerce fur des corps
déja diffous, comme on l'a dit, & n'appartient pas immédiatement à ces mêmes organes. Cela pofé, s'il ne fe trouve pas une
feule parcelle d'alimens, entre les fillons &
les rides, ou du moins s'il en refte trop peu
pour faire éviter aux papilles l'action du
frottement, celles qui entrent fous la forme
de houpes dans la compofition des rides feront vivement & douloureufement affectées.
D'où naîtra le fentiment de faim, dont nous
parlerons à la fin de ce Traité. Le froiffe-
ment trop rude, immédiat, ou à vuide, entre
les rides, eft donc la caufe premiere de la
faim, & comme telles font les loix de la Nature, que les mêmes fenfations renaiffent
avec les mêmes conditions corporelles, ce
befoin reviendra néceffairement toutes les
fois que ce frottement des houpes médullai-
res fe fera fans nulle interpofition d'alimens.
Mais s'il m'eft permis d'ajouter ici une preuve de la grande fenfibilité du ventricule, je
dirai que les remédes antimoniaux qui deffe-
chent les playes de la peau font vomir, &
qu'ainfi l'eftomach a le fentiment plus exquis
que la peau même nuë & bleffée.

L'éfophage. Les animaux carnivores n'ont
qu'un eftomach membraneux mol, & il eft
de même nature dans les lézards, dans les
poiffons, dans les ferpens, dans le veau marin, &c. mais toutes les efpéces d'oye, de
poule & d'autres oifeaux granivores dont le
nombre eft immenfe, qui n'ont point de dents
& ne fe nourriffent que d'une farine végétale enfermée dans des grains à double écorce, ces animaux ont une ftructure différen-

» te. Au col, au-deſſus du ſternum, l'éſophage
» ſe dilate en un bulbe ou ſinus, appellé com-
» munément jabot, rempli de glandes ſalivai-
» res, qui verſent ſur les grains une liqueur
» propre à les amolir. Ces glandes ſont en
» grand nombre, rondes, oblongues, fiſtuleu-
» ſes, diviſées ſuivant leur longueur, elles
» paroiſſent caves, & verſent un ſuc blanc un
» peu viſqueux. Dans les oiſeaux de proye,
» on trouve beaucoup de ces corps glanduleux :
» Malpighi remarque que dans l'aigle, non-
» ſeulement la partie ſupérieure de l'eſtomach,
» mais encore l'éſophage eſt parſemé de glan-
» des ovales, & qu'on y voit par tout de petits
» tuyaux qui viennent de la tunique nerveuſe,
» & qui fourniſſent un ſuc. Le jabot a été exac-
» tement décrit par Wepfer dans la cicogne,
» & par Grew, dans le pigeon. C'eſt donc
» dans ce jabot ou premier ventricule que les
» matieres ſéjournent, s'amolliſſent, & devien-
» nent friables. Enſuite elles ſont pouſſées au-
» deſſous du diafragme dans l'abdomen, où au
» lieu d'un eſtomach mol & membraneux,
» comme celui de l'homme & de tous les car-
» nivores, elles ont à eſſuyer l'action de deux
» paires de muſcles, après avoir ſouffert celle
» des trois tuniques muſculeuſes du jabot. Ces
» muſcles ont à leur partie ſupérieure des glan-
» des rangées en anneaux qui deſcendent de
» la membrane muſculeuſe, & ſont percées
» à leurs pointes, comme on le voit encore
» dans la poule & dans l'outarde ; mais ce qu'il
» y a peut-être ici de plus ſingulier, & de plus
» digne de remarque, c'eſt qu'étant de figure
» élliptique, ils laiſſent entr'eux une fente fort
» étoite, & ſont intérieurement incruſtés d'une
» membrane forte, remplie de ſillons tranſ-

verfaux, raboteufe, dure, celleufe, prefque cartilagineufe, de forte que cette efpéce
de bouclier eft capable de moudre les corps
les plus durs, car fon action eft prefque com-
parable à celle des dents molaires : Willis
même prétend que les écreviffes ont de vrayes
dents dans le ventricule. Les organes qui font
réunis en un feul dans l'Homme, font donc
féparés dans les oifeaux. Nous avons dans le
ventricule la falive qui amolit, & des fibres
charnues qui broyent, au lieu que les oifeaux
diffolvent dans un ventricule, avant que de
broyer dans l'autre, & cette fabrique leur
étoit abfolument néceffaire. Sans cette du-
plicité qui confifte à ne point énerver l'action
des fibres charnues, par un velouté & par
des humeurs, comment pourroient ils digerer des alimens auffi durs que la maftication
n'eut pas divifés auparavant. Il n'eft donc
pas furprenant qu'on trouve fi fouvent dans
les pigeons des matieres friables dans le premier ventricule & réduites en bouillie dans
le fecond. Mais il y a des animaux qui n'ont
ni dents, ni pareille fabrique; pourquoi cela?
c'eft qu'ils ne fe nourriffent pas d'alimens
durs; d'ailleurs ce qui manque en folides à
certains, leur a été donné en liquides. Telle
eft la varieté qui fe trouve dans les efto-
machs des granivores & des carnivores.

§. LXXVIII.

Si vous confidérez que ces alimens
font continuellement délayés par une
grande quantité de falive qui coule fans
ceffe, & de la bouche, & de l'éfophage

dans (*a*) l'eſtomach, & par l'humeur
qui tranſude (*b*) du ventricule même,
qu'ils ſe mêlent, s'agitent avec le reſte
des alimens qu'on a pris auparavant,
que leurs parties les plus intimes ſe
meuvent par l'action de l'air qui eſt
broyé, pour ainſi dire, avec eux, &
que tout cela s'augmente par la chaleur
du lieu, vous concevrez que l'effet de
cette partie concave de la tunique veloutée, eſt de délayer, macerer, gonfler, atténuer, produire un commencement de fermentation, de putrefaction,
de rancidité, diſſoudre les alimens, &
les rendre propres à ſe changer dans
une nature ſemblable à celle des humeurs
de notre corps. La partie convexe de
cette même membrane, eſt compoſée
de tous les petits vaiſſeaux dont je viens
de parler, qu'elle reçoit de la ſeconde
tunique voiſine, appellée nerveuſe ou
vaſculeuſe, qui eſt compoſée d'un tiſſu
reticulaire, fort entrelaſſé, formé par
des arteres, des veines & des nerfs,
qui, de ce tiſſu, paſſent, dans la tunique veloutée, préparent les humeurs
dont nous avons fait mention, & s'en
déchargent en partie par des tuyaux di-

(a) *Nuck.* Sialopraph. page 29.
(b) *Ruyſch.* Th. 11, page 40.

rects, & en partie par des petits locules poreux (*a*).

Salive. Lorsque Stahl a regardé cette humeur comme la seule cause de la digestion, il a évidemment poussé les choses trop loin : mais il est certain qu'elle en est le principal agent. Boerhaave prétendoit qu'il se filtroit dans l'espace de 24 heures environ douze onze de salive. Nuck fait monter les choses plus loin. Mais est-il possible de déterminer au juste de pareilles filtrations ? combien de matieres muqueuses de la trachée-artere, & d'ailleurs se mêlent & se crachent, & s'avalent avec la salive ! qui n'a pas éprouvé sur soi-même que cette filtration varie en differens tems de l'année, & même en differens jours, (comme elle fait lorsqu'on dort, ou lorsqu'on veille, car nous avons vû ci-devant que la filtration de la salive diminue pendant le sommeil) ? tantôt il ne se filtre pas dans une heure plus d'une dragme de salive, & tantôt cela va jusqu'à quatre dragmes, ou même jusqu'à deux onces, sans même attirer cette humeur, soit en crachant, soit en parlant, car ces actions irritent & font des pressions qui font sortir les sucs de leurs réservoirs, en si grande quantité que le gosier ne peut suffire à les avaler : c'est ainsi qu'il vient de la morve & du sperme, à proportion qu'on mouche ou qu'on irrite davantage les parties de la génération. Il n'est donc pas douteux qu'il se filtre dans l'homme une

(a) *Ruysch.* Th. II, page 95. Th. IV, page 40. Th. V, page 5. Th. VI, IV. 106. Th. VIII., page 22. Th. X, page 141.

quantité de falive très-confidérable, & on en peut juger par celle qu'on crache & celle qu'on avale, ou plutôt en la laiffant toute couler hors de la bouche. Mais fi l'on veut comparer aux glandes falivaires, la grandeur de l'eftomach, la vafte étendue de fon velouté, le nombre & les diamètres de fes arteres, aux tuyaux fins qui féparent la falive, on ne fera aucune difficulté de croire qu'il fe fépare incomparablement plus de fuc gaftrique que de falive.

Wepfer raconte qu'on la voit tranfuder huit jours même après la mort, quelques foins qu'on prenne d'effuyer le velouté. Ce qui explique pourquoi certaines perfonnes, furtout les filles, boivent communément fi peu, même en mangeant des croutes de pain fec, de la chaux, de la craye, des charbons, de l'amidon, du myrthe, des rofes, & autres chofes femblables & tout à-fait terreftres : le défaut de ne pas affez boire eft donc compenfé par la nature dans le fexe, dont les fibres étant lâches, laiffent conféquemment filtrer plus d'humeurs : d'ailleurs ces goûts dépravés ne fe trouvant pour l'ordinaire que dans les femmes groffes & dans les filles qui ont les pâles couleurs; il n'eft pas furprenant que les embarras des parties inférieures faffent refluer plus d'humeurs à l'eftomach; & cela eft fi vrai que j'ai vû ce vifcere s'en remplir tous les jours jufqu'à vomir fans effort, dans un homme mélancolique; en conféquence de l'obftacle au cours des liqueurs formé par les obftructions des vaiffeaux abdominaux, les glandes gaftriques s'étoient fort relâchées & dilatées par le reflux copieux des humeurs.

Q v

L'air. Drake a donné tant de pouvoir à l'air, qu'il en fait l'agent unique de nos digeftions, & Lifter le fait jouer d'une maniere peu differente dans fon hypothèfe de la putréfaction. Les Naturaliftes obfervent que les poiffons ont un canal fait pour porter l'air de leurs nageoires au ventricule, fans quoi ils ne pourroient digérer, parce qu'ils font très-voraces, & ont cependant peu de chaleur & de force, leur ventricule étant fort éloigné de toute ftructure mufculeufe. D'où l'on peut juger de l'efficacité de l'air par rapport à nos digeftions, car il defcend en grande quantité dans notre eftomach, à la faveur des bulles muqueufes & falivaires, dans lefquelles il fe loge & forme des bulles. Nous avons fait voir (LXIX.) toute fon action dans la bouche, mais dans un lieu chaud & fermé, tel que le ventricule, elle eft incomparablement plus confidérable.

L'éfophage. Verceiloni prétend que les fucs de l'éfophage font vrayment digeftifs. C'eft ce que je ne nie pas dans les oifeaux granivores, & ce que Wepfer affure être conftamment vrai dans le caftor. Ces petits tuyaux qui viennent de la tunique nerveufe, & qui fourniffent un fuc dans tous les oifeaux de proye, comme l'aigle, &c. Toutes ces glandes obfervées par Malpighi dans l'éfophage de ces animaux, confirment affez la même chofe ; mais dans l'homme, les fucs éfophagiens font en petite quantité & trop vifqueux ; ils ne font bons qu'à vernir ou lubréfier les parois de ce canal.

Chaleur. Rien ne démontre mieux toute la puiffance de la chaleur dans un vafe fermé, que la machine de Papin. C'eft une efpece

de réchaud enfermé en deux autres réchauds,
de sorte que l'air n'y peut avoir aucun accès.
Les os & l'yvoire s'y amolissent & s'y fondent en très-peu de tems, sous la forme d'u-
ne gelée. Exemple dont Drake s'est principalement servi pour exposer la coction des
alimens. Il est évident que petris en bois
mols, aisez à gonfler par la chaleur, ils souf-
frent conséquemment un écartement de particules qui fait une vraye division : mais il
n'est pas moins vrai que c'est la raréfaction
de l'air dans la substance même des matieres, produite immédiatement par la chaleur
qui opere ici cet écartement.

Macérer. Puisqu'on amollit les résines les
plus dures & les plus ténaces, en les broyant
doucement & long-tems dans l'eau, on imagine sans peine qu'une telle macération doit
peu couter à la nature, qui joint tant de
sucs délayans & dissolvans (LXXVII.
LXXVIII.) à un frottement doux & continuel (LXXXI. LXXXVI.)

Commencement. C'est ici une conséquence
aussi vraye que juste de tout ce qui a été dit
contre Pitcarn, Hecquet & autres Méca-
niciens outrés (LXXVI. &c.) & elle est
encore confirmée. 1°. Par ces rapports vineux & acéteux, auxquels nous sommes
sujets comme les animaux ruminaux. 2°.
Par le gonflement du ventricule que produit
l'air raréfié par la chaleur dans la substance
même des alimens ; car on sçait non-seulement que tous les corps sont pleins d'air,
& que cet air est la cause générale de leur
raréfaction, mais on a vû comment l'air
descend dans le ventricule à la faveur des
bulles muqueuses des alimens mâchés, l'é-

Q vj

ſophage en effet ne lui étant pas plus interdit ou moins ouvert que la trachée-artere ,.
& perſonne ne doutant que la déglutition
ſoit jointe à l'inſpiration. 3°. Par ces vomiſſemens aigres ſi familiers aux femmes
enceintes, avant que leur digeſtion ſoit finie,
vomiſſemens dont l'acide va frapper au loin
l'odorat. 4°. Parce que d'ailleurs nous ſça-
vons que les alimens acefcens ſe changent
dans le corps en une nature volatile & alcaleſcente, ce qui n'arriveroit jamais ſans
ce mouvement inteſtinal de la fermentation
qui produit un vrai changement dans les particules les plus intimes. C'eſt pourquoi les
Adeptes regardoient la fermentation comme
un des pilons de la nature. Sans elle en effet
qui pourroit tirer des plantes un alcohol volatil. Mais remarquez bien, je vous prie,
ces termes de notre Auteur, *commencement
de fermentation;* cela veut dire qu'il eſt bien
vrai que la fermentation eſt le premier prélude de la digeſtion, mais qu'elle eſt à peine
excitée ou miſe en jeu, qu'elle s'éteint ou
s'arrête, pour ainſi dire, aux premiers pas,
à cauſe de cette prodigieuſe abondance d'humeurs toujours nouvelles, qui affluent ſans
ceſſe & viennent ſe méler aux alimens, mais
principalement la bile qui eſt très-ennemie
de toute fermentation. Auſſi Vanhelmont
même eſt-il forcé de reconnoître dans le
chyle une fermentation très-differente de
celle des alimens. Poſé l'acidité du ferment
& l'alcali de la bile, il s'enſuivroit de terribles efferveſcences qui ne s'accordent, ni
avec les effets doux qu'on éprouve dans la
digeſtion, ni avec la nature douce & aqueuſe
des humeurs qui éteignent le **commencement**

de la fermentation, comme l'eau éteint le feu. Ces idées font bien differentes de celles de tous ces Chymiftes qui voulant tranfporter leurs laboratoires dans le corps humain, n'ont vû dans l'eftomach que ce qu'ils avoient obfervé fur leurs fourneaux.

Si nous confiderons maintenant que les liqueurs humaines, celles qui font déja nôtres, ou qui nous appartiennent en propre, furpaffent de beaucoup (LXXVIII.) les fucs étrangers qui ne font point encore changés en notre fubftance, nous concevrons facilement que les uns fe mêlant & s'amalgamant avec les autres, doivent s'affimiler, devenir analogues, s'empreindre d'un caractere vital, comme on a vû que parle Vanhelmont, & fe changer enfin tous en une feule & même nature, comme un peu de miel perd fa douceur dans beaucoup de vinaigre, un peu de vinaigre perd fon acidité dans beaucoup de miel, & enfin un peu de chyle fe fanguifie facilement quand on a beaucoup de fang (excepté dans la pléthore.)

§. LXXIX.

Vous ne comprenez pas encore par-là comment l'eftomach peut digérer parfaitement des alimens folides, qui n'ont pas beaucoup été mâchés.

On fçait que les gens vifs, fort affamés, ou preffés par les affaires, avalent & digérent de gros morceaux, fans leur donner prefque un feul coup de dent; & on demande fi la chaleur qui fans être differente de la nôtre dans la poule volatilife le blanc d'œuf, jufqu'à le faire pafler au travers des pores de la coque, fi l'air & les fucs naturels à l'homme, & dont on a déja tant parlé, fuffifent pour ôter la cohéfion de fibres ténaces, que la maftication n'a point divifées auparavant, & pour les convertir en chyle. A cela je répons que qui avaleroit un feul morceau de pain noir, dur, ou tout autre aliment folide, fans le mâcher, le rendroit par le vomiffement, tel qu'il l'auroit pris ; c'eft du moins ce qu'on remarque communément. Cependant s'il arrive qu'on le digére bien, comme on fait, quoique difficilement, les pillules les plus dures, je ne fçais s'il feroit auffi néceffaire qu'on le penfe d'avoir recours à d'autres caufes plus puiffantes d'une telle diffolution. En effet les mêmes & feules caufes dont nous avons parlé jufqu'à préfent, font fans peine la digeftion dans d'autres animaux. On trouve quelquefois dans les ventricules membraneux de certains poiffons, d'autres poiffons qui n'y étant qu'à demi entrés, ont une partie abfolument intacte, je veux dire celle qui fe trouve encore hors la capacité du ventricule, & l'autre diffoute entierement, épines, écailles, comme tout le refte : obfervations qui ont été faites dans le rat d'eau, dans la chauve-fouris, dans l'aigle, dans le corbeau aquatique, & dans tant d'autres poiffons, qu'oifeaux, &c. de forte qu'il eft très-bien prouvé que des alimens durs & ténaces peuvent fe diffoudre & fe digerent tous les jours, fans beaucoup de broyement, ou plutôt avec la plus foible trituration. N'avons-nous pas effectivement vû dans cette Ville un homme mélancolique,

& dont l'estomach se remplissoit tous les jours
d'une prodigieuse quantité de matieres visqueuses qu'il vomissoit sans effort, digérer
fort bien des alimens ordinaires, quoique
les parois du ventricule ne pussent guéres
battre & agir que sur cette viscosité spontanée? & ne suit-il pas de-là que la salive
(qui se filtroit cependant en petite quantité,
contre ce qu'on observe communément dans
l'affection hypocondriaque, parce que les humeurs couloient abondamment vers les glandes gastriques forcées & dilatées jusqu'à donner une teinture de sang ou de lie de vin)
que la chaleur, l'air & l'action des muscles
étrangers à l'estomach, suffisoient pour faire
la digestion dans ce malade, dont les fibres
stomachiques énervées & comme noyées,
ne pouvoient triturer. Examinons cependant
la derniere cause de nos digestions, qui est
l'action musculeuse, tant propre qu'étrangere au ventricule.

§. LXXX.

Mais pour trouver la cause que nous
cherchons, jettez les yeux sur la structure musculeuse de l'estomach, & voyez
qu'elle action en dépend.

Musculaire. Nous appellons ainsi toute partie du corps humain composée de fibres
élastiques, c'est-à-dire ayant cette proprieté
qui consiste en ce que les extrémités de toute
la partie s'approchent mutuellement, la plus
mobile de celle qui l'est moins; & il n'importe qu'elles soient charnuës ou tendineu-

ses, longitudinales, circulaires, pâles ou rouges, lâches ou tenduës, car toutes ces variétés ne changent rien à cette action, comme on le remarque dans l'estomach, dans les arteres, dans les intestins, &c.

§. LXXXI.

La membrane charnuë de ce viscere est couverte de la membrane cellulaire de Ruisch, qui fournit aux fibres musculeuses, dont elle est composée, une huile nécessaire pour les lubréfier & les relâcher. Ces fibres qui sont fortes à sa (a) surface convexe, & prennent leur origine de l'orifice supérieur du ventricule, s'avancent vers le pylore, en lignes orbiculaires ou spirales, & environnent toute sa cavité dans une position presque perpendiculaire à sa longueur, de sorte qu'en se contractant, ces fibres rétrecissent la largeur de l'estomach. (b) La partie concave de cette tunique est faite, 1°. De fibres obliques, qui resserrent le fond du ventricule obliquement vers son dos, & vers l'orifice superieur, & ainsi diminuent sa longueur. 2°. De fibres fortes qui embrassent le pylore paralellement à sa longueur, sont

(a) W*ill.* Pharm. Rat. T. 3. *Eustach.* Tab. x. fig. 1. 42. $\frac{1}{1}$. 45, 19, 15. $\frac{1}{1}$.
(b) W*ill.* au même endroit, T. 5.

unies par le dos, entourent l'orifice fupérieur, & ainfi l'approchent du pylore, quand l'eftomach eft vuide ; mais
quand il eft plein, diftendu par les alimens, & pour cette raifon ne pouvant
fe contracter, ces fibres ferment l'orifice
fupérieur, & retréciffent beaucoup l'inférieur.

Si l'on veut dépoüiller l'eftomach de fa
membrane externe, il fuffit de le plonger
dans de l'eau tiéde, ou même bouillante,
de lier le pylore & l'éfophage, & de fouffler enfuite ce vifcere, jufqu'à ce qu'il foit
auffi gonflé, qu'il peut l'être après un repas
ordinaire.

Cellulaire. C'eft précifément où le ventricule reçoit fes plus grands vaiffeaux, que la
membrane cellulaire venant avec eux, va fe
placer entre la tunique externe & la mufculeufe, & fouvent on voit de la graiffe dans cette
tunique. Mais elle n'environne pas tout ce vifcere, étant courte & coupée en apparence, comme dans les inteftins ; la membrane charnuë
externe, tient dans fa plus grande partie à l'enveloppe que fournit le péritoine, fans être féparée par aucune autre tunique.

Fibres. Notre Auteur qui fuit ici Willis,
renverfe l'ordre ordinaire des couches ; &
c'eft ainfi qu'il explique la digeftion, avant
que d'avoir expofé la ftructure du ventricule.
Autant d'Ecrivains, autant de diverfes méthodes. Il ne faut pas cependant fe difpenfer
de donner la defcription qui eft aujourd'hui
la plus reçûë.

La premiere couche des fibres charnuës, ou de la tunique muſculeuſe du ventricule, eſt formée par ces fibres qui partent de l'éſophage même, s'étendent par toute la circonférence du ventricule, dot elles ſuivent la longueur juſqu'au pylore. Elles ſont grêles & foibles. Parvenuës au pylore, elles adhérent ou tiennent à la tunique externe, par deux bandes tendineuſes, ou ligamenteuſes, comme celles du colon.

Enſuite les fibres orbiculaires de l'éſophage, qui l'entourent comme un ſphinéter à ſon entrée dans l'eſtomach, donnent d'autres fibres épaiſſes, très-fortes, dont les unes marchant en ligne droite, ſuivent l'intervalle des orifices, & vont au pylore, & les autres ſe jettent obliquement en bas, ſe repandent par les deux plans du ventricule, forment en quelque ſorte des braſſelets lâches, mais épais ; de ſorte que Willis a tort de les repreſenter continuës.

Quant aux fibres internes, celles qui forment la ſeconde couche, & touchent la tunique nerveuſe, elles ſont perpendiculaires à la longueur de l'eſtomach, qu'elles entourent par des cerceaux, dont les plus petits ſe trouvent à l'extrémité du gros cul-de-ſac de ce viſcere. D'autres cercles concentriques aux précédens s'augmentent, ou s'agrandiſſent, chemin faiſant, juſqu'à ce qu'ils viennent à environner d'une façon oblique, & l'intervalle des orifices, & l'eſtomach. Comme ces fibres ſont lâches & ſéparées par des aréoles, il y a d'autres fibres jettées çà & là, qui les joignent, & les aſſujetiſſent.

Parmi ces fibres, les premieres, qui ſont *droites*, retiennenent preſque toutes les aueres, & rendent l'eſtomach un peu plus court. Celles qui rempliſſent l'interſtice des orifices ferment l'éſophage par un double faiſſeau, embraſſant l'orifice ſupérieur en ſens con-traire, comme ſi elles formoient deux crava-tes, approchent cet orifice du pylore, qu'el-les reſſerent en même-tems. Mais les fibres *obliques*, par rapport aux courbures, portent & arrêtent les alimens en arriere. Enfin les *tranverſes* pouſſent peu à peu les matieres vers le pylore, commençant leur jeu dès le fond de la groſſe courbure.

Spirales. C'eſt auſſi l'avis de Santorini ; mais il paroît plutôt que ce ſont des cercles qui ſe coupent obliquement, comme l'a fait voir M. Helvetius dans un Mémoire donné à l'Academie. Ces cercles en ſe contractant étréciſſent la capacité du ventricule, & com-priment par conſéquent les alimens. Ils n'a-giſſent pas tous enſemble, mais par ordre, ſucceſſivement, en commençant à l'éſopha-ge, &c. comme on l'obſerve dans les chiens vivans.

Fortes. Ces fibres ſont peut-être vingt fois plus fortes que les précédentes, elles forment une couche qui a à peine quatre doits de lar-geur. Il ne faut pas juger de leur ſtructure dans le vivant, parce qu'on voit dans les ca-davres, où elles paroiſſent ſéparées, lâches, & comme rompues. Ne trouve-t'on pas dans ceux qui meurent d'une mort violente, le ventricule fort étroit, & preſque auſſi mince qu'un inteſtin ? N'obſerve-t'on pas la même choſe dans le colon ? L'eſtomach refroidi s'enfle, ou ſe gonfle juſqu'à un certain point : la veſſie urinaire ſe contracte quelquefois dans le vivant, juſqu'à devenir auſſi groſſe, ou épaisse qu'une noix. Quelle prodigieuse extension que celle de la matrice, sans perdre pour cela de son épaisseur dans la grossesse ! Nous avons vû dans cette Ville le canal intestinal tellement atrophié, ou amaigri tellement reduit à rien, & occupant si peu de volume, qu'on eut bien de la peine à le trouver ; certainement s'il eut été possible de vivre sans intestins, on eut crû que la personne dont il s'agit n'en avoit point absolument. Elle étoit morte d'une Hydropisie enkistée entre les deux lames du pérytoine ; de sorte que la lame interne cachoit le canal intestinal, & sembloit même colée à l'épine du dos. Tous ces exemples font voir combien la nature se voile à nos regards après la vie, & prouvent que quelque soit le paquet des fibres, dont on parle dans le cadavre, il se contracte avec vigueur dans le vivant, & d'autant plus que le viscere LXXXV. est plus plein, **ou** plus fortement tendu ; les fibres dont on **a** parlé, qui se détournent obliquement du faisseau droit, n'aident pas peu cette action. Ces mêmes fibres diminuent la longueur de l'estomach, approchent & resserrent les orifices : d'où il arrive que lorsqu'il est trop rempli, il ne peut se désemplir, mais reste douloureusement tendu, jusqu'à l'Apopléxie, ou la mort, ou ce qui arrive le plus souvent, jusqu'à ce que ces fibres venant enfin à se relâcher permettent enfin aux alimens d'enfiler la voye du pylore : elles ne commencent à agir que lorsque le viscere est médiocrement plein, & telle est leur importante utilité, qu'elles forcent les matieres d'y séjourner ; ce qui n'arrive pas, lorsqu'elles manquent de forces ; car alors loin que les alimens s'arrêtent pour donner le tems aux solides & aux fluides de les digérer, elles coulent dans les inteſtins, & preſque auſſi-tôt par les ſelles, ſans être aucunement char-gées, mal fâcheux, dificile à guérir, & qu'on nomme *Lienterie.*

§. LXXXII.

Cette tunique eſt encore environnée de la membrane cellulaire, (81.) & d'une autre derniere qui les recouvre toutes, qui eſt fort vaſculeuſe à la partie (*a*) convexe, compoſée à ſa ſurface (*b*) concave de fibres paralelles à ſa longueur, leſquelles ne peuvent que ſer-vir à la retrécir & la diminuer.

Cellulaire. Cette membrane eſt compoſée de fibres & de petites lames blanches qui ſe dilatent avec une grande facilité, & qui ont plus de délicateſſe que de ténacité. Elles ſont entrelaſſées, & forment par ce moyen de pe-tites loges ou cellules d'une infinité de figu-res différentes, ouvertes de mille façons dif-férentes, les unes dans les autres. C'eſt dans ces cellules que s'épanche la graiſſe, ou l'eau des Hydropiques, verſée par les extrêmités arterielles. Cette membrane ſuit dans tout le corps humain les vaiſſeaux, les nerfs, les muſcles, s'étend de la peau juſqu'au périoſ-te, & reçoit l'injection d'eau, ou de mercu-re, comme la graiſſe. Les cellules de cette tunique communiquent donc entre elles, de

(a) W*ill.* au même lieu T. 1.
(b)W*ill.* au même endroit T. 2.

façon que de l'une dans l'autre, l'air & les eaux peuvent monter & descendre de la tête aux pieds, & des pieds à la tête. Ce qui donne la raison de ces emphysèmes monstrueux, & quelquefois mortels, qui se forment au moyen d'une playe, par laquelle l'air peut se répandre de la tête jusqu'aux pieds : on conçoit en même-tems pourquoi les eaux de la poitrine même peuvent sortir par toutes les jambes, soit qu'on les scarifie, qu'on y applique les vésicatoires, un cautere actuel ou potentiel, cela exprès, ou par hasard, comme on l'a vû dans un homme attaqué d'une anasarque, qui dormant en Hyver auprès de son feu, se brûla le pied, de sorte que toutes les eaux s'évacuerent par cette brûlure. On comprend encore par-là pourquoi un abscès au scrotum a souvent procuré la guérison de l'Hydropisie, & comment les Bouchers enflent leurs Bœufs, pour les faire paroître plus gros, & les vendre plus cher.

On a donné le nom d'adipeuse, à cette partie de cette membrane qui se trouve sous les tégumens, & dont tout le corps est enveloppé. L'autre partie qui est plus mince, se trouve cellulaire. M. Boerhaave a donné une belle description de cette membrane dans sa Préface de l'Aphrodisineus. Malpighi me paroit le premier qui a fait mention de sa partie cellulaire, dans son Traité de l'épiploon, où il dit des choses utiles sur son tissu, ses vaisseaux & son huile, quoiqu'on n'admette pas les vaisseaux adipeux de ce célebre Observateur. Après lui, c'est M. Ruysch qui s'est appliqué avec le plus de succès à la découverte de cette même membrane qui porte son nom, parce qu'il

l'a bien décrite il y a environ cinquante ans,
& par conséquent avant M. Winslow, dans
les intestins grêles, dans le scrotum & dans
tout le corps Nous remettrons au §.
CCCXCVI. à exposer ses usages, & nous
nous contenterons de dire ici que lorsqu'elle
vient à se gangrener, la partie reste immobile, comme notre Auteur l'a observé dans
un Orfévre qui ayant eu la cuisse gangrenée,
ne put plus s'en servir, après la guérison
même de la gangrene ; & lorsqu'elle est trop
remplie de graisse, on est dans l'impossibilité
de se mouvoir, dans la nécessité d'être souvent réveillé par divers artifices, on peut
même pour cette seule cause avoir la gangrene, tomber en apoplexie, &c. tant la
trop grande réplétion suffoque & nuit. J'ob-
serverai en dernier lieu avec mon cher &
premier Maître en Anatomie, M. Hunauld,
que les cellules les plus proches de la surface
interne de la peau sont toujours celles qui se
remplissent d'huile les premieres, ce qui fait
soupçonner qu'un des premiers usages de cette tunique est de rendre la peau souple, dou-
e, propre au tact & à la transpiration. Sur
loi on peut voir les observations que cet il-
stre Professeur a données à l'Académie.

Externe. L'ésophage passant par le diaphrag-
ie, a une longue adhérence au péritoine,
ui en cet endroit s'étend sur le ventricule,
& tient même tellement au diaphragme par
des fibres, que Wepfer dit y avoir vû les
ibres droites de l'estomach attachées; &, si
on en croit M. Winslow, autant que son
nom le demanderoit, des faisseaux charnus
s'étendent du diaphragme à l'ésophage mais M.
Haller, & surtout M. Senac, qui a examiné cela

fort attentivement, diſent n'avoir jamais apperçûs ces paquets de Winſlow. Enfin le grand
& le petit épiploon ſe continuent très - viſiblement à la membrane externe du ventricule (CCCXXX.)

Vaculeuſe. Les vaiſſeaux repréſentés par Willis, ſemblent appartenir à la premiere cellulaire ; car le péritoine, & toutes ſes productions n'ont que des vaiſſeaux très-délicats.

Fibreuſe. Ce ſont les fibres de la premiere
couche du ventricule. Au reſte cette production du péritoine eſt auſſi ferme que lui, &
lorſqu'elle eſt bleſſée, la tunique muſculeuſe
ſe gonfle par l'air, ou fait du bruit.

§. LXXXIII.

Par conſéquent quoique ces fibres ne
puiſſent pas vuider tout - à - fait l'eſtomach, elles ont aſſez de force pour fermer, en ſe contractant toutes enſemble,
les deux orifices du ventricule, qui s'é-
toient déja naturellement (*a*) retrécis
par le gonflement de l'éſophage, & du
duodenum à leur inſertion ; c'eſt par la
même action qu'elles preſſent fortement
les matieres qui diſtendent le ventricule,
les mêlent, les broyent par un mouvement vermiculaire, les expoſent à l'action des parties qui les environnent, retiennent leur portion la plus épaiſſe, l'at-
tenuent, pouſſent les parties les plus flui-

(a) *Veſal.* V, 111, page 413. fig. 16. h. k. *Ruyſch*
Cat., Rar., page 152.

des

des vers ce (*a*) fond qui eſt avant le pylore , lequel pylore va toujous en montant , (*b*) s'éléve en en haut , & eſt retréci par ce fond , tant par la propre épaiſſeur intérieurement formée en cet endroit que par ſa double (*c*) rétrofléxion vers le dos ; & par l'introduction de l'inteſtin duodenum, qui eſt plutôt reçû au-dedans de la cavité du pylore , qu'il n'en eſt (*d*) la continuation. Cependant (*e*) le pylore eſt moins fermé & moins élevé que l'orifice ſupérieur. De-là , enfin les alimens paſſent dans l'inteſtin duodenum , mais lentement, en petite quantité à la fois , ſous la forme d'une matiere cendrée , tenuë, fluide , ſubtile & coulante.

Telles ſont les bornes de la contraction des muſcles, qu'elle ne ſe peut faire que juſqu'à un certain point. Suivant M. Boerhaave, l'eſtomach retient quatre ou cinq onces de liquide dans ſa cavité, ſans que jamais il puiſſe ſe contracter ſur elles, & les chaſſer, & quoique fort affaiſſé dans le cadavre, il peut recevoir cinq & même huit onces de li-

(a) *Euſtach.* T. 10. F. 1. 2-5. 41-50. *Veſal.* 5. F. 14, 15. H. L.
(b) *Euſtach.* T. 10 F. 2. 52-40. *Veſal.* 5. F. 14, 15. H.
(c) *Euſtach.* T. X. F. 2. 53-41. *Veſal.* 5. F. 13, 5, 14, 15. H. P.
(d) *Euſtach.* Tab. X. fig. 2. 54. $\frac{1}{1}$. 41.
(e) *Euſtach.* T. 10. F. 1, 2, 3.

quide, ou de folide, fans une dilatation fenfible. Valceus au contraire, & Wepfer foutiennent que deux onces le font fe contracter, & Haller aſſure avoir vû ce viſcere tout
à fait vuide dans un homme qui paſſoit pour
être mort de froid & de faim : je l'ai auſſi
trouvé abſolument vuide dans un enfant
mort ces jours paſſés d'une petite verole
pourprée. Quelque part que s'attachent des
fibres circulaires, il ſemble donc qu'elles ne
puiſſent anéantir, à force de ſe contracter,
toute la cavité qu'elles forment. C'eſt un
théorème démontré, ſi on en croit notre Auteur, par M. Bernoülli le pere, qui a borné
la plus grande contraction de la fibre aux $\frac{2}{5}$
du tout, comme Keil la réduite après lui. Et
Bernoülli le fils a fait voir que la contraction du muſcle droit de l'œil n'excede pas
les $\frac{1}{7}$ de ſa longueur, d'où il inſére que l'aire
de chaque cercle qui coupe l'eſtomach, di-
minuë ou ſe reſſerre de 121 à 81 ; c'eſt-à-dire
des $\frac{1}{3}$. Mais l'expérience nous apprend que
l'anus, & le pharinx ſe ferme tout-à-fait ;
que les arteres, la veſſie urinaire, les inteſtins aboliſſent la plus grande partie de leur
cavité. Eſt-ce qu'une contraction modique,
répetée dans les fibres d'un polygone, qui a
une infinité de côtés, produit le plus grand
reſſerrement, comme le penſe Pitcarn ? On
ſçait que de violens ſpaſmes ont entierement
anéanti la capacité de l'eſtomach, ſuivant
l'obſervation de Wepfer & de Winſlow. Mais
il n'eſt pas moins vrai que le ventricule,
dans l'état naturel, ne peut abolir tout ſon
diamêtre, & ne peut agir ſur les alimens, que
lorſqu'il en contient une certaine petite quantité que je n'oſe définir, & dans laquelle il

ne se fait point de compression ; car une corde ne se contracte qu'autant qu'elle a été un
peu tiraillée, & elle cesse de se contracter,
dès qu'elle a repris sa longueur naturelle. Il
est donc fort rare que l'estomach applique
immédiatement une parois à l'autre, & se
vuide tout à fait. On en peut juger par cette
expérience. Après avoir soufflé & gonflé
d'air l'estomach, approchez-le du feu, pour
lui donner plus d'expansion, piquez-le ensuite, l'air sortira, mais il en restera toujours
un peu. La même chose réussit avec de l'eau.
Il est vrai que dans le vivant le diaphragme &
les muscles abdominaux peuvent beaucoup
plus diminuer la capacité du ventricule,
qu'on ne le remarque, quand on a détaché
du corps ce viscere. De tout cela, on peut
conclure que l'action du ventricule ne consiste pas dans le broyement seul ; car l'expérience nous apprend qu'une cueillerée de
boüillon passe plus aisément dans le duodénum, qu'un morceau de bœuf, sans que cependant ce liquide essuie aucune trituration ; & en général moins on prend de choses à
la fois, & mieux on les digere. D'ailleurs l'es-
thomach ne peut broyer qu'alternativement,
puisqu'il se contracte & se dilate tour à tour ;
dans le premier cas, il agit, il presse, exprime, étrangle, pour ainsi dire, les alimens
dans un petit espace ; dans le second, plus à
l'aise, ils ne sont soumis qu'à la pénétrabilité
dissolvante des sucs. Tout cela a été cent &
cent fois observé en donnant des vomitifs à
des chiens, à des cochons, qui ont l'estomach membraneux, comme celui de l'homme.

Etrécis. L'orifice supérieur est garni de ri-

des épaiſſes qui forment une eſpece de couronne, par laquelle l'éſophage eſt reſſerré à
ſon entrée, & de plus cet entonnoir eſt fermé
par ce paquet fibreux dont il a été parlé,
qui eſt comme jetté entre les orifices. Le pylore eſt garni d'un anneau qui avance, reſſemble à l'orifice de la matrice, eſt formé
d'un faiſſeau de fibres charnuës fortes, qui ſe
joint à la membrane nerveuſe & veloutée,
qui entrent auſſi dans ſa compoſition. Ce paquet de fibres autrefois remarqué par Véſale,
a été bien décrit par Wepfer, il paroit même en dehors. Quand il eſt deſſeché, il a la
forme d'une membrane fine. On ſçait, à n'en
pouvoir douter, que le pylore ſe ferme exactement. Peyer ayant coupé le pylore d'un
liévre, ne vit rien couler du ventricule.

Fortement. C'eſt ce qu'on obſerve dans les
animaux vivans, le ventricule même ſéparé
du corps. Le vomiſſement ſe fait auſſi, le diaphragme étant coupé, par les ſeules forces
du ventricule. Cependant cela ſe voit mieux
dans les inteſtins.

Broyent. Non par ce mouvement propre
que M. Hecquet adopte dans ſon Traité de
la trituration, comme on l'a dit, mais par
les autres cauſes déja détaillées ci-devant.

Vers. L'eſtomach commence ſa contraction
à l'orifice gauche, tandis que tout le côté
droit eſt lâche, enſuite les parties qui ſont
un peu plus à droite ſe mettent en jeu par
ordre les unes après les autres, juſqu'au pylore qui ſe reſſerre le dernier, & qui n'a pas
plutôt chaſſé les matieres, que tout recom-
mence de la même maniere, comme une
ſorte de circulation, juſqu'à la mort.

Fonds. Sinus, ou *antre* du pylore, ainſi

nommé par Willis; quoique cette petite particule se trouve quelquefois, on ne la trouve pas assez distincte pour mériter un nom. Les figures mêmes de Willis ne montrent rien de semblable à un antre, rien qui ne s'accorde avec les meilleures observations, qui font que l'estomach prenant du côté de la rate une naissance conique, se dilate jusqu'à l'entrée de l'éfophage, & un peu au-delà, alors s'amincissant & se resserrant peu à peu, il se fléchit & monte en arriere vers la partie le plus à droite de la grande courbure, tandis que la petite courbure se tourne elle-même du côté droit & postérieurement : ainsi le ventricule s'étrecit peu à peu sans aucun sinus intermédiaire.

8. *Tout-à-fait.* Plus dans l'estomach vuide que plein. Euftach. T. X. f. 2.

Double. Telle est la rétroflexion du ventricule vuide, que le duodenum descend tout-à-coup du pylore montant, & forme en arriere un angle très-aigu, qui s'augmente dans l'estomach plein.

Reçû. Au contraire l'anneau se prolonge du ventricule vers le duodenum sous la forme d'un entonnoir, comme Winflow nous l'apprend.

Moins fermé. Dans le mouvement périftaltique naturel, il n'y a aucune crainte de ce flux ou de regorgement des matieres par l'éfophage. Dans le tems de l'inspiration, & même un peu après, cet entonnoir se trouve exactement fermé par les piliers du diaphragme & par sa propre contraction; d'ailleurs outre qu'il réfifte encore par son propre poids & sa situation perpendiculaire, la cloifon musculeufe du bas-ventre & ses muscles,

furtout le tranfverfe, s'applatiffent **avec**
force fur le ventricule ; enfin les alimens
font fluides dans l'eftomach, ils s'échape-
rent donc par le lieu où il y a moins de réfiftance, je veux dire par le pylore. **Dans**
le mouvement qui fe fait alternativement en
fens contraire, les rides de l'orifice fupérieur, les fibres croifées qui lui fervent de
cravatte, tout ferme l'éfophage.

Cendrée. Elle ne devient blanche que dans
le duodenum.

§. LXXXIV.

Dans plufieurs animaux, la digeftion
ne fe fait prefque que par ce feul mouvement, (*a*) qui dans eux eft fi confidérable, qu'il fe fait (*b*) entendre, &
(*c*) fe manifefte par fes effets. Or fi l'on
compare la fabrique nerveufe & mufcu-
culeufe de notre eftomach, avec celui
des animaux (*d*) qui lui reffemble, on
ne fera pas difficulté de croire qu'il
fe fait en nous un pareil mouvement
(83).

L'autruche & les autres oifeaux granivores avalent de petits morceaux de verre qu'ils
rompent avec bruit, & dont ils émouffent les

(a) *Harv.* de Gener. An. page 21. Edit. Lond.
Peyer. de Anat. Ventriculi Gallin, page 57, &c.
(b) *Borell.* Mot. An. page 2. c. 16.
(c) *Sagg.* d'Efper. 288.
(d) *Wefp.* de Cic. Aq. page 88, 176, 177, 179,
221, 297. *Rhedi.* Experien Nat. page 96.

pointes ; ce bruit se fait entendre dans les faucons & dans les aigles qui ont long-tems jeûné, ce qui paroît d'abord d'autant plus singulier & surprenant, que ces oiseaux ont un ventricule membraneux, comme celui de l'homme. Mais l'étonnement doit cesser, en faisant réflexion que ces animaux sont très-voraces, & que c'est après une longue diette que ces observations ont été faites, de sorte que les fibres redoublent alors d'action, & on peut entendre jouer les frottemens & les ressorts devenus plus animés. D'ailleurs la tunique musculeuse n'est point énervée par tant d'humeurs dans ces oiseaux, que dans l'homme. Quant à l'émoussement des pointes, c'est une observation faite dans les poules par Vanhelmont. Mais voici quelque chose qui surprend encore davantage. On a vû dans les poules d'Inde des noyaux d'olives, des pistaches, des noisettes entieres, brisées, moulues, des cristaux pulvérisés & changés en liqueur laiteuse, & cela en peu d'heures, si ce sont des globules creux, & avec le tems, si ce sont des cristaux solides. Nous avons parlé ci-devant des monnoyes de cuivre polies à leur surface convexe, & si on joint à tout cela les verres polis, rongés, les pieces de monnoyes ratislées & pleines de sillons, on sera convaincu de la réunion des deux forces digestives, je veux dire le ramolissement & la dissolution par les sucs, & l'enlevement ou le ratislement des parties amollies & fonduës, par la trituration des fibres solides.

Il est faux que l'Autruche digere le fer ; c'est une ancienne opinion que Borelli a renouvellée, & qui seroit suffisamment réfutée, par cette obfervation, qui eft qu'une certaine quantité de pierres, & de pieces de monnoye qu'on fait avaler à cet animal le font périr, comme Vanhelmont le raconte de fon coq, qui mourut dans des vertiges, & des convulfions étonnantes ; il l'ouvrit, & trouva une petite pierre qui bouchoit le pylore. Que l'Autruche avale des morceaux de pierre & de fer, cela lui eft commun, avec les poules qui choififfent les cailloux raboteux, & pleins d'inégalités, & rejettent ceux qui font polis, afin que par le broyement de ces corps durs, avec les alimens, la digeftion fe faffe avec plus de facilité ; ce que l'expérience confirme, puifque les poules qui avalent un plus grand nombre de ces petites pierres digerent mieux que les autres. Il ne feroit pas au refte furprenant que l'Autruche pût diffoudre des corps, que leur dureté met à l'abri des atteintes de l'eftomach de l'homme ; car outre que cet animal a un ventricule armé de mufcles très-forts, il a véritablement un jabot, ou un fac, où les alimens font reçûs dans l'éfophage, un fac qui eft quelquefois joint à l'eftomach, & quelquefois fe trouve fous ce vifcere, auquel de ce jabot l'éfophage remonte. Ce qui fait une ftructure affez finguliere, & prouve en même - tems que les alimens doivent effuyer dans le jabot, avant que d'arriver au ventricule tout ce que nous avons fait voir (LXXVII.) dépendant de la ftructure de cette partie.

Semblable. Plufieurs grands hommes fe font perfuadés que la digeftion fe faifoit dans l'homme par une trituration femblable à celle qu'ils avoient obfervée dans les oi-

feaux. Erafiftrate parmi les Anciens ; Pitcarn, Hecquet pami les Modernes, ont em-
braffé cette opinion, dont M. Morgagni ne
paroit pas fort éloigné. Mais ils auroient dû
confidérer, que puifque la fabrique n'eft pas
la même, les effets doivent être auffi différ-
rens. On a vû que l'homme n'a que des fibres charnuës grêles, foibles, énervées par
un velouté, très délicat, & qu'au contraire
l'eftomach des oifeaux eft comme un bouclier mufculeux, calleux, prefque cartilagineux, très-fort, & féparés en deux portions, entre lefquelles les plus durs alimens
font vrayement moulus.

Borelli (pour paffer maintenant à la force
du ventricule) avoit fait monter celle du coq
d'Inde à 354 ℔. Pitcarn voyant ce que le
mufcle fléchiffeur du pouce pefoit, (112
grains) & la force abfoluë qu'il croyoit en ré-
fulter, eftimant la force des mufcles en raifon
compofée de leur longueur, largueur & profondeur, c'eft-à-dire de leurs poids, donne au
ventricule de l'homme une force de 12951 ℔,
parce qu'il pefe, à ce qu'il croit, communément huit onces. C'eft fur ce principe, que
voyant que les mufcles du bas ventre, & le
diaphragme pefoient 15126 grains, il leur donnoit une force de 461219 , & 3720 ℔ au fléchiffeur du pouce, dont on vient de parler.
Mais le principe étant faux, que fert l'exactitude de la regle de trois, & de tous les calculs ? 1°. Bartholin eftimoit que l'eftomach
ne pefoit gueres qu'environ dix - huit dragmes, & c'eft du moins faire trop monter fa
péfanteur, que de la fixer à huit onces. 2°.
Deux mufcles qui péferoient également,
n'auroient pour cela la même force, parce

que cela dépend des fibres plus ou moins longues , courtes , ſerrées, lâches , & recevant
plus ou moins de ſang & d'eſprits. De plus,
3°. ce n'eſt que la plus petite partie de l'eſtomach qui ſoit muſculeuſe, puiſque la tunique veloutée , la tunique nerveuſe , & la
graiſſe forment le plus grand poids. Enfin ,
Pitcarn auroit dû ſe ſouvenir que l'homme
ne peut broyer la coque des noiſettes , l'écorce des raiſins , des pois , qui n'ont point été
mâchés , pour ne rien dire de tant d'autres
choſes dures, qu'on peut facilement écraſer
par le poids de quelques onces : & ſi dans
l'homme il ſe fait quelque trituration d'une
certaine force , qui aille juſqu'à polir enfin
une petite pierre , à force de l'avaler ſouvent , comme on le raconte ; ce ne ſeroit
point à la propre action de l'eſtomach qu'il
faudroit rapporter cet effet , mais aux forces
muſculeuſes étrangeres au ventricule , & dont
nous parlerons (LXXXVI.)

M. Aſtruc examinant la force de l'eſtomach , a donné dans un excès contraire ; il
a voulu tout - à - fait la retrancher. Il conſidere le ventricule comme un cercle , ou un
polygone compoſé d'angles infiniment petits ;
il prend le ſinus verſe d'un de ces angles , &
fait voir que la contraction de ces angles
produit une preſſion, qui eſt comme le ſinus
verſe d'un de ces angles , à l'égard du diamétre total ; or comme le ſinus verſe eſt infiniment petit à l'égard du diamétre , il ſuit , ſuivant le raiſonnement de M. Aſtruc, que la
preſſion de l'eſtomach eſt infiniment petite.
Mais tout cet uſage géométrique ne forme
qu'un ſophiſme, que Grégory , Pitcarn , Senac , & autres habiles gens ont ſolidement

réfuté. Pitcarn furtout a attaqué M. Aftruc avec plus de vivacité que de politeſſe ; il fal- loit pardonner aux efforts que fait un jeune Auteur ; car il dit qu'il étoit fort jeune, quand il publia fon Traité de la digeſtion, & l'amertume avec laquelle il ſe plaint, des in- vectives groſſieres de Pitcarn, ne paroît pas mal fondée.

Animaux. Elles n'égalent point les forces des poiſſons & des oiſeaux. Le foin dont les bœufs ſe nourriſſent, quoique plus robuſtes que l'homme, conſervent dans les inteſtins leur ſtructure fibreuſe, qui n'eſt changée qu'autant que les fibres ont perdu leurs ſucs, & ſont ſéches. Si le chien digere les os, c'eſt qu'il les broye d'abord avec le tems, & en- ſuite les amollit dans le ventricule, où, trois jours après on les trouve quelquefois cartila- gineux ; grande preuve de macération, ou d'amolliſſement, tel qu'il s'en fait dans la machine de Papin, & non de trituration, comme le démontrent auſſi-bien ces obſerva- tions d'os avalés par des chiens affamés, & rendus ſans aucun changement par les ſel- les. Cependant il faut convenir que les for- ces de l'eſtomach des animaux dont il s'agit dans le texte, ſont aſſez fortes. Le pylore eſt quelquefois ſi reſſerré, qu'on diroit que c'eſt un cartilage, tant il eſt dur. Wepfer a vû un loup vomir, par la ſeule contriction du ven- tricule ; M. Boerhaave à vû l'éſophage ſe rompre à force de vomir, &c. Mais ces mou- vemens violens ſurpaſſent de beaucoup ceux de nos digeſtions ordinaires.

§. LXXXV.

Ne conçoit - on pas encore de - là, pourquoi l'estomach se vuide quand on n'a pris que peu d'alimens ou de boissons ? Pour quelle raison rien ne se digere, quand il est trop plein, rien n'en sort, tout y reste long-tems, & l'en vomit les matieres crües ? D'où vient les liqueurs qu'on avale d'un seul trait avec trop d'avidité, y restent si opiniâtrement ? & quand ?

Se vuide. Si le ventricule est trop plein, le faisseau de fibres droites qui va d'un orifice à l'autre (LXXXI.) est alors fort tendu, en conséquence de quoi l'entrée & la sortie du ventricule sont fermées. D'ailleurs ce viscere ne peut guéres triturer que la surface des matieres qu'il contient. Mais lorsqu'on a pris peu d'alimens à la fois, elles s'écoulent promptement, parce que les fibres droites dont je viens de parler demeurent flasques & dans l'inaction, & les matieres enfilent aisément les voyes ouvertes, d'autant plus que l'estomach, comme les intestins vuides, ont un mouvement péristaltique qui concourt avec l'applatissement du diaphragme à en faire descendre les alimens. Au contraire ce viscere étant fort gonflé, les alimens y séjournent sept ou huit heures, & même plus, soit que ce gonflement vienne de la masse ou de la raréfaction des matieres, car ces deux causes peuvent également le produire. Les fibres circulaires trop tiraillées, fans reffort, paralytiques, laiffent les orifices fermés, c'eft ce qu'on a vû dans un chien à qui on avoit fait prendre une noix vomique, dans un loup qui avoit mangé de la ciguë aquatique, les ventricules de ces animaux avoient les orifices fermés, à force d'être diftendus. Mais dans l'homme après bien des anxietés les orifices fe relâchent, le pylore s'ouvre & l'éfophage auffi, dès que les fibres droites jettées entre les orifices, ceffent d'être en fouffrance ou trop comprimées. C'eft ce qu'on éprouve dans l'inflammation du ventricule, où l'on eft tourmenté de naufées continuelles, qui ne font fuivies d'un grand vomiffement que lorfque le ventre vient à fe relâcher par un minoratif, ou lorfqu'il fe fait une heureufe réfolution, ou lorfqu'enfin le mal a dégénéré en gangrene.

Mais à mefure que les fibres droites fe relâchent, les circulaires fe remettent peu à peu à leur ton, agiffent, pouffent le volume qui les gène, & c'eft ainfi que les matieres s'échappent tantôt par en haut, tantôt par en bas, fuivant qu'il y a plus ou moins de réfiftance dans un endroit ou dans l'autre. Mais c'eft furtout les rots qui aiment pour ainfi dire à s'élever, qui femblent attirer les matieres indigeftes & les forcer de regorger par l'éfophage; regorgement honteux, quand il eft l'effet de la crapule, comme Ciceron le raconte du Conful Antoine qui, le lendemain d'une débauche infecta tout le Sénat de fes vomiffemens.

Il faut donner ici une idée plus claire du méchanifme fuivant lequel on vomit. Le vomiffement fe fait, ou par la feule action de

l'eſtomach, les fibres commençant à ſe mettre en jeu au pylore, & continuant ſucceſſivement & directement en haut, ou par le
concours de l'action du diaphragme, dont
l'eſtomach peut cependant ſe paſſer. Je ne
refuſerois pas l'aſſociation des muſcles du
bas-ventre; mais je penſe avec Haller que
la tragédie commence par le ventricule qui
les met en branle, en ce qu'il éprouve &
ſent lui ſeul l'action des émétiques, qu'il
communique & propage aux muſcles par la
correſpondance des parties, moyennant quoi
les muſcles irrités, mis en mouvement, agiſſent, tandis que la cloiſon tranſverſe ſe re-
poſe, (cloiſon qui ſans contredit peut ſe
mettre à ſon tour de la partie, par la même
union ſympathique des fibres dont on a parlé
LXXXII.) & n'exprime point le ventricule, mais laiſſe enfin paſſer ce qu'elle a exprimé. Ce que je viens de dire peut encore
ſe confirmer par l'exemple de ceux qui vomiſſent volontairement & ſans aucune irritation, & je n'ai garde de croire que l'expérience de Bayle & de Chirac concluë ce que
veut M. Senac d'après eux, & qu'elle réfute
aucunement les bons yeux de Wepfer: car
c'eſt préciſément parce que l'eſtomach eſt
trop vivement agité & tendu, que le doigt
y ſent peu de mouvement. Le ſublimé corroſif eſt un poiſon que nous pouvons comparer à la noix vomique & à la ciguë, en
ce qu'il produit les mêmes effets dont on a
parlé, je veux dire ferme ſpasmodiquement
les orifices. Ainſi il n'eſt pas ſurprenant
qu'en ces états l'eſtomach paroiſſe tranquille,
il perd toute action par l'excès du gonflement. Ce que M. Senac ajoute que les

*mufcles agiſſoient avec une violence extraor-
dinaire*, eſt une ſuite auſſi néceſſaire de la
correſpondance des parties miſes en branle par
l'irritation de l'eſtomach, mais toutes ces
fortes contractions ne démontrent nullement
qu'elles ſoient la cauſe du vomiſſement.

Cruës. Les fibres droites ſont celles qui
conſervent leurs forces plus long-tems, parce qu'elles ſont naturellement robuſtes, voiſines les unes des autres, & ſe tirent conſéquemment avec plus de vigueur. D'où il arrive que tandis que les fibres tranſverſes ſont
en repos & comme réſoluës, les droites continuent de ſe contracter & retiennent les matieres, juſqu'à ce que la compreſſion du volume des alimens ſur les nerfs & les arteres réſolve néceſſairement toutes ces fibres
(C C C C I.) Mais tout ce qu'on a avalé,
n'en eſt pas moins crud, pour avoir long-
tems ſéjourné dans le ventricule, parce que
la ſalive n'a pû paſſer librement par l'éſophage fermé, le ſuc gaſtrique n'a pû ſe filtrer à cauſe de la trop grande tenſion qui
empêche l'abord des humeurs dans les vaiſſeaux, pour ne rien dire du jeu des muſcles
ſuſpendu, & cependant ſi néceſſaire à les exprimer. Donc le viſcere tiraillé par la tenſion
extrême des fibres, amincis, faute de ſucs
qui en viennent enfler les parois, comme
lorſqu'il eſt vuide, ou ſe contracte librement
à la façon des muſcles, n'a plus d'action,
n'eſt plus capable de broyer, & voilà comment il faut concevoir les crudités dont on
parle ſi ſouvent, ſans en avoir aucune idée;
mais ces crudités ſont des changemens ſpontanés qu'eſſuyent les alimens, comme il leur
arriveroit hors du ventricule, elles ſeront

différéntes, comme la nature des choses dont
on usera, c'est à-dire que si les alimens sont
acescens, de nature fermentable, on aura
des fontes aigres, comme le vin qui se change en vinaigre, le lait qui se caille, &c. s'ils se
putréfient, comme les choses grasses, on aura
des fontes rances & nidoreuses; s'ils sont enfin flatueux, comme les fruits, la thérében-
tine, &c. on sera tourmenté de vents, de
rots, de borborigmes.

Liqueurs. Ceux qui boivent beaucoup de
vin à chaque fois, sont promptement eny-
vrés, & ne peuvent vomir; donnez au vin
le tems de passer, avant que d'en avaler de
nouveau, vous boirez davantage sans vous
enyvrer, & vous vomirez plus facilement,
parce que les orifices se fermeront moins,
suivant la méchanique des fibres droites dont
on a tant parlé. Mais comme le pylore se
resserre également par la qualité, comme par
la quantité des liqueurs, il suit que si les liqueurs sont froides, elles causeront la même
contriction spasmodique, & même ce qu'on a
observé quelquefois, des polypes de sang
qu'on ne peut mieux résoudre qu'en bûvant
de l'eau chaude nitrée, & en se faisant vomir.
Il n'est donc pas surprenant que les bûveurs
d'eaux minérales froides soient tourmentés
de gonflemens, d'anxietés, du sang qui porte
à la tête, le froid est un poison qui ferme
spas modiquement le ventricule. Au contraire si on a la précaution de faire un peu
chauffer ces eaux, comme font ordinairement les valétudinaires, ou même si les bûvant froides, on n'en prend que de petits
verres à chaque quart-d'heure, en se prome-
nant, l'eau passe avec une grande vîtesse,

& on en obtient toutes fortes de bons effets. Comme nous avons expliqué ailleurs le mécanifme de l'yvreffe, nous nous contenterons d'en affigner ici fes principales caufes qui font le gonflement de l'eftomach, la raréfaction du fang, & même la pléthore toujours occafionnée en quelque forte par des vins plus huileux & groffiers que légers & fpiritueux. Ce qui caufe une efpece d'yvreffe qui dure long-tems, tandis qu'on peut s'enyvrer deux & trois fois de vin de Champagne, comme je l'ai vû, dans un feul repas.

§. LXXXVI.

J'avouë que les caufes que je viens d'expliquer, peuvent vous paroître incapables de procurer aux alimens tous les changemens qui leur arrivent. Mais faites attention. 1°. A la chaleur continuelle du cœur, du foye, de la rate, de l'aorte, du pancréas, du méfantere, des arteres, des veines; en un mot des parties qui environnent l'eftomach, & qui lui communiquent de tous côtés la plus grande chaleur qu'il y ait dans le corps. 2°. A ces battemens fans nombre, de tant d'arteres proche du cœur, diftribuées à l'eftomach, au diaphragme, à l'épiploon, à la rate, au foye, au pancréas, au méfantere, au peritoine. 3°. Aux violentes (*a*) vibra-

(a) *Vefal.* v. 111, page 417. fig. 22. g. h. fig. 25.
P. Q.

tions de l'aorte qui eſt ſituée ſous l'eſtomach. 4°. A l'action des eſprits qui
ſont peut-être ici en plus grande (*a*)
quantité qu'en aucun endroit. 5°. A la
compreſſion continuelle , réciproque,
forte de preſque tout le peritoine, produite par le jeu du diaphragme,qui a une
(*b*)très-grande étenduë que je vais décrire. Il vient du côté droit à ſa partie inférieure , par un principe tendineux, qui
devient auſſi-tôt charnu , des trois premieres vertébres des lombes , & du côté
gauche ; il vient de la derniere & de la
pénultiéme vertébre du thorax, il monte
par des fibres droites , & devient bien-
tôt tendineux. A ſa partie ſupérieure ,
il naît par un principe membraneux,
fin , qui devient auſſi - tôt charnu , de
tout le bord des cartilages des côtes inférieures , & de la partie inférieure du
ſternum ; ſes fibres vont en deſcendant
vers le centre , ſe confondent vers les
précédentes, & deviennent tendineuſes ;
ainſi lorſque le diaphragme agit, de convéxe , il devient plane , & en conſéquence il diminuë la capacité du bas-
ventre , & des parties qui y ſont conte-

____

(a) *Veſal.* 5. F. 14 , 15. T. V.
(b) *Bartholin.* Struct. Diaphir. Cap. 1. 11 , &c.
Veſal. 2. T. 7. *Senac.* Ac. R. Sc. 1729. Hiſt.
122.

nuës ; ß. aux dix muscles abdominaux, qui se contractans tous ensemble, compriment fortement, & retrécissent le bas ventre sur lequel ils agissent par des mouvemens réciproques & considérables, comme on le voit par l'examen de ces muscles. Car 1°. (*a*) l'oblique externe vient, par un principe tendineux & charnu du bord inférieur des côtes, 5, 6, 7, 8, 9, 10, 11, 12 ; de-là en descendant il devient tendineux, se développe, forme une expension tendineuse sur les muscles droits, sur les obliques internes, sur les transverses, & va s'inserer à toute la ligne blanche, à l'os pubis, & au bord antérieur, supérieur de l'os des îles. L'oblique (*b*) inférieur, prend une origine charnuë de la circonférence de l'os des îles & du ligament de l'os pubis, ses fibres vont en devant, en en haut, horisontalement, en en bas, & ont une insertion tendineuse à la ligne blanche, au cartilage des 8, 9, 10, 11, 12, dernieres côtes. 3°. Le (*c*) pyramidal vient par un principe

(a) *Vesal.* l. 2. T. 1. 1. P. P. *Eustach.* T. 28, 26, 38. 23-27. T. 32. 26-43. 33-37. T. 35. 25-39. 30-39.

(b) *Spigel.* l. 4. T. 10. 1. L. L. *Eustach.* T. 32, 35, 44. 24-28. T. 35, 42, 30. 20-27. T. 36. 35-15.

(c) *Fallop.* Observ. Anat. page 431. *Bidl.* T. 32. F. 1. 1. R. *Vesal.* 5. 1. au-dessous de la lettre D. T. 5. n. *Eustach.* T. 33. 42-39. 39, 40.

charnu de la partie antérieure, fupérieure de l'os pubis, & va s'inferer,
après être devenu tendineux, à la ligne
blanche & à l'ombilic. 4°. Le (*a*)
tranfverfe prend une origine charnuë de
l'expanfion tendineufe des apophyfes,
tranfverfes des vertébres des lombes,
de l'épine de l'os des îles, du ligament
de l'os pubis, de l'extrèmité cartilagineufe des côtes, qui font au-deffous du
fternum, & va fe perdre par un large
tendon dans toute la ligne blanche, fous
le mufcle droit. 5°. Enfin (*b*) ce mufcle droit qui vient charnu du cartilage
Xiphoïde, des cartilages des deux dernieres côtes vrayes, de ceux des deux
côtes fauffes, fupérieures, eft compofé
de cinq parties, tentôt tendineufes, &
tantôt charnuës, & va enfin s'inferer à
la partie fupérieure, antérieure de l'os
pubis.

Incapables. Puifqu'une petite quantité d'a-
limens fe digere & paffe aifément dans les
inteftins fans effuyer aucune action mufculeufe (LXXXIII.)

Chaleur. Galien a comparé l'eftomach à
un rechaud plein d'un feu que le foye four-

(a) *Vefal*. l. 2. T. 5. l. Y. *Euftach*. T. 33. 41-32.
(b) *Spigel*. l. 4. T. 8. l. N. L. Tab. 9. l. l. b. T.
10. l. D. E. *Euftach*. T, 28, 43, 24. T. 3. 48-35. T.
32. 45-23. T. 33, 43-29,

nit. Hippocrate s'eſt toujours ſervi du mot
πεπσεως , & a enſeigné que la chaleur digéroit les alimens ; ainſi Galien n'a fait
que ſuivre & confirmer la doctrine de ſon
Auteur, & l'un & l'autre ont été ſuivis juſqu'au regne du ferment acide. Liſter a joint
la chaleur avec la putréfaction, Drake, avec
l'air enfermé. La chaleur peut commencer
des fermentations, des putréfactions, vola-
tiliſer les choſes fixes, réſoudre les choſes
coagulées, amollir les parties ſolides & en
tirer les ſucs. S'il n'y a pas de vrai feu dans
l'eſtomach, nous ne pouvons diſconvenir
qu'il n'y ait une très-grande chaleur, chaleur
quelquefois égale à celle du cœur, puiſqu'on
a vû le thermometre monter de 60°. à 88°.
dans le ventricule d'un jeune chat. Le cœur
porte ſur l'eſtomach, dont on ſçait qu'il n'eſt
éloigné par ſa pointe que de l'épaiſſeur du diaphragme. L'épiploon & le méſentere échauffent ce viſcere en deſſus & en deſſous ; à la
partie poſtérieure eſt l'aorte où paſſe un
fleuve de ſang bouillant ; un bain de vapeurs
chaudes s'eleve du ſein des entrailles. Or
pour apprécier les effets que nous venons de
donner à la chaleur, conſiderons celle de la
poule qui couve l'œuf ; aidée de la preſſion
de l'air, elle ſubtiliſe tellement le blanc
d'œuf, qu'il peut traverſer librement les
vaiſſeaux du cerveau d'un poulet naiſſant,
qui ſont d'un diametre infiniment petit. Ce
même œuf que trop de chaleur durcit dans
de l'eau bouillante, ſe fond dans le ſein
d'une jeune fille vigoureuſe, parce qu'elle
n'eſt pas plus chaude que la poule. Un trop
grand feu condenſe donc tout, tandis que
rien ne réſout mieux que la chaleur natu-

relle d'un corps ſain. Nous avons déja fait
voir que les viandes ſe corrompent avant
trois jours à la chaleur de l'air qui eſt inférieure à la nôtre ; que les vins ſe troublent
& ſe corrompent en peu de tems ſous l'E-
quateur. Le moût y finit toute ſa fermentation dans 24 heures. Il eſt donc plus clair que
le jour que la chaleur peut beaucoup dans
la digeſtion, mais nous ſommes bien éloignés de croire avec les Anciens qu'elle en
ſoit la ſeule cauſe.

Battemens. Tant d'arteres, & d'arteres aſſez conſidérables, les gaſtroépiploïques droite & gauche, la gaſtrique ſupérieure, les
vaiſſeaux courts artériels, l'artere ſplénique,
la céliaque, l'hépatique, la méſenterique
ſupérieure, &c. qui environnent l'eſtomach,
ou lui appartiennent en propre, ſe dilatant
& ſe contractant tour à tour, doivent fort
aider la digeſtion ; car en ſe reſſerrant, elles
approchent les parois de ce viſcere, & agiſſent par conſéquent ſur les alimens. Or,
l'eſtomach ſe trouve placé au milieu d'autres
viſceres remplis comme lui d'une très-grande
quantité de vaiſſeaux ; de toutes parts, il eſt
donc ſans ceſſe en butte à de pareilles actions,
un nombre innombrable de reſſorts lui donne
par heure plus de 3600 coups chacun, de
ſorte qu'il ſe relâche & ſe dilate autant de
fois dans le même tems, & conſéquemment
les matieres ſont toutes comprimées, exprimées, & tantôt laiſſées plus tranquillement
à elles-mêmes. Or on jugera des effets qui
doivent réſulter de-là, en faiſant attention
que l'eau qui tombe goute à goute perce le
plus dur rocher, & qu'ainſi une infinité de
petits battemens alternativement appliqués

peuvent en apparence produire le même effet que fi toute leur force étoit réunie, c'eſt-à-dire que comme une goutte d'eau qui tombe un million de fois d'une certaine hauteur ſur une pierre ou ſur du marbre, en détache les mêmes molécules, que ſi un million de gouttes tomboit à la fois, de même il ſemble qu'un battement d'arteres trois mille fois répeté doit agir ſur l'eſtomach, comme ſi 3000 battemens ſe faiſoient ſentir enſemble. Je dis, il ſemble, car il ne faut pas prendre à la rigueur ces ſortes de comparaiſons, dont notre Auteur ſe ſervoit dans ſes leçons pous donner des idées plus claires ; en effet ſi le poids de dix livres, par exemple, fait plier une fibre de dix lignes, une livre dix fois répetée, la fera plier dix fois d'une ligne ſeulement ; remarque de M. Haller qui n'eſt peut être pas encore tout-à-fait juſte, parce qu'une fibre à force d'être ſouvent pliée, obéit toujours de plus en plus à l'action perſéverante des mêmes cauſes qui la preſſent. Mais quoiqu'il en ſoit, jettons les yeux ſur les arteres du cerveau, les os du crâne ne pouvant croître dans l'endroit où elles ſont ſituées, en reçoivent des impreſſions profondes, qui y laiſſent des ſillons gravés. Il eſt vrai que cela ſe forme lorſque le crâne eſt encore tendre & mol ; mais par rapport à la délicateſſe de ſes vaiſſeaux, n'eſt-il pas même plus dur que n'eſt l'eſtomach à l'égard des ſiens? on ſçait que dans l'âge adulte ces ſillons croiſſent avec les arteres. Quelle ſera donc l'action des arteres de l'eſtomach ; & ſur ce viſcere, & ſur les matieres molles qu'il contient! Dans les gens robuſtes, les coups ſeront plus forts & moins fréquens ;

dans les gens foibles, ils feront plus petits, plus foibles & plus répetés, de forte qu'on en a compté jufqu'à 6000 dans une heure dans une perfonne très-délicate. Notre eftomach, en quelque état que nous foyons, n'eft donc jamais deftitué de ces forces actives, qui font peut-être plus comparables à l'action de la tunique mufculeufe, que le ventricule des oifeaux ne l'eft à celle des dents molaires, à laquelle M. Boerhaave avoit coutume de le comparer.

L'Aorte poftérieutement appuyée fur les vertebres, elle reçoit le ventricule fur fa furface externe & antérieure ; elle l'agite, le pouffe vivement, & le repouffe, lorfque les mufcles abdominaux viennent à le renvoyer vers l'aorte, ainfi ce vifcere fe trouve comme entre deux forts preffoirs. Les forces de cette groffe artere paffent pour égaler celles de toutes les autres prifes enfemble, & une feule de celles-là, qui n'eft pas grande, celle du jarret éleve toute la cuiffe avec le poids qui eft deffus : mais la force dont l'aorte ouverte, pince le doigt, eft encore très-confidérable. D'un autre côté confiderons le fleuve de fang qui coule par cette groffe artere ; il parcourt dans le cheval 85 pieds dans une minute, & neuf pieds huit pouces dans l'artere crurale, fuivant M. Haller. Keil met 156 pieds dans l'aorte de l'homme, mais fon pouls eft deux fois plus fréquent.

Efprits. Lorfque nous aurons à difcourir fur la nature du fuc nerveux (CCXCI.) & fur la façon dont fe terminent les nerfs (C C X C I I. &c.) on fera convaincu qu'ils ne fe font jamais borgnes, qu'ils ne fe rendent à aucuns culs-de-fac, & que

les

les esprits qu'ils filtrent sont d'une mobilité, d'une subtilité & d'une vertu dissolvante, incomparablement au-dessus de celle des autres fluides du corps humain. Qu'il nous soit donc permis de supposer ici deux vérités qui ne seront démontrées que dans la suite ; l'une, que le suc nerveux a les proprietés que je viens d'indiquer ; l'autre, qu'il est copieusement filtré dans la cavité de l'estomach, c'en sera assez pour faire voir combien les alimens doivent être facilement dissous par tous ces esprits que fournit cette prodigieuse quantité de nerfs que la nature a donnés au ventricule, tandis que le foye qui forme une masse sans comparaison beaucoup plus pesante, & le diaphragme qui est l'organe d'un si grand mouvement, en a beaucoup moins (LXXVII.) ce qui n'appuye pas peu l'opinion de M. Boerhaave.

Péritoine. C'est un sac pyriforme, comprimé supérieurement, plus large en son milieu, & qui va en diminuant d'une façon obtuse vers les parties inférieures. De la partie inférieure du diaphragme, il descend en bas devant les muscles iliaque & psoas, se continue devant le rectum, se replie au-dessus de la vessie devant l'os pubis & derriere les muscles abdominaux : ce sac est percé pour laisser passer l'ésophage & le rectum ; il renferme dans sa cavité le foye, la rate, le pancréas, & tout le volume des intestins avec l'estomach. L'aorte, la veine-cave, le canal thorachique, les reins, les vaisseaux voisins, & la plus grande partie du rectum sont hors la cavité du péritoine, dans cette membrane cellulaire qui l'environne & le lie au diaphragme, aux muscles transverses, à la vessie, aux muscles releveurs de l'anus, aux psoas, aux iliaques, & aux enveloppes tendineuses des vertebres & des lombes. Sa surface extérieure est égale, âcre, soutenue de fibres solides, à la partie antérieure du bas-ventre : l'intérieure est humectée d'une vapeur qui transpire sans cesse. Telle est la juste description de cette tapisserie du bas-ventre, dont Galien même connut la nature simple & la structure cellulaire extérieure, mais dont Winslow & Dowglas sont les seuls qui ayent bien développé la vraye fabrique.

Le péritoine est tellement rempli des visceres qu'il contient, qu'il porte l'empreinte des intestins, il repousse le ventricule que le diaphragme fait descendre en s'abaissant, & oppose une certaine rénitence à la compression des muscles abdominaux sur l'estomach qui par-là se trouve entre deux especes de pressoirs, parce que tout est plein dans le bas-ventre. C'est pourquoi lorsque cette membrane est percée, surtout dans le vivant, mais aussi dans le cadavre, les visceres sortent avec effort par l'ouverture faite à l'enveloppe qui les retient. Enfin cette membrane reçoit des vaisseaux peu considérables des épigastriques, des spermatiques, & des autres troncs voisins.

Diaphragme. C'est une voûte charnuë & tendineuse, mobile par sa partie charnuë, immobile par sa partie tendineuse (le centre nerveux) suspenduë sur tout le bas-ventre, voisine du foye, du ventricule & de la rate. Elle naît du cartilage xiphoïde par un faisseau de fibres qui se partage en deux & est lui-même séparé des chairs voisines par de

propres paquets graiſſeux. Elle vient enſuite
de la ſeptiéme côte, à ſa partie cartilagineuſe,
& du commencement de l'os ; de la huitiéme,
après qu'elle s'eſt courbée en arc, & de ſa
partie cartilagineuſe, & d'une portion peu
conſidérable de l'oſſeuſe ; de la neuviéme,
plus de l'os que du cartilage ; de l'os de la
onziéme & de la pointe de la douziéme ; de
ſorte que tantôt il s'étend au loin juſqu'à la
neuviéme, dixiéme & onziéme côte, & même juſqu'au muſcle tranſverſe du bas-ventre,
avec lequel il a une continuation de fibres
charnuës, comme Albinus & Haller le ſou-
tiennent encore aujourd'hui contre M. Senac, & tantôt il s'y inſere en forme de pei-
gne. Enſuite la même cloiſon laiſſant un
eſpace triangulaire vuide de fibres , vient
de la membrane tendineuſe qui couvre le
muſcle quarré, & de l'arc tendineux continu
qui laiſſe paſſer le pſoas : enfin elle prend
origine de diverſes manieres de differentes
vertebres des lombes & même des inférieures,
de la quatriéme, de la troiſiéme , de la deuxiéme par des principes tendineux , des deux
ſupérieures par des principes charnus. Telles
ſont ces origines des vertebres qu'elles forment des faiſſeaux charnus qui vont s'inſérer
au milieu de la cloiſon tranſverſe , tendineux & en nombre incertain ; car tantôt il y
en a quatre, & tantôt davantage, cela varie
même de chaque côté, où le nombre n'eſt pas
toujours le même. En effet de toutes les fibres charnuës qui s'inſerent à la cloiſon tranſverſe, partent des fibres tendineuſes qui ſuivent la direction des charnuës, & dont la
réunion forme un grand tendon à deux piliers, dont la pointe eſt placée au milieu de

la partie antérieure, & dont le pilier gauche
eft plus long & moins large que le droit.
Dans cette elpece de tendon, ou plutôt d'a-
ponévrofe tendineufe, le principal tiffu des
fibres fuit les lignes tirées des faiffeaux droits,
lignes qui font convergentes & forment une
expanfion tendineufe : d'autres couches de fibres tendineufes s'entrelaffent avec elles, les
unes croifant les précédentes viennent de
mufcles oppofés, & marchent en devant & en
dedans. Les propres paquets tendineux donnent à la veine-cave au commencement du
pilier droit un paffage non triangulaire, comme le marque M. Senac dans la belle figure qu'il a jointe à fon Memoire fur le diaphragme, mais formant un quarré obtus,
comme le repré ente mieux l'illuftre Cowper.
D'autres faiffeaux montent au deffus du paffage de l'éfophage, dont tout le refte de la
longueur eft principalement entouré par des
braffelets qui viennent des vertebres des lombes, fe joignent fous le paffage même de
l'éfophage, les braffelets fe croifant deux
fois & même quatre, de forte qu'au-deffus
du paffage les fibres tendineufes fe coupent
de nouveau & fe croifent. Mais toutes les
fibres charnues montent des côtes, des vertebres & du fternum, & le tendon moyen eft
plus élevé que toute leur attache aux os.
D'où nous allons déduire l'action du diaphragme.

Cette cloifon fe contractant à la façon des
mufcles, defcend dans l'infpiration au-dedans
du bas-ventre, applanit la voute formée fur
le foye & fur l'eftomach, preffe le ventricule
contre les vifceres qui rempliffent tout le
bas-ventre, & contre le péritoine qui oppofe

quelque réfiftance. Le diaphragme paroit donc être la principale machine par le moyen de laquelle l'eftomach broye les alimens, ou les évacue. Lorfqu'il vient à fe relâcher dans l'expiration, il obéit aux vifceres de l'abdomen, & remonte dans le thorax, mais plus haut au côté droit. Le ventricule n'eft point fufpendu entre des parties molles, comme dans un liquide, il eft fitué dans un lieu très-plein, il preffe donc comme il eft preffé; il defcend, remonte avec le diaphragme, les mufcles & les autres parties du bas-ventre le pouffent fans ceffe alternativement en haut & en arriere, & d'autant plus qu'il eft plus plein. Les yeux peuvent juger de ce que je viens de dire, car lorfqu'on coupe les mufcles abdominaux d'un animal vivant, auffitôt le bas-ventre s'avance en dehors, les vifceres font effort contre la playe, & fi le péritoine eft percé, comme on l'a déja infinué, l'omentum, les intéftins, le pancréas, le ventricule, & quelquefois une portion du foye fortent en dehors avec bruit, le doigt introduit dans l'incifion y eft pincé, preffé. Or d'où viennent tous ces effets, fi ce n'eft du diaphragme? on a vû auffi que c'eft cette cloifon qui vuide l'eftomach dans le duodenum; cela eft confirmé par cette Expérience de Wepfer qui ayant percé l'eftomach d'un bœuf, vit une efpéce de bouillie fortir de ce vifcere par fecouffes, & jaillir à quelques pas, quoiqu'il faille avouer que l'action du ventricule feul puiffe donner lieu aux mêmes effets (LXXXIII.) Enfin lorfque les mufcles du bas-ventre & le diaphragme font trop gênés par l'eftomach plein de vents, ou d'autres chofes, ils preffent avec force ce vifcere qui peut encore de lui-même entrer en convulfion, par cela feul qu'il eft trop tendu ; ainfi les piliers du diaphragme étant moins contractés, & l'éfophage étant forcé, les matiéres reflueront par la cavité de cet entonnoir ; tel eft le vomiffement dont on a déja parlé, que le feul renverfement du mouvement periftaltique ne produit pas, & dans lequel le mufcle tranfverfe que nous décrirons dans un moment fait fans contredit les plus grands efforts.

Dix. L'oblique antérieur, le poftérieur & le tranfverfe, forment un fac mufculeux, qui environne les vifceres du bas ventre, fur lefquels il eft tellement tendu, qu'il s'enfle en devant fous la forme d'une voûte affez confidérable entre la poitrine & le pubis. C'eft pourquoi la fibre ne peut fe remettre en ligne droite, qui eft plus courte qu'un arc, fans que les vifceres foient fortement repouffés en arriére & en haut, lorfque le diaphragme céde ; en bas, s'il porte ou defcend fortement fur les parties du bas ventre. Le premier effort donne lieu au vomiffement, le fecond fert à vuider le ventre. L'un & l'autre repouffent fortement le ventricule, du péritoine, qu'il touche en devant (LXXVI.) & l'évacuë.

Oblique fupérieur, ou grand oblique defcendant ; il naît charnu des huit derniéres côtes, ou de neuf par autant de digitations de leur partie offeufe. Il defcend & forme une expanfion tendineufe, qui s'infere au cartilage de la fixiéme & feptiéme côte, & à deux portions inférieures de l'os du fternum. Enfuite à toute la ligne blanche du bas ventre, fe croifant avec fon pareil, & en defcendant, avec les fibres internes de l'oblique poftérieur

& du transverse : les fibres charnuës inférieures nées de la crête de l'os des îles, forment
une aponevrose continuë, en se joignant aux
fibres précédentes ; cette aponevrose s'étant
fenduë pour laisser passage aux vaisseaux spermatiques, va s'insérer au tubercule de l'os
pubis, & à l'épine qui lui est continuë par un
tendon *extérieur* si robuste, qu'on lui a donné
le nom de *ligament* de Poupart, & par un
autre tendon intérieur large & foible. Il forme la ligne blanche & se joignant à contre-
sens avec de pareilles fibres de son compagnon, il se termine en une nature cartilagineuse & ligamenteuse qui fait la jonction des
os pubis.

C'est pourquoi il resserre & étrecit l'abdomen, & le thorax ; & de plus tantôt avec son
pareil, il éleve le bassin vers les côtes, lorsqu'étant couché on veut se lever, ou plie le
thorax sur le bassin, & tantôt lorsqu'on est
assis, seul il tourne le tronc sur le bassin.

Inférieur, c'est le postérieur ascendant &
petit. Il vient tendineux des apophyses épi-
neuses de quelques vertébres des lombes &
de l'os sacrum, & de quelques apophyses inférieures transverses des lombes : ensuite de
la crête de l'os des îles, tendineux, ensuite
charnu jusqu'à l'épine antérieure supérieure :
du tendon voisin robuste extérieur du *descen-*
dant, d'où il se change en une espece de croissant charnu, placée derriére le tendon du
descendant qui envoye ses fibres supérieures
ascendantes & tendineuses rayonnées à toutes
les fausses côtes, & aux deux derniéres vrayes
jusqu'au sternum. Ensuite du milieu de la
chair naît un tendon qui se divise en deux
lames, dont l'antérieure a une connexion,

qui n'eſt pas par tout inſéparable , avec une ſemblable expanſion du deſcendant , & ſe mêle ou ſe confond ainſi au milieu de l'abdomen avant le muſcle droit , tant avec ſon pareil , qu'avec le muſcle voiſin deſcendant : la lame poſtérieure s'avance de la même maniére derriere le muſcle droit , fait un pareil chemin avec le tranſverſe , auquel elle eſt très-étroitement liée , ſe continuant au-dedans du muſcle droit , & s'impliquant avec la précedente. Enfin les fibres tendineuſes inférieures deſcendent ſans une double guaine , ſe joignent à l'aponevroſe du tranſverſe devant le muſcle droit , & en partie forment la ligne blanche , & en partie s'inſérent derriére le deſcendant , au tubercule , à l'épine & à la ſynchondroſe de l'os pubis. Les vaiſſeaux ſpermatiques paſſent le plus ſouvent ſous ce muſcle & au-deſſus du tendon extérieur du deſcendant ; il n'eſt point percé , quoiqu'il ait paru tel. Il reſſerre l'abdomen & le thorax , abaiſſe les côtes , retient le muſcle droit ; abaiſſe le tronc de la même maniere , ſi l'un & l'autre agit , on le tourne , s'il n'y en a qu'un en action. C'eſt l'antagoniſte du muſcle deſcendant de ſon côté , & le compagnon du deſcendant de l'autre côté ; peut - être écarte t-il les os pubis dans l'accouchement , ſuppoſé qu'ils s'écartent , comme le dit Morgagni & autres Témoins oculaires , ou ſoi-diſant tels ?

Pyramidal. Premiérement diſtingué par Fallope , Petit , principalement charnu ; il vient derriere le commencement du muſcle droit du bord ſupérieur de la jonction des os pubis, & de leur ſynchondroſe , monte le plus ſouvent l'un plus haut que l'autre , lié de plus

au muscle droit. Il s'insere à la lame postérieure de la guaine du muscle droit , faite
de l'oblique postérieur & du transverse , entre le nombril , qu'il atteint très-rarement ,
& l'os pubis , à une hauteur qui varie fort.
Souvent il en manque un , & quelquefois les
deux. Ce muscle tire en bas la ligne blanche , & la guaine du muscle droit qui obéit,
il comprime la vessie dans les jeunes sujets,
& la matrice dans les femmes grosses. Ni-
chols veut qu'il éleve la vessie. Il s'insere
rarement à l'ombilic , & alors même il ne
feroit point changer de place aux artéres om-
bilicales, qui ont toutes une origine immobile dans le péritoine. Ce muscle ne sert
point à comprimer l'estomach.

Transverse. Il naît des apophyses transverses
de trois ou quatre vertébres des lombes, du bord
élevé de l'os des iles , & du tendon extérieur
de l'oblique descendant , & des six dernieres
côtes jusqu'au cartilage xiphoïde , des côtes,
à leur bord postérieur , où il se joint souvent
avec le diaphragme , du cartilage à sa pointe. Ces fibres viennent charnuës des côtes ,
& des vertébres , après un petit tendon ,
toutes transversalement s'attachent très-fer-
mement, postérieurement au muscle ascendant, & forment un tendon ; ce tendon marche à la ligne blanche avec son pareil , confondu avec les deux obliques , derriére l'expansion tendineuse de l'oblique descendant ,
avec laquelle il s'unit très-intimément (excepté en sa partie inférieure , qui s'écarte de
ce muscle , & rend ce tendon antérieur) devant le péritoine, duquel il est fort distingué
par la structure cellulaire , & la graisse qui
s'y trouve quelquefois ; ses fibres inférieures

defcendent , & s'inferent aux os pubis derriére l'oblique interne. Ce mufcle ne donne point paffage aux vaiffeaux fpermatiques, ils paffent fort au-deffous de lui, comme Haller l'a remarqué après Morgagni contre prefque tous les Anatomiftes. Il comprime exactement & également tout l'abdomen , & tire en bas le diaphragme auquel il eft attaché.Les fibres inférieures peuvent tourner le tronc fur le baffin.

Droit. Ce mufcle a un double principe ; l'un de la fymphyfe des os pubis : l'autre, inférieur & intérieur au-deffus des corps caverneux de la verge , & celui-ci croifé, de forte que le mufcle gauche vient de l'os droit du pubis, le droit du gauche , monte plus large, & charnu dans une double guaine, l'une formée par les obliques , & l'autre par le petit oblique & le tranfverfe , & s'infere à la portion cartilagineufe de la cinquiéme, fixiéme & feptiéme côte, & au cartilage xiphoïde. A fa partie qui eft au deffus de l'ombilic, il y a trois bandes tendineufes, qui ne font cependant pas entieres, mais entrecoupées de fibres charnuës, fortement colées à l'aponevrofe des obliques, & quelquefois on en trouve une au-deffus du nombril. Il tire en bas le thorax & plie le corps, il abaiffe le milieu du bas-ventre, & repouffe les vifceres vers les vertébres ; lorfqu'on eft couché il éleve le tronc fur le thorax.

Ce qu'il y a d'admirable dans la ftructure de tous ces mufcles, ou plutôt dans leur arrangement, c'eft qu'il s'en trouve toujours quelqu'un, où les chairs de ceux qui font deffus , viennent à manquer, de forte qu'il fe fait une égale contraction dans toute la capacité du bas-ventre. Les fibres charnuës de l'oblique defcendant manquent à la partie inférieure, mais là commence le petit oblique dont les fibres ont une direction afcendante, & rempliffent le vuide. Les fibres de ce mufcle manquent-elles à leur tour poftérieurement & latéralement, le tranfverfe y fupplée : Enfin ils dégénérent & finiffent tous antérieurement en un tendon grêle ; c'eft pourquoi la Nature a placé en cet endroit le mufcle droit qui eft tout charnu, & même le pyramidal qui ne fert qu'à remédier au peu de largeur du *droit*, car il ne fe trouve point, lorfque celui-ci eft affez large, comme Riolan même l'a obfervé il y a long-tems.

§. LXXXVII.

Si l'on confidere que toutes ces caufes (76. jufqu'à 87.) réuniffent toutes leur forces, & agiffent de concert fur une matiere (49. 57.) affez molle, affez facile à diffoudre, produite par les fluides des végétaux, ou des animaux, condenfée par une caufe légere en une feule maffe, fur une matiere à laquelle la fermentation, la putréfaction, la rancidité peuvent procurer des changemens fpontanés, fur une matiere retenuë dans un feul lieu, dans lequel fa diffolution doit fe faire, on fera convaincu que c'eft-là la caufe d'où dépendent tous les effets qu'on y voit arriver : fçavoir :

1°. Les parties les plus mobiles fe

mêlent avec les fluides, deviennent lisses & polies; se dissolvent, acquierent de la fluidité, prennent une couleur cendrée, sont insensiblement pressées & exprimées par où il y a moins de résistance.

2°. Il reste ensuite à la vérité un composé des parties les plus tenaces; mais les mêmes causes continuant d'agir, elles sont pareillement chassées de la capacité du ventricule, où elles étoient retenuës.

3°. Les fibres, les membranes, les tendons, les cartilages, les os des animaux, les peaux, les filamens, & les parties les plus dures des végétaux, à force d'y être comprimées, se dessèchent entièrement, & sont enfin expulsées de l'estomach, quoiqu'encore sous la même forme.

4°. C'est donc la dissolution des alimens, tirés du regne animal & végétal, qui produit des humeurs assez analogues aux nôtres.

5°. La partie la plus subtile de ces humeurs extraites des alimens, est prise par des veines (*a*) absorbantes, qui s'ouvrent de toutes parts dans la bouche, dans l'ésophage & dans l'estomach, &

(a) *Harv* Exerc Hanat. C. XVI. *Nuck.* Sialogr. page 27. *Transact. Arb.* T. III, page 78. *Ruysch.* Ep. XV. page 8, 9.

se déchargent dans les veines limphatiques ; de-là bien-tôt portée dans les veines sanguines, elle se distribuë promptement par les arteres dans toutes les parties du corps. C'est ainsi que les forces perduës se réparent bien vîte.

Molle. Broyée par les dents, & détrempée par la salive, sans quoi on rend quelquefois les alimens, tels qu'on les a pris, surtout les viandes qui n'ayant point été mâchées se conservent très-long-tems dans l'estomach, comme les vomissemens nous le font voir dans la pratique. Que le plus robuste des hommes avale un raisin de corinthe sec & dur, il le rendra par les selles, sans l'avoir digeré, comme je l'ai moi-même souvent observé. Qu'un cheval avale son avoine sans la mâcher, il l'a digere si peu, qu'après l'avoir évacué, elle a encore la vertu de germer. Cette même observation a été faite sur des graines & des bayes prises dans des ordures par des oiseaux, portées, plantées dans des climats lointains, & germant une seconde fois.

Seul. Dont les orifices sont fermés ; le supérieur, par les fibres musculeuses jettées entr'eux (LXXXIII.), & l'inférieur par un anneau ou entonnoir musculeux que nous avons décrit au même endroit. Viridet ayant versé du suc d'héliotrope par l'ésophage, observa qu'il n'avoit changé de couleur que dans le ventricule, où il s'étoit rougi, & que rien ne s'échapoit de l'estomach d'un fœtus, dont il avoit coupé l'ésophage, & le duodenum. Nous avons cité ci-devant une expérience de Peyer, faite sur un liévre, & qui est semblable à celle-là.

Mobiles. Pitcarn a poussé les choses jusqu'à soutenir que les fibres mêmes simples ou solides des animaux & des végétaux dont on se nourrit, cessoient d'être liées, & se résolvoient en particules élementaires qui passoient dans le sang, pour servir ensuite à la nutrition. M. Senac se trompe de faire dire le contraire à cet Auteur (pag. 154.), car j'ai vérifié la citation de Haller, & rien n'est plus certain que telle a été son opinion, qu'il a voulu, par un excès contraire & également blâmable, opposer à celle de M. Astruc. Les globules du chyle sont trop fins pour être faits de fibres solides, & d'ailleurs ne les trouve-t-on pas toujours dans les excrémens des chevaux & des bœufs ? Enfin, quand elles se dissoudroient dans l'estomach, leur volume les empêcheroit de s'insinuer dans les veines lactées.

Lisses. Si des morceaux de verre à force d'être frotés se polissent, à combien plus forte raison, les corps mols dont on se nourrit doivent-ils essuyer l'action des frottemens des fibres musculeuses. Peyer & Borelli assurent que le fer même se polit dans l'estomach du bœuf.

Lissoxnt. Et par l'interposition des sucs, & par le jeu des fibres, deux causes qui atténuent les corps, & les resolvent en une matiére liquide où nagent les élemens solides détachés & faits pour reparer nos pertes. Tant que les alimens sont dans l'estomach, ils forment une matiére fluide cendrée, d'une odeur, d'une couleur, & d'une ténacité différente du chyle. Il n'importe qu'on mange

des plantes rouges, comme la betrave, ou
du pain noir, le chyle eſt également d'un
gris cendré dans le ventricule, ce qui vient
uniquement de la lévigation qui polit les ſurfaces des élemens. Ce n'eſt qu'à force d'être
diviſés, broyés, attenués, que les alimens
prennent une couleur blanche. On n'a jamais vû de chyle blanc dans l'eſtomach, &
on n'en a jamais vomi, quoique Verheyen
diſe qu'il en a vû de parfait dans celui des
chiens, & dans un homme qui en rendit de
très-bien conditioné par une playe faite à
l'eſtomach, car l'autorité de cet Auteur ne
me paroît pas devoir contrebalancer celle de
tant d'autres Obſervateurs, j'oſe dire, plus
clairvoyans, & qui ont toujours vû, comme
moi-même, une maſſe cendrée & muqueuſe.
Toutes les matiéres propres à nourrir ſont
huileuſes & aqueuſes; or ces deux principes
ne peuvent être parfaitement mêlées, ſans
avoir une couleur blanche, comme le prouvent le lait, les émulſions & le chyle même,
qui n'eſt très-parfaitement travaillé que dans
les inteſtins. Haller ajoute ici que plus les
poudres ſont fines, plus elles ſont blanches,
que tous les corps très-polis ſont blancs,
parce qu'ils refléchiſſent les rayons ſans les
changer, & qu'enfin (ce qui eſt bien un étalage prématuré d'optique), c'eſt l'union de
tous les rayons qui forme le blanc le plus
éblouiſſant.

Preſſés. Plus le ventricule eſt gonflé, plus
il eſt comprimé par l'action du diaphragme,
des muſcles abdominaux, & même des fibres
muſculeuſes de ce viſcere, à moins cependant qu'elles ne fuſſent trop diſtendues. Or,
comme on l'a déja fait entendre, les liquides

preſſés s'échapent par où il y a le moins de
réſiſtance, c'eſt-à-dire, non par l'éſophage
qui eſt fermé, mais par le pilore, qui eſt in-
cliné dans un eſtomach plein, (LXXXIII.)
& eſt plus lâche, & p u large que l'orifice
ſupérieur. Il ne l'eſt à la vérité point aſſez
pour laiſſer paſſer les matiéres ténaces, ſolides, mais ſeulement celles qui ſont molles,
réduites en bouillie, ou en lait, elles paſſent
dans le canal inteſtinal, juſqu'à ce que les
matiéres plus épaiſſes ſoient atténuées à leur
tour, & enfin paſſent par la même route.
Celle-ci ne pouvant vaincre la réſiſtance du
pilore, quoique aidées de l'action des muſcles, ſont donc obligées de ſéjourner quel-
ques-tems dans le ventricule, plus ou moins
ſuivant leur ténacité, & la peine qu'il y a à
en exprimer les ſucs. D'où il arrive que les
premiers alimens qu'on a pris, qui, ſi toutes
choſes étoient égales, ſeroient les premiers
expulſés du ventricule, y reſtent les derniers, s'ils ſont les plus ténaces. Le Maréchal
de Biron fut tué deux heures après le repas,
& on lui trouva l'eſtomach vuide, au rapport
de Riolan. Sept heures après avoir mangé,
l'appetit qui ſe réveille prouve que l'eſtomach
eſt vuide. Viridet a voulu déterminer le tems
que chaque aliment doit ſéjourner ; il don-
ne $\frac{1}{2}$ heure aux matiéres aqueuſes ; aux fruits,
aux viandes & au pain, trois heures, & mê-
me cinq ; aux alimens plus durs ſept & huit.
Waleus définit les choſes autrement : mais,
à dire vrai, c'eſt tems perdu que de chercher
ici une grande préciſion ; on ſçait bien que
quatre ou cinq heures après le repas, on
trouve du lait dans les veines du chien, &
que ce lait eſt le produit de la derniére di-

gestion ; mais d'ailleurs on manque d'une foule d'expériences, dont le peu d'utilité console.

. *Fibres.* Pour qu'une fibre solide de bœuf, par exemple, pût se resoudre dans les élemens fluides qui ont originairement composé cette fibre, il faudroit une plus grande force que celle qui a sçu changer les fluides en solides, (supposé qu'il soit bien démontré que nos solides, tels que nos os principalement, n'ayent pas des principes essentiellement différens dès la premiére création, ce que nous n'examinons point ici) : mais cette force n'est pas certainement au pouvoir de la Nature, elle ne peut que briser les vaisseaux & les fibres, & exprimer ainsi les sucs des animaux & des végétaux qui doivent la conserver, & montent aux $\frac{1}{6}$ des choses qu'on prend.

. *Os.* On a vû que les os se dissolvent véritablement dans l'aigle, dans le chat-huant, dans le serpent, dans les poissons ; il en est ainsi du cartilage, des tendons, &c. il n'y a que les animaux qui ont un ventricule membraneux, comme l'homme, qui ne broyent point les os dans ce viscere. Donnez seulement des boyaux à manger à un chien fort affamé, quelque-tems après vous les lui verrez pendus au cul : dans ses excrémens, on trouve des esquilles d'os qui n'ont point été changés ; il est vrai que les os se changent en cartilages dans leur ventricule, ce qui n'arrive pas dans l'homme qui ne broye pas les os avec les dents : enfin les fibres charnuës, les os ne se dissolvent pas dans la machine de Papin. Le cheval, le bœuf ne dissolvent pas l'herbe & le foin, ils ne font que d'exprimer, & s'il se fait quelque dissolution

dans le bœuf, ce n'est que dans son quatriè-
me estomach. Cet animal a-t-il usé d'alimens
trop durs, il fait regorger sa nourriture par
une vraye action musculeuse, pour la donner de nouveau à broyer aux dents molaires, & à pénétrer à la salive; action des animaux ruminans qui s'observe dans bien des
hommes. Mais malgré toutes ces précautions
de la nature à mâcher & remâcher plusieurs
fois, on trouve des fibres solides intactes dans
les excrémens des chevaux, des bœufs, des
poissons, de l'homme, &c. Les parties solides
des plantes, les pellicules des pois, des féves,
des cerises, des raisins, toutes ces écorces
& tant d'autres sortent seulement dessechées.
C'est ainsi que tout ce qui n'a pû être dissous
par les dents, par la salive, l'air, le suc gastrique, la chaleur, le broyement, attend dans
l'estomach la sortie de ce qu'il y a de plus
fluide, de plus aisé à exprimer, & le relâchement du ventricule & du pylore. Il est
vrai que le pylore flasque monte davantage
& forme avec le duodenum un plus petit angle; mais cette résistance n'est rien, elle est
facile à vaincre par les forces étrangeres qui
vuident tout-à-fait l'estomach, je dis tout-
à-fait, car lorsqu'il reste peu de matiére dans
l'estomach, ses fibres faute de point fixe n'ont
aucune force de contraction.

Mais pourquoi l'estomach n'est-il pas
digéré & dissous lui-même avec les alimens? C'est qu'il y a dans le ventricule un
mouvement qui élude l'action des humeurs
dissolvantes, comme dans les vers qui se
conservent dans l'eau & l'huile, tandis que
plusieurs matieres se dissolvent : il faut convenir que l'estomach se consume par la même

chaleur, & par les mêmes broyemens que les alimens ; mais l'épiderme du ventricule renaît, les poils artériels se régénèrent sans cesse, & les parties des animaux dont on use ne renaissent point ; sans cette régénération des lames du ventricule, sans ces liqueurs exhalantes qui repoussent sans cesse les parties alimentaires, quelles douleurs ne souffriroit-on par la violence des frottemens? Pitcarn a donc tort de dire, que comme il y a plusieurs couches membraneuses dans l'estomach, la perte d'une ou de deux ne peut nuire.

Analogues. Il paroît merveilleux, & à peine croyable aux plus habiles gens, que les animaux & les végétaux ne fassent qu'un même chyle, c'est que la plûpart des végétaux donnent au feu des liqueurs acides, ou un sel fixe, & les animaux des sels lixiviels volatils : d'où sont venus tous ces fermens de Vanhelmont, acides dans le ventricule, salés dans le duodénum, *stercores* dans le cacum. Mais le prodige va disparoître. 1°. Si l'on considere que bien des choses ne se changent pas dans les alimens ; que le lait de femme s'aigrit, comme l'émulsion végétale ; que les mêmes globules qui étoient seuls dans la farine, se trouvent réünis dans le chyle au nombre de deux, trois, quatre, ou cinq, & enfin plus compacts dans le sang, où il y en a six dans un : que le lait de vache se corrompt par l'ail serpentain, & par la graciole, ou l'herbe à pauvre homme : que la chair de la grive, qui mange du nerprun, est purgative : que le sel marin reste dans le sang, tel qu'on l'a pris : qu'une grande partie des liqueurs mêmes d'animaux, qui se

nourrissent d'autres animaux , contiennent
un sel acide , abondant dans les jeunes animaux. 2°. Qu'il est très-facile de faire changer les sels acides & alkalis, par la seule putréfaction, par le feu seul. D'ailleurs il est
non-seulement vrai que plusieurs parties des
alimens restent intactes ; mais toutes essuyent
des commencemens de putréfaction, la chaleur , les frottemens , effets comparables
au feu. Le ventricule laisse souvent passer les
végétaux parfaitement aigres, dans le chien
même & dans d'autres animaux, d'un tempéramment chaud, dans lesquels on trouve souvent du lait coagulé , & une odeur acide.
Enfin les sucs de la terre forment & organi-
sent les plantes, dont se nourrissent les animaux. Nous sommes pétris comme eux, nos
pertes peuvent donc se réparer, nos corps
s'entretenir ou se conserver par les mêmes
moyens. Mais puisque l'animal n'est fait presque que des végétaux dont il a été nourri, il
suit qu'il sera propre à servir de nourriture à
l'homme. Les animaux dont on use, ont beau
s'être nourris d'animaux, qui par eux - mêmes étoient carnivores, si on remonte à la
source, je veux dire aux herbivores, ou plutôt aux plantes, on conviendra facilement
que les sucs d'animaux les plus alcalescens ,
ne sont que les mêmes végétaux forts changés ; & c'est pourquoi les viandes sont encore plus propres à nourrir, que ce dont elles
sont formées, étant plus analogues par leurs
sucs, aux humeurs du corps humain. Celles-
ci se forment cependant également de tous les
genres d'alimens divers, qui n'essuyent dans
nos vaisseaux que des actions animales. Les
visceres chylopoietiques n'ont qu'à séparer ce

qu'il y a de nourricier dans les sucs tirés des deux régnes ; le cœur, le sang, & les artéres, n'ont qu'à bien appliquer ce qui aura été séparé ; & voilà comment le grand œuvre de la nutrition s'achéve par des choses, en apparence si diverses. La seule différence qu'il y a cependant entre des sucs naturels, ou *animalisés*, c'est que les uns s'aigrissent, & les autres se putréfient. Quelle différence du lait de chienne & de lionne, aux autres laits ! il est urineux, âcre & presque aussi détersif que la bile : & c'est ainsi que le feu change tellement le lait même des herbivores, qu'on en tire par la distillation une liqueur tout-à-fait enyvrante. Mais c'en est assez pour faire concevoir l'espéce de métempsicose des alimens.

Réparer. Rien de plus certain en Anatomie que les artéres exhalantes, & les veines absorbantes ; Hippocrate même les connoissoit : quand les régles sortent par toute la peau, comme Ruysch l'a vû, ce sont ces artéres qui leur ouvrent le chemin, comme à la transpiration. Je veux parler de cette vapeur insensible, qui environne l'homme, comme une nuë, que l'air dissipe, qui ternit les corps polis, se ramasse sous les emplâtres, ou sur les miroirs, est plus sensible en hyver, & plus abondante dans les cavités internes du corps humain, qui sont humectées continuellement d'une certaine moiteur, qui ne forme jamais des gouttes ; ce qui prouve la résorbtion qui s'en fait. Mais voici des expériences qui confirment cette vérité. Faites un sac de la peau du crâne, bien cousu & fermé, plongez-le dans l'eau, il l'admettra dans sa cavité : l'estomach plein d'eau & bien fermé, se vuide ;

étant vuide & plongé dans l'eau, il s'en remplit ; derechef plein d'eau, il l'a filtré. De plus l'esprit-de-vin passe de la cavité dans les vaisseaux du ventricule, & teint ainsi les veines de l'épiploon ; retournez l'estomach, tout l'esprit-de-vin se dissipe. Enfin l'injection poussée dans les veines, pénétre dans la cavité du ventricule, en même, ou plus grande quantité que si elle étoit faite par les artéres. J'ai souvent vû la même chose dans la main injectée de jeunes sujets, qui laisse passer comme une rosée de cire, par une infinité de pores ; ces pores laissent passer tout ce qu'il y a d'éfficace dans les emplâtres mercuriels, & véficatoires ; de sorte qu'on a trouvé deux onces de vif argent dans les os du tibia, & de la téte. C'est sans doute aux vaisseaux exhalans qu'il faut attribuer la restauration qu'on sent tout-à-coup en mangeant, & cette réfection momentanée que cause l'odeur seule du pain. Ces vaisseaux semblent repomper ce qu'il a d'aussi mobile & délié, qu'une eau vaporeuse dans les alimens ; ces particules passent de-là dans les vaisseaux lymphatiques, (Haller en a vû de très-grands) dans l'estomach, de ceux-ci dans les veines rouges, ou sanguines, au cœur, dans les artéres, au cerveau, & tout ce chemin se fait très-vite. Bayle raconte d'après Diogéne-Laerce, que Démocrite ayant atteint l'âge de cent neuf ans, sa sœur le fit vivre trois jours par la seule odeur du pain frais, & Paracelse ose affirmer que d'anciens Sages ont soutenu leur vie seulement en mâchant les alimens, sans jamais les avaler. Si on pouvoit garantir ces faits, & surtout le dernier, quelle ne seroit pas l'utilité des vaisseaux veineux absorbans?

§. LXXXVIII.

Est-ce donc la seule chaleur de l'estomach qui fait la digestion ? Est-il dans
l'estomach une âcreté vitale, naturelle à
ce viscere ? La digestion ne se fait-elle
point, faute d'acide ? Quelle est cette
humeur épaisse, salée, acide, ou amere
qu'on rend si souvent à jeun, sous la forme de repos ? Et qui est-ce qui la produit ? Y a-t'il plusieurs causes de la faim,
& qu'elles sont-elles ? Pourquoi le ventricule se gonfle-t'il durant la digestion ?
Pourquoi a-t'on le visage rouge, la respiration gênée, & une certaine pésanteur qui rend tout engourdi ? Pourquoi
l'épiploon est-il attaché au ventricule,
principalement à cette partie qui s'éleve, se gonfle, & s'avance vers le peritoine, quand il est distendu ? Quel bien
apporte cette grande quantité de graisse, qui se trouve à la veine ombilicale,
& celle qui est couchée sur la surface de
l'estomach ? N'est-il pas facile de comprendre les différentes actions de ce viscere, lorsqu'on sçait, 1°. ce qu'il sçait
faire, en tant que c'est un vaisseau qui
reçoit les alimens, & les fait séjourner
dans sa cavité. 2°. En tant qu'il mêle
aux alimens l'air, & toutes les humeurs
qui y viennent sans cesse. 3°. En tant

qu'il fait les fonctions d'un muscle creux.
4°. En tant qu'il ressemble à un vase
échauffé par le feu. 5°. Enfin en tant
qu'il est toujours exposé à la vive action
des parties qui l'environnent.

Chaleur. Depuis Hippocrate & Galien, les
Médecins n'ont eu qu'une voix pendant long-
tems, pour persuader qu'il n'y avoit pas d'autre cause de la digestion que la chaleur ; c'est
ce qu'on a déja dit ci-devant : mais il nous
reste à réfuter encore ce systême, par les rai-
sons d'un homme, que quelques demi-Sçavans, tels que Guypatin, ont crû incapables
d'en donner de bonnes ; c'est le fameux Chy-
miste Vanhelmont. Il remarque, 1°. Que le
sang des tortuës est plus froid que l'eau ; que
le sang des poissons les plus voraces, n'est
gueres plus chaud : mais comme ils ne mangent que d'autres poissons aisés à se putréfier, & à se fondre, qui séjournent long-
tems dans l'estomach, quoiqu'ils ayent d'autant moins de bile, qu'ils respirent davantage, ils digerent aisément sans le secours de la
chaleur & de la bile, qui n'abondent que dans
ceux qui respirent peu. 2°. Il dit qu'on n'a
jamais vû la seule chaleur changer les alimens en une liqueur semblable au chyle.
3°. Que dans la fiévre la plus chaude, on a
le plus en horreur les alimens, &c.

Acreté. Galien avoit proposé par conjecture un acide pour cause de la digestion. Il
disoit que les matiéres excrémenteuses mélancoliques étoient portées à l'estomach, où
par leur nature acido-austere elles excitoient
les fibres à se contracter; & c'est dans ce
même

même sens que Riolan attribue la digestion à la même cause, mais Vanhelmont est le premier qui ait enseigné que les fermens avoient lieu dans le corps humain, & qu'il se faisoit une vraye dissolution des alimens, comme par un vrai menstrue Chymique. Il s'agit donc ici de cette hérésie de Vanhelmont qui a séduit Sylvius, avec cette différence, que celui ci après la découverte de la circulation du sang, n'eut garde de faire venir son ferment de la rate, mais de la salive, qu'il regarda comme ayant une acidité capable d'engourdir les dents : toute la secte des Chymistes & des Cartésiens suivit la même opinion, qui est que, 1°. La digestion se faisoit par l'opération d'un ferment acide humain, propre à l'homme, & différent de tout autre acide végétal ou minéral, ce qui est bien plus sage que de prétendre avec quelques-uns que l'esprit de nitre fût l'acide par lequel les alimens pussent se changer en chyle. 2°. Que les alimens recevoient de ce ferment un caractere vital. 3°. Que ce même acide étoit aspiré par les vaisseaux courts de la rate dans le ventricule, erreur que nous avons vû que Sylvius & les autres ont dû éviter. Les mêmes Chymistes enfin ne manquoient pas de s'appuyer des analogies de leur Art, ils disoient que comme l'or ne se dissout que par le seul esprit acide de sel, lequel n'a aucune prise sur l'argent, les alimens ne se dissolvoient que par un menstruë qui leur étoit spécifique. Nous allons opposer à ces idées chymériques une infinité de raisons solides.

1°. Il est constant qu'un vaisseau court lié à la rate s'enfle jusqu'à crever presque entre l'estomach & la rate : donc il porte le sang à la rate, sans rien rapporter à l'estomach. La cire injectée par quelque branche mésentérique que ce soit, revient à ce viscere par les vaisseaux courts, car il n'y a point de valvules dans ces veines, ni dans la veine-porte, quoiqu'Higmor pense le contraire. Les vaisseaux courts sont donc des veines qui accompagnant les arteres du même nom (LXXVIII.), de la partie la plus convexe du ventricule, vont se rendre à la veine splénique. 2°. On a vû que le sang n'est point acide, qu'il donne un sel moyen armoniacal & toutes les humeurs qui viennent du sang ne donnent que de purs sels lixiviels volatils. 3°. Jamais on n'a vû de vraye fermentation dans l'estomach, quoique la bile fouettée avec le suc gastrique en ait quelquefois imposé. 4°. Les Expériences de Valisnieri prouvent contre Pechlinus qu'il n'y a point d'acide dans l'autruche, il n'y en a point dans le faucon, dans l'aigle, dans le faisan, dans le loup,&c. (LXXVII.) les humeurs de ces animaux voraces ne tournent qu'à l'alkali. On trouve même dans certains poissons des saumures salées : alcalescentes, fétides, & où nagent les autres poissons dissous. Les hommes qui n'ont jamais de rots aigres, sont ceux qui ont le plus d'appétit & qui digérent le mieux, quoique les aigres en piquotant fassent quelquefois le même effet ; dans les animaux qui ont jeûné depuis long-tems, on ne trouve dans le ventricule que des liqueurs salées & âcres. Ce n'est point une fonte aigre qui reflue dans l'ésophage après l'abstinence, mais une fonte salée & amere, ce qui a fait dire à

Celse que la diette donne de la bile. Enfin dans le troisiéme ventricule du bœuf, on trouve plutôt des matiéres putrides, qu'acescentes, & telle est leur puanteur, qu'on ne mange point pour cette raison de bœuf à rome, suivant Peyer.

Acide. Les acides ne sont pas si préjudiciables au corps humain, qu'on se l'imagine ; la moindre quantité de sel lixiviel les dompte & les corrige. Dans une once d'huile de vitriol, il y a 43 & 56 grains de sel acide ; dans une once d'esprit de nitre, il y a 23 & 28 grains de sel acide ; dans une once d'esprit de sel, il y a une dragme & quinze grains ; dans une once de vinaigre distillé, il n'y a que dix-huit grains de sel acide ; dans quinze onces du plus fort vinaigre, il n'y a que trois dragmes de sel acide ; elles se saoulent d'une seule once de sel de tartre, de sorte que le poids du sel moyen formé des deux, n'est augmenté que de trois gros, & tout le reste n'est qu'une eau pure, comme Homberg l'a démontré dans les Mémoires de l'Académie. Tout acide réveille l'appétit, lorsqu'on a pris trop de nourriture alcalescente ; mais si le peu d'action de la bile ôte la faim ou cause des aigreurs, les acides sont alors nuisibles, comme on l'éprouve dans les enfans, dans les filles qui ont les pâles couleurs, dans les faiseurs de vinaigre, &c. mais les anti-acides, tels que l'acier, les alkalis, le sel volatil huileux de Sylvius, la teinture de myrrhe, l'essence d'absynthe, la teinture de mars tartarisée, sont alors très-capables de rendre l'appétit. (Boerh. *Aphor. de acido humore.*) Mais si les papilles nerveuses sont entrelassées par beaucoup de viscosité glutineuse,

T ij

alors tous les especes de sels, soit acides, soit alkalis, soit neutres, conviennent. Il suit de-là. 1°. Que ceux qui prennent trop d'alimens putrescens, ont bien tôt des nausées, sans les correctifs acides. 2°. Que l'appétit se réveille allez rarement par les acides, & que la proportion continuelle qu'il fait entre les alimens alcalescens & les végétaux, ne démontre en rien l'existence du ferment acide, que plusieurs Auteurs ont cependant cru pouvoir prouver par cette raison.

Salé. Qu'un homme peu accoutumé aux viandes & à la graisse, en mange après avoir été long-tems en abstinence, il s'éveillera le matin avec des rots & même des regorgemens de matiere jaune, amere, ce qui ne s'observe point dans ceux qui ont cette habitude, ni dans les animaux carnivores, tels que le lyon, &c. Au contraire on rend des matiéres aigres & caillées, lorsqu'on a usé de lait & de végétaux, principalement si on se met à l'étude, le corps courbé, immédiatement après le repas. On peut expliquer par-là cette observation de Vanhelmont qui rota une matiére aigre qui lui engourdit les dents ; ce qu'il rapporte en faveur de son système.

Faim. Quel merveilleux sens que la faim! ce n'est point précisément de la douleur, c'est un sentiment qui n'est pas moins désagréable, & qui devient quelquefois si terrible & si cruel, qu'on l'a vû armer les meres contre les propres entrailles de leurs enfans, pour s'en faire d'horribles festins. Ce sens a été donné à l'homme pour l'avertir, non que les veines sont vuides, suivant l'opinion reçüe depuis Galien, mais d'une surabon-

dante acrimonie dans le sang, ou d'une putréfaction alkaline ; putréfaction qui produit
la férocité & la fureur, l'hémorragie des
narines dès le troisième jour, & enfin la mort,
le huitieme, le neuviéme, ou même dès le
cinquiéme jour, quoiqu'on dise que Charles
XII. Roy très-robuste, ait été 15 jours sans
boire, ni manger. La Nature nous donne
donc le sentiment de la faim, pour qu'on
corrige les sels que les humeurs contractent,
& qu'on les adoucisse par un nouveau chyle.
Mais on n'a point d'appétit, quand les premieres & les secondes voyes sont tellement
viciées, que les alimens s'y corromperoient,
comme dans presque toutes les fièvres, ou
lorsqu'on n'auroit pas la force de broyer les
alimens, comme dans toutes les langueurs,
dans le chagrin, dans la cachéxie. La mélancolie dérange surtout l'estomach. Le besoin le moins pressant auquel remédie cependant la faim, ce sont les pertes de la
transpiration. Elle est à la vérité de quatre
ou cinq liv. dans 24 heures, mais ce sont les
alimens qui la fournissent en grande partie,
c'est pourquoi elle est plus considérable après
le repas, que long-tems après, & la diete
la rend sans contredit très petite, par exemple, dans la petite Vérole. Le besoin le plus
pressant est donc d'adoucir les humeurs &
les frottemens des solides.

Voici maintenant les diverses causes de
la faim. 1°. Le ventricule vuide & flasque
est froissé par un mouvement continuel, ce
qui occasionne un pareil froissement dans les
rides & les houpes nerveuses. D'où l'on a
trouvé du sang épanché dans le ventricule
d'un oiseau mort de faim, parce que les

petits vaisseaux sanguins qui entourent ou couronnent ces nerfs usés par la vivacité des frottemens, se rompent ou s'ouvrent enfin, comme dans la mélancolie, par une autre raison déduite ailleurs; & il est si vrai que le frottement des rides est une des causes de la faim, que les poissons & les serpens qui manquent de ces organes ont la faculté de jeûner long-tems, & ont peu de faim. D'ailleurs nous avons vû que les rides s'effacent dans les gourmands qui pour cela perdent enfin l'appétit. Mais d'où vient ce frottement, il vient principalement de ce que le sang ne pouvant librement circuler dans un estomach flasque & vuide, s'y ramasse; ainsi les vaisseaux gonflés irritent tout le tissu nerveux du viscere, rapprochent les rides les unes des autres. Joignez à cela l'action des muscles propres & étrangers à l'estomach, & vous concevrez clairement la nécessité de ces frottemens, à l'occasion desquels j'ai une sensation qui me porteroit enfin malgré moi aux plus grands excès, si elle n'étoit satisfaite. On voit par-là que l'appétit de l'estomach ressemble assez à celui des parties génitales où le sang se ramasse, chatouille & donne, pour ainsi dire, faim de femme, comme d'alimens. 2°. La salive est un des grands agens de la faim. Je sçais que le bon Verheyen pour démontrer qu'elle ne produisoit pas la faim, se coucha sans souper, cracha toute sa salive le matin, & n'eut pas moins d'appétit à dîner; & c'est ce qu'on n'aura pas de peine à croire, qu'un homme dîne bien, quand il n'a pas soupé la veille. Cependant pour que la salive excite l'appétit, il ne faut pas qu'elle soit trop abondante, jusqu'à inonder & rem-

plir l'estomach, il ne faut pas aussi qu'elle le
soit trop peu, car dans le premier cas les
frottemens ne se font point sentir, ils ne portent que sur l'humeur, & dans le second,
les papilles nerveuses ne sont point assez pi-
quotées par les sels de la salive, de-là vient
donc que ces deux causes ôtent la faim. Mais
parce qu'à force de cracher, on n'a point
d'appétit, faut il faire diette jusqu'à ce qu'il
revienne ? non certes, je pense qu'il faut
manger pour remédier à l'épuisement où
l'on se trouve, & comme la mastication at-
tire toujours de nouvelle salive qui descend
avec les alimens, de-là il arrive que l'appétit
vient en mangeant. 3°. La bile aide à exciter
la faim ; on trouve beaucoup de bile dans
le ventricule de ceux qui meurent de faim,
& des chiens fort affamés ; le pylore flasque
& relâché laisse facilement monter la bile
du duodenum, lorsque cet intestin en est
rempli. Si cependant elle étoit trop abondante ou putride, l'appétit seroit détruit, il
faudroit vuider l'estomach pour le renouveller. 4°. Le suc du pancréas & du duodenum ; dans un homme très-vorace & fort
tourmenté de coliques de ventre, on trouva
un double canal pancréatique. 5°. Il y a eu
des Ecrivains qui ont soutenu que les restes
même d'alimens étoient la principale cause
de la digestion & le vrai ferment gastrique.
C'est pousser les choses trop loin, la vérité
est que ces restes de matiéres dissoutes sont
assez âcres pour irriter les papilles, ils ont
assez séjourné dans le ventricule, entre ces
espaces celluleux qui ne se vuident jamais
tout-à-fait (LXXXIII.), pour y contracter
de l'acrimonie jusqu'à un certain point.

T iiij

Voyons comment la faim ſe diſſipe ; c'eſt ; 1°. En mangeant, comme tout le monde ſçait. Les alimens nouveaux tombent ſur les vieux qui reſtent, ſe placent entre les rides de l'eſtomach, & détournent, le pylore étant fermé, l'abondante influence de la bile & des ſucs inteſtinaux qui remontent ; ils adouciſſent le ſang par le mélange d'un chyle doux, c'eſt pourquoi les nourrices ont le lait jaune & rance, après une abſtinence de 24 heures, un bon repas leur donne un nouveau lait doux, non putreſcent comme l'autre, mais aceſcent (CCCCCCXC.) 2°. En détrempant trop les ſucs diſſolvans, en relâchant les fibres, à force de boire des liqueurs aqueuſes chaudes, & ſurtout du thé, qui eſt de toutes les boiſſons la plus ennemie de la faim & de la digeſtion. 3°. En buvant trop d'huiles, qui verniſſent & émouſſent les nerfs. 4°. Lorſque l'ame eſt occupée de quelque paſſion qui fixe ſon attention, comme la mélancolie, le chagrin, &c. tant l'imagination agit ſur l'eſtomach, choſe fort difficile à expliquer ; voyez cependant les raiſons que donne M. Senac au chapitre de la faim. 5°. Les matières putrides ôtent la faim ſur le champ, comme un ſeul grain d'œuf pourri dont Bellini eut des rapports nidoreux pendant trois jours, &c. 6°. L'horreur ou la répugnance naturelle qu'on a pour certains alimens ou pour certains diſcours que les gens mal élevés tiennent quelquefois à table. De cette horreur naît quelquefois le vomiſſement qui ôte à l'eſtomach l'humeur utile qui piquotoit ſes nerfs. Enfin la trop grande ſouffrance de la faim la diſſipe, parce que le ſang ſe ramaſſant en trop

grande quantité dans un eftomach vuide &
flafque, produit un gonflement extrême dans
les vaiffeaux ; d'où réfulte une telle compreffion fur les houpes nerveufes, qu'elles
deviennent incapables de fentir l'aiguillon
des fels.

Il eft naturel de dire ici un mot de la foif.
C'eft l'appétit des fluides. Sa caufe finale
eft de nous avertir de la diverfe acrimonie
du fang dans le fcorbut, dans les fiévres, de
fon épaiffiffement, dans l'hydropifie, dans le
fcorbut, dans le *caufus*; du deffechement ou
rongement actuel du ventricule & de l'éfophage, ce qui arrive toutes les fois que les
glandes ceffent de filtrer un fuc doux & un
peu gluant. Le fiége de la foif eft dans l'é-
fophage, dans le pharinx, dans toute la bouche, & de plus dans l'eftomach, c'eft pourquoi elle fuccede à la faim, dont Bergerus
a regardé le fiége comme étant le même que
celui de la foif. Les chameaux après avoir
rempli d'eau les cellules vaftes de leur ventricule (LXXVII.) fupportent la foif pendant des femaines entieres. Ce befoin eft le
plus preffant de la vie, l'homme ne peut le
fupporter qu'un petit nombre d'heures, il eft
fuivi de l'inflammation du gofier, du ventricule, de l'efquinancie, de la fiévre, de la
mort. Quelques animaux fupportent cependant long-tems la foif dans les Pays les plus
chauds. Les alimens chauds, les vins, les
liqueurs fortes, fpiritueufes, les affaifonne-
mens aromatiques, le trop violent exercice,
les chaleurs, le crachement exceffif des gens
pituiteux, phtyfiques, mélancoliques, &c.
font autant de caufes de la foif; qu'elle eft
terrible dans les fiévres ardentes, dans l'in-

flammation d'eſtomach! & ſi elle vient tout-
à coup à manquer, c'eſt un ſigne de mort
qui ſe montre ſouvent dès le troiſiéme jour
dans le cauſus, & eſt ſouvent accompagné
d'une autre ſigne mortel, qui eſt le grand
froid des extremités ſuccédant tout-à-coup
au chaud.

Gonflé par l'air élaſtique des alimens, que
la fermentation fait ſortir (LXiX.) & par
la putréfaction. C'eſt pourquoi tandis que le
ventricule s'enfle & comprime l'aorte ſituée
derriere lui, il retarde la deſcente du ſang
dans le bas-ventre & augmente la quantité
qui s'en diſtribue à la poitrine & à la tête;
de-là vient cet engourdiſſement qui ſuit le
repas dans tous les animaux, cette rougeur
du viſage, cette reſpiration plus difficile ou
plus ſenſible, cette pente au ſommeil, &c.
L'eſtomach ſe remplit quelquefois juſqu'à
crever dans les cochons; c'eſt pourquoi lorſque les marchands de bœufs s'apperçoivent
que ces animaux ont l'eſtomach trop diſten-
du, ils ſçavent bien y faire enfoncer le bras
pour retirer l'herbe.

Epiploon. Cela eſt très-vrai, car lorſque
le ventricule eſt fort tendu, ſa grande courbure qui donne naiſſance à l'omentum, ſe
préſente au péritoine, la plus grande utilité
de cette eſpece de gibeciere graiſſeuſe eſt de
laiſſer ſuinter des vapeurs graſſes, onctueuſes, & d'adoucir par ce liniment les frottemens que la réſiſtance du péritoine fait eſſuyer au ventricule. L'autre uſage eſt de
donner de la chaleur. Il y a un autre épiploon
de Winſlow, attaché à la petite courbure de
l'eſtomach, qui eſt aſſez conſidérable dans
les animaux les plus voraces.

Ombilicale. Elle defcend de la fciffure du foye derriere le péritoine, & paffe devant le commencement du pylore. Comme elle eft entourée de beaucoup de graiffe, elle peut non-feulement y augmenter les chaleurs, mais y adoucir les frottemens.

Reçoit. D'où naiffent les changemens fpontanés des alimens, décrits LXVI.

Humeurs. Le fuc gaftrique artériel, (LXXVIII.) & la falive (LXVI.)

Muf. les. LXXXI.

Environnantes. LXXXVI.

§. LXXXIX.

Quand l'eftomach eft prefque vuide, il devient flafque, tout-à-fait ridé, il ne retient que les parties les plus épaiffes, qu'il évacuë enfin par la vertu de la refpiration, par le pylore qui eft alors lâche. Cependant il eft rare qu'il fe vuide jamais entierement ; & alors même il ne peut jamais tant fe retrécir, qu'il ne conferve encore affez de capacité.

Les parties épaiffes des alimens reftant quelquefois pendant trois jours entiers dans le ventricule du cochon, ce qui vient de l'étroite largeur du pylore, de-là vient que ce n'eft que par la diette que nous pouvons guérir bien des maux d'eftomach. Haller a vû l'eftomach vuide dans un chat, dans un homme, il l'eft le plus fouvent dans les poiffons, du moins ne contient-il pas d'alimens, mais toujours des humeurs telles que la bile, la falive, &c.　　　　　T vj

ACTION DES INTESTINS

SUR LES ALIMENS.

§. XC.

POur connoître ensuite comment les intestins agissent sur le chyle du ventricule, & les excrémens qui restent, examinons la fabrique de ce canal, les humeurs qui y viennent, les vaisseaux absorbans qu'on y trouve, le mouvement de cette même fistule intestinale, & des parties qui l'environnent.

Les intestins mettent la perfection à l'œuvre de la digestion, commencée & non achevée dans le ventricule. Les greles font le chyle & le séparent des excrémens : les gros reçoivent, changent, évacuent les excrémens ; car jamais on n'a trouvé de chyle dans les gros intestins, ni d'excrémens fétides dans les gréles ; à peine s'en trouve-t-il même dans le fétus. Dès le commencement du canal intestinal on trouve une masse liquide, jaune, écumeuse, qui, à mesure qu'elle descend plus bas, devient cendrée & visqueuse. Dans toutes ces actions, il faut considérer les intestins 1°. comme un canal qui reçoit & contient les alimens. 2°. Comme l'organe sécretoire de divers fluides, qui viennent se mêler aux alimens. 3°. Comme un muscle qui les comprime. 4°. Comme un canal où le chyle essuye l'action de toutes ces choses, parmi lesquelles on compte la bile, le suc pancréatique, & le suc intestinal.

§. X C I.

Remarquons d'abord (*a*) la premiere tunique des intestins grêles, dans laquelle le chyle est renfermé. On la nomme veloutée, elle est vaste, de couleur cendrée, remplie de (*b*) papilles, percée de tuyaux aqueux & glutineux, des vaisseaux lactés, de grands pores distingués des autres conduits, qui s'ouvrent au même endroit, humectée & lubréfiée continuellement d'humeurs aqueuses & glutineuses, elle est trois fois plus longue que la tunique nerveuse, qui est immédiatement couchée sur elle, surtout dans l'intestin nommé jejunum, où elle se replie, s'éleve, forme des valvules, & en conséquence est fort ridée, principalement où la tunique vasculeuse, glanduleuse & nerveuse, est attachée au méfantere, par sa partie convéxe ; de-là le chyle & les excremens sont par tout sans cesse arrêtés ; la cavité de cette tunique est lubréfiée ; les

(a) *Will.* Pharm. Rat. T. 6. I. E. E. *Ruysch.* Epist. 11. Tab. 12. F. 1, 2, 3, 4, 5, 6.
(b) *Ruysch.* Adv. 2.

matieres les plus épaisses font continuellement délayées, fur-tout vers la fin de
l'ileum ; les excrémens qui s'y épaiffif-
fent, font enduits d'humeurs onctueufes ; les chofes âcres y produifent un
fentiment très-douloureux , & en conféquence une irritation vive , quand la
nature veut les expulfer , & un refferrement dans les vaiffeaux abforbans, qui
empêche ces matieres âcres de pénétrer dans les parties intérieures du corps.

Grêles , & même des gros : Brunner a refufé à ceux-ci une tunique véloutée, qui eft
à la vérité moins fenfible , parce qu'elle eft
plus courte, & moins garnie de papilles.
Voyez ce que Ruyfch dit du velouté du colon & du rectum.

Premiere. Car jufqu'ici perfonne n'a vû l'é-
piderme fe continuer dans l'eftomach & dans
les inteftins, fi ce n'eft Ruyfch qui l'appelle
Epithelium, & Price ; mais Monroo regarde
le velouté même comme une vraye continuation de la cuticule.

Veloutée , beaucoup plus fenfible que dans
le ventricule : premiérement nommée & affez
bien connuë par Fallope , qui obferva la direction des poils ; appellée tunique par Willis , qui par une conjecture affez pénétrante
connut les deux genres de poils , artériels &
veineux ; repréfentée par Suammerdam ,
enfuite examinée avec plus d'attention par
Brunner, qui décrivit les poils , & les donna
comme des tuyaux membraneux fervant d'enveloppe à des vaiffeaux , qui tantôt s'ouvrent

par deux orifices, & tantôt par un feul, & dont les uns conduifent aux veines méfenteriques, dans l'oye, & les autres aux vaiffeaux lactés, dans le chien : fabrique qui s'accorde à celle de Price. Enfin Ruyfch nous a appris que ces poils fe continuent à de petits vaiffeaux artériels, & quelquefois à des veines, & que les uns & les autres laiffent également paffer la cire décolorée dans les inteftins. Opinion parfaitement confirmée par Hales ; & Haller affirme qu'il a vû l'eau paffer fi facilement dans la cavité du canal inteftinal, tant par les artéres, que par les veines, que l'expérience contraire de Pechlinus n'a rien qui l'arrête & lui faffe former aucun doute fur ce fait dont j'ai été auffi témoin. Mais la même vérité ne fe démontre-t-elle pas encore par ces petits points de fang que j'ai fi fouvent vû fuinter au travers du velouté excorié, dans les cadavres des dyfenteriques, par ces diarrhées fanguinolentes, quelquefois falutaires, par ces felles de fang pur obfervées quelquefois dans les Hydropiques, &c. Mais il n'eft pas moins conftant par les fréquentes expériences d'Albinus & de Haller que les poils veineux font plus grands, & plus nombreux, que ceux des artéres ; d'où il arrive que l'injection faite par les veines rend la tunique veloutée trois fois plus belle, que fi elle fe fait par les artéres. Or que ce foient précifément ces mêmes poils veineux, gâtés & corrompus, qu'ait vûs & peints M. Helvetius célébre Médecin & Académicien, fous le nom de mammellons, c'eft-à dire, de petits corps ramifiés, grenus, percés de trous à leur furface, & conféquemment fpongieux, c'eft ce que je ne balance pas de croire avec

Haller. Il eût pû, ce semble, proposer son avis, sans nier l'existence du poilu contre le témoignage unanime de tous les Anatomistes & de tous les yeux, qui suffisent pour l'appercevoir clairement. Mais pourquoi trouve-t-on les mêmes mammellons dans Winslow? Les auroit-il découvert avant Helvetius? Quoiqu'il en soit, il est évident que ces poils sont de vrais tuyaux cylindriques, perpendiculairement élevés de la membrane nerveuse, à la hauteur d'une ligne, au dedans de la cavité du canal intestinal, & au-delà desquels à la faveur d'une bonne loupe on voit aisément sortir l'injection de matière céracée. On ne peut voir leurs orifices, sans cette préparation, & conséquemment ceux qui disent les avoir observés sans cette précaution, assurent ce qui n'est pas vrai, ni même possible. Mais qui ne seroit plus étonné de voir qu'ils ayent été pris pour des muscles par Leuwenhoeck? A ces poils s'entremêlent des mammellons, & les orifices de glandes simples, & de glandes miliaires (XCII.): mais quels mammellons entend-t-on ici? Ceux de Ruysch, oblongs, semblables à des poils, tantôt seuls, & tantôt confondus, ou mêlés plusieurs ensemble, c'est pourquoi il donne à la membrane veloutée, le nom de *villopapillosa*, mais il est mort sans avoir cessé de reconnoître le poilu, comme l'espéroit M. Helvetius. Ces mammellons ne semblent être que des poils veineux vuides, suivant l'idée d'Albinus, & sont par conséquent fort éloignés de ressembler à ceux du sçavant Medecin de la Reine. Dans les préparations de Ruysch que j'ai vûes, les uns sont cendrés, les autres rouges, blancs, nerveux, & imitent de petits floccons : mais pour les voir dans l'état naturel, il n'y a qu'à retourner un inteſtin frais, ou même un eſtomach, après avoir bien lavé le velouté, on le tient ſuſpendu dans l'eau, & on voit ainſi une grande quantité de ces petits corps dans toute ſa ſurface. Enfin, quoiqu'en diſent Meſſieurs Helvetius & Fontenelle, ces corps ſont fort différens de ceux que le premier dit avoir vûs. Voyez les Mémoires de l'Académie Royale des Sciences 1721. pag. 39?. & l'Hiſtoire pag. 36. l'Expoſition Anatomique de Winſlow IV. 122. & l'Anatomie de Senac p. 15? comparez enfin tous les Auteurs qui ont vû les mammellons d'Helvetius, ou plûtôt qui en ont copié la Deſcription dans les Livres des uns des autres, avec la ſeconde Décade des Adverſaires Anatomiques de Ruyſch. p. 25. chap. IX. & le VII. *Treſor.* n. XL. &c.

Cendrée, dans la ſanté, car elle eſt toute rouge dans l'inflammation, & dans l'injection de cire ; marqueté de taches rouges, ou noires, quand on a été empoiſonné.

Aqueux, par leſquels les extrémités des artéres vomiſſent leurs ſucs dans la cavité des inteſtins, où ils ſont en ſi grand nombre que l'œil ne peut appercevoir aucun point, où il n'y ait quelque pore ouvert. Pechlinus ayant lié une portion d'inteſtin en deux endroits, vit cette liqueur diſtiller en ſi grande abondance, que l'inteſtin en fut gonflé ; il l'a trouva ſalée & ſemblable au ſuc pancréatique. Il eſt probable par l'Analogie que cette liqueur a les mêmes organes, la même nature, les mêmes fonctions que le ſuc gaſtrique, & qu'elle eſt une cauſe qui fait le chyle, d'autant plus puiſſante, qu'elle eſt plus copieuſe, & que les inteſtins ſont, tous pris enſemble, plus vaſtes que l'eſtomach, de ſorte qu'il eſt ſurprenant que la plûpart de nos Auteurs omettent le ſuc des inteſtins parmi les cauſes de la digeſtion.

Grands pores. Ruyſch les a peints dans le rectum & décrits dans le colon ; ils ſont différens des glandes de Peyer, (qui pour le dire en paſſant, prit lui même autre fois celles de Brunner pour des mammellons) & produits par les glandes ſimples, ou petits follicules, auſquels ils appartiennent. Telle eſt auſſi la théorie de Malpighi. Galeac a diſtingué les mêmes pores du poilu, & des glandes de Brunner & de Peyer. Ce ſont, ſelon lui, de grands pores qui ſe trouvent dans les inteſtins par tout le canal, qui conduiſent à des glandes ſimples, & ſont plus petits que les orifices des glandes de Peyer. Les glandes de la tunique veloutée de Willis ne ſont vraiſemblablement rien autre choſe que ces pores. On les voit clairement dans les préparations de Ruyſch, & à force de les examiner, on ſe perſuade que ce ſont des follicules dans leſquels les artéres verſent un ſuc qui leur eſt propre, & qui ſéjourne juſqu'à ce qu'il ſoit aſſez épais, pour vernir les inteſtins ; après quoi il eſt exprimé par ces ouvertures.

Lactées. Très-peu d'Anatomiſtes ont été aſſez fortunés pour voir les orifices des veines lactées s'ouvrir au dedans du canal inteſtinal. Nous doutons des follicules de Santorini, comme de l'exiſtence des papilles ſpongieuſes de M. Helvetius. Les orifices que Duvernoy a vus à la baſe des valvules conniventes, font auſſi douter s'il n'auroit pas vû des orifices glanduleux. L'exiftence des poils laiteux me paroîtroit moins fufpecte, mais outre qu'on ne les a point affez obfervés, ce n'eft pas dans l'homme qu'on les a vus, à moins qu'on ne veuille ici rapporter ces filamens blancs que Winflow dit traverfer en grand nombre l'épaiffeur du velouté, & aboutir à la furface interne de ce tiffu ; car il regarde ces filets comme autant de racines capillaires des veines lactées. Ruyfch, Lifter, Leuwenkoeck, en un mot les plus clairvoyans Anatomiftes, ont defefperé de trouver les orifices des veines lactées.

Aqueufes. Approchant de la nature du ferum, car elles fe congélent comme lui dans l'eau chaude.

Jéjunum. Plufieurs prétendent qu'au deffus de l'infertion du canal coledocque, la tunique veloutée eft trois fois plus longue, que la nerveufe, fix fois au-deffous, & meme neuf & dix fois dans le jéjunum. Mais la proportion de l'une à l'autre eft auffi inégale, qu'incertaine, & il n'eft pas poffible de la déterminer. Il eft vrai que la membrane nerveufe fe contracte d'elle même par fon reffort naturel, comme elle fe refferre par le froid, par l'action de corps irritans, par un amas de matiéres qui bouchant le tuyau, caufent des vomiffemens qui ne cedent qu'aux lavemens & aux boiffons onctueufes émollientes : au contraire le velouté eft toujours flafque, lâche, & forme des rides d'autant plus confidérables, que les inteftins font moins diftendus & s'effacent par le fouffle qui enfle ce canal. Les rides diminuent à la fin du jejunum, & avec elles la tunique interne relativement aux autres tuniques. Elles font

plus grandes du côté qui lie les inteftins au
méfentere , parce qu'il eft plus relferré &
plié à chaque courbure, elles ne font point
orbiculaires , mais ne forment que le quart
ou le tiers d'un cercle ; un arc voifin remplit
le vuide formé par le défaut de l'autre , &
ainfi le canal inteftinal le partage en autant
de petites portions qu'il y a de valvules , &
c'eft par toutes ces petites loges & capfules
que le chyle paffe fucceffivement. Fallope
avoit exactement décrit ces rides ; ce font
des plis dans lefquels la tunique nerveufe
entre pour fi peu de chofe, quoique M. Senac dife le contraire, qu'ils font prefque totalement formés par le velouté. Ils font
obliques, longs, courts, quelquefois croi-
fés, coupés, interrompus, rarement longitudinaux. Ils commencent à fe former dans
le duodenum, ils font en grand nombre dans
le jejunum ; il y en a moins dans l'iléon &
encore moins dans le colon, où elles font
formées par toutes les membranes qui s'en-
foncent dans la cavité de l'inteftin d'efpace
en efpace. Dans un inteftin foufflé & delfe-
ché, ces rides forment des croiffans membraneux roides & de vrais arcs de cercles
qui ont trompé Kerkring fur leur état naturel, car il les a prifes pour des valvules conniventes. Laillées à elles mêmes, elles font
fi molles, qu'elles obéiffent en tout fens avec
facilité ; elles font fort éloignées de toute
ftructure mufculeufe, & ne peuvent certainement broyer les alimens par aucun mouvement qui leur foit propre, comme l'a voulu
Perrault.

Vafculeufe. Non celle qui eft la même que
la nerveufe, car il ne s'agit ici que de ces

extrêmités des petits vaisseaux qui partent
du rets vasculeux qui se trouve dans les cellules de la membrane vasculaire, & forment
enfin, non ces mammellons qu'on a com-
battus, & vers les pores desquels Winflow
dit qu'elles font tournées, mais le vrai poil.

Glanduleuse. Ainsi nommée, parce qu'il s'y
trouve des lacunes ou follicules glanduleux,
qui fembleroient cependant plutôt appartenir
à la tunique nerveufe, à laquelle elle eft
très-étroitement unie.

Arrêtés. Comme les rides effuyent des frottemens continuels, & fe meuvent tantôt en
bas, tantôt en haut, les alimens situés contre ces parties doivent éprouver des agita-
tions différentes & contraires qui les empêchent d'être très-promptement précipités par
les felles; fans ces efpeces de valvules, tout
defcendroit donc fans obftacle, rien ne fe
changeroit, ce qui formeroit la lienterie,
mal que nous avons vû venir ci-devant de
la perte du reffort des fibres de l'eftomach.
Nous avons dit auffi que la deftruction des
rides de ce vifcere dérangeoit la digeftion
& produifoit l'anorexie; mais de plus, il eft
certain que le furet, la belette, la fouïne,
le renard, en un mot tous les animaux qui
ont les inteftins très-courts, ont les excrémens fétides & fluides, & font très-voraces:
au contraire la brebis, la chèvre, le liévre,
le lapin, & tous ceux qui ont les inteftins
creux & pleins de profondes cellules, ont
les excrémens durs, fecs & ronds (XCV.)
Il y a d'autres animaux qui n'ont qu'un petit canal inteftinal, fimple, uniforme ou fans
rides. Il eft facile de concevoir à préfent
pourquoi de 10 livres d'eaux minérales qu'on

avale, il n'en fort peut-être pas une feule
goutte par les felles, ce qui eft prouvé par
l'exemple de ceux qui font conftipés pendant
une femaine entiere, quoiqu'ils ufent tous
les jours d'une très-grande quantité de ces
eaux ? c'eft qu'étant retenues par ces rides,
comme par autant de petites barrieres, elles
ont le tems d'être entierement repompées par
les vaiffeaux abforbans dans le fang, pour
ne paffer enfuite que par la voye des urines.
Tant il eft vrai que le canal inteftinal eft en
quelque forte fermé par ces valvules dans
l'état fain, & qu'il eft plus facile aux humeurs d'être reprifes, que de continuer leur
route par l'anus.

Lubréfice. Le mouvement des inteftins ne
ceffe jamais durant la vie, & après la mort
même, il n'y a qu'à détacher le canal en tout
ou en partie, le mettre en vûe fur une table,
il paroît clairement ramper comme un ver.
On peut voir fur cela toutes les Expériences
de Wepfer, mais pourquoi chercher des autorités dans un fait auffi évident, puifque
ce mouvement vermiculaire continue jufqu'à ce que la graiffe commence peu à peu
à fe réfroidir ? de ce mouvement il fuit que
les parties nerveufes qui font très fines &
très-fenfibles dans les inteftins font continuellement frottées les unes contre les autres, ce qui feroit naître de vives douleurs,
fi les rides nuës étoient immédiatement appliquées à d'autres rides auffi découvertes,
fans l'interpofition d'aucune matiére muci-
lagineufe, comme on l'a dit en parlant de
ce frottement à vuide des rides de l'eftomach,
qui fait la faim. C'eft donc à quoi la providence de la nature femble avoir pourvû,

en plaçant des cryptes & des glandes de différentes efpeces éparfes çà & là dans toute la
cavité des inteftins, en les plaçant, dis-je,
fous la membrane mufculaire, pour être aifément exprimées par le mouvement périftaltique qui ne peut ceffer fans leur donner
le tems de fe remplir. C'eft donc le mucus
exprimé de ces glandes qui effuye toute l'action des frottemens, & en garantit le canal;
il fort ou fuinte de tous les points de fa furface interne qui en eft toujours humectée,
vous avez beau l'effuyer, il renaît de lui-
même, ou par la moindre preffion. Cette
matiére onctueufe & fi propre à vernir, eft
beaucoup plus abondante dans la fanté que
dans la maladie, & c'eft mal-à-propos que
Gliffon l'a prife pour excrémentitielle, quoiqu'elle forte quelquefois avec les felles fous
la forme d'une pituite vitrée ou d'un blanc
d'œuf battu. On peut juger par là des maux
qui naiffent lorfque les inteftins ont perdu
cette efpece de colle naturelle & bienfaifan-
te, que les Chirurgiens s'applaudiffent tous
les jours d'avoir évacuée par leurs purgatifs
âcres imprudemment adminiftrés. La douleur
eft la moindre des fuites aufquelles il faut
s'attendre ; la gangrene fuit quelquefois le
ratiffement de la tunique interne, & on a vû
dans ce mal le fang couler jufqu'à la mort
par les veines méfenteriques ouvertes. Mais
fans qu'aucune veine foit endommagée, le
velouté déchiré par l'émétique ou tout autre irritant, peut donner du fang goutte à
goutte jufqu'à la mort, comme Gliffon l'a
obfervé. Enfin, pour dire ici encore un mot
des purgatifs âcres, les fecondes voyes fe
dégluent comme les premieres, par l'ufage

immoderé de ces remedes, celles-ci donnent
du fang avec des colles blanches, & les autres contiennent un fang privé de ses parties
huileuses, douces, balfamiques, & conféquemment d'autant plus âcre.

L'ileum. De toute cette maffe d'alimens,
defcendus du ventricule, les parties les plus
liquides font promptement fuccées ou reprifes; tout ce qui eft utile & chyleux fe re-
pompe & fe fépare des excrémens dans les
inteftins grêles, où, comme on l'a déja dit,
on ne trouve jamais de vrayes matiéres fé-
cales, ce qui ne peut venir que de l'affluence
de fucs délayans & auffi délayans que le fuc
gaftrique auquel ils reffemblent; c'eft pourquoi lorfque la tunique interne devient calleufe & racornie, l'apepfie s'enfuit. Le refte
des féces dures & groffiéres ne pourroit donc
plus continuer fon chemin par le canal inteftinal fans douleur. C'eft pour remédier à
cet inconvénient que les artéres exhalantes
apportent continuellement des fucs qui dé-
trempent les alimens, à mefure que le chyle
s'en fépare; moyennant quoi ce même réfidu
coule toujours avec plus de facilité, & donne, pour ainfi parler, à boire, chemin faifant, aux veines abforbantes tout ce qu'il
contient encore d'utile au corps. C'eft ce qui
s'obferve dès le commencement des inteftins.
Les artérioles dont je viens de parler viennent elles à manquer, elles font auffi-tôt
remplacées par les glandes de Peyer, dont
les fucs font d'autant plus capables de pénétrer les matiéres, que leur nombre va toujours peu à peu en augmentant; elles font
très-abondantes & par placars à la fin de
l'ileum dans la pûpart des animaux. Dans

les

Les gros inteſtins ne trouve-t’on pas encore
de pareils organes qui ſervant d’enduit au
velouté, préſervent l’extrême délicateſſe de
ſon tiſſu, & ſont d’un délayement efficace
pour le réſidu des alimens deſſechés, ou pour
faire marcher les excrémens.

Mais ſi l’on veut juger de la quantité de
ſucs qui ſe filtrent ici, il ſuffit de faire attention que l’eau injectée par l’artere méſenterique s’écoule preſque toute en très-peu de
tems par les inteſtins; Expérience de M. Hale
qui eſt des plus faciles. De plus, ce canal
eſt le plus vaſte organe ſécrétoire qu’il y ait
dans tout le corps; car que les inteſtins grêles
ayent 33 pieds, & le cercle ou la circonférence interne du velouté 37, 68, la ſurface
de cette tunique ſera 178, 904, 40, & s’il ſe
trouve dix poils dans une ligne quarrée, leur
nombre ſera 5, 367, 132, & ce nombre doit
tripler, ſi le velouté eſt trois fois plus ample
que la membrane nerveuſe. Quelle prodigieuſe étenduë! d’ailleurs combien d’humeurs & de ſang donnent les purgatifs, les
diarrhées, les dyſſenteries! Rhodius a vû un
Polonois qui dans deux heures eut une évacuation critique & nullement nuiſible de
38 livres de ſang par les ſelles. Deux dragmes de gomme gutte priſes en une ſeule doſe
a quelquefois évacué toutes les eaux d’une
Hydropique. Dans le cholera morbus * j’ai
rempli un pot-de-chambre en deux ſelles,
& je vuidois mon ventre preſqu’à chaque
inſtant, tant par l’anus que par la bouche,
de ſorte que dans 24 heures ayant perdu preſque toutes mes humeurs, (probablement
plus de 50 livres) je me vis à la porte de la
mort. Quelle incroyable quantité d’eaux

* V. mes
Obſervat.
de Med. prat.

roufles, claires, bilieufes, dans les diarrhées ordinaires & habituelles, & combien en purgent les hydragogues, tels que le féné, le jalap, le fcammonée, les hermodactes, &c.

Sentiment. A caufe du grand nombre de papilles nerveufes : de là vient que la douleur, l'inflammation & l'excoriation des inteftins font fi promptement périr, que l'ypecuanha & même le fimarouba fe montrent trop irritans dans certaines dyffenteries, & furtout au commencement de ce mal, lorfqu'on n'a pas mis en œuvre les faignées, les adouciffans, les calmans. On doit placer ici cette merveilleufe fagacité, s'il m'eft permis de m'exprimer ainfi, du ventricule & des inteftins a diftinguer ce qui eft nuifible & avantageux au corps, à garder l'un au profit de l'économie animale, & à rejetter l'autre par les voyes fupérieures & inférieures. Ceux qui prirent de la ciguë aquatique, dit Weper, & ne vomirent point, périrent ; ceux qui vomirent, furent confervés. Cet Auteur & Staahl expliquent fingulierement les convulfions que caufent les corps irritans ; ils les font venir, non pas tant de quelque acrimonie, que de l'irritation de l'ame ou de l'archée : ce qu'ils prétendent prouver, parce que ce ne font pas toujours les corps les plus âcres qui font le plus d'effet. Mais toute fibre irritée par quelqu'acrimonie que ce foit, fe contracte ou fe refferre, & cette contraction eft fenfible après la mort même, comme Peyer l'a éprouvé en touchant avec des acides vifs des inteftins de grenouilles dans lefquelles on ne foupçonnera pas l'ame d'agir ; & Pecquet ayant coupé le duodenum, le vit tellement fe ref-

ferrer, que le canal coledocque contracté
se cacha à la vûë. Enfin en verfant divers
poiffons, tant dans l'inteftin que dans le ventricule, Wepfer a vû ces vifceres entrer en
des fpafmes fi convulfifs, que l'air fouflé
avec force ne pouvoit s'y faire jour & vaincre leur réfiftance.

Vive. L'acrimonie que les excrémens contractent par un féjour de 24 heures dans les
inteftins, eft fi grande & fi puiffante, que
tous les efforts de l'ame ne peuvent en retarder l'évacuation que pour quelques inf-
tans. C'eft que d'ailleurs leur poids comprime les nerfs & les rend paralitiques.

Refferrement. Telle eft la ftructure de notre corps, que les petits fphincters des veines
abforbantes ne manquent jamais de fe contracter au moyen du contact de quelques
particules âcres, & de fermer ainfi la porte
à l'ennemi. C'eft ainfi qu'on a vû que le froid
éleve la peau à petits grains, parce que la
tranfpiration pouffe & force inutilement en
dedans, tandis que le froid ferme & refferre
par dehors. Ce qui fe fait avec d'autant plus
de facilité, que leur épaiffeur furpaffe de
beaucoup leur diamétre. La veffie urinaire
piquée ou touchée avec des efprits acides
minéraux fe refferre. Mais quelle partie du
corps avoit plus befoin de ce fentiment exquis que les inteftins; faute de leurs fucs lu-
bréfians, ils fe refferrent, ce qui produit
l'ileus ou le *miferere.* La coalefcence de
l'ileum produit un *volvulus* mortel, la forte
conftriction du colon a quelque fois fait naître la paffion iliaque : de funeftes conftipa-
tions ont fuivi un inteftin fermé. On voit
les poils mêmes du velouté fe contracter

avec l'inteſtin. Le canal inteſtinal conduit au ſang & au grand courant de la circulation, qui ſans ces obſtacles ſeroit bien-tôt toute bouleverſée par la libre entrée de tous les corps âcres dans le ſang. Les inteſtins ſe contractent donc méchaniquement à l'approche immédiate de l'huile de vitriol, la portion qui en eſt touchée ſe reſſerre, en rampant comme un ver. Quelles énormes conſtrictions ne produit pas l'arſenic ? l'air comprimé entre deux barrieres inſurmontables redoublant d'élaſticité, occaſionne des tumeurs prodigieuſes qui donnent elles-mêmes lieu à la gangrene cauſée par l'arrêt du ſang dans les vaiſſeaux étranglés, mais comme les reſſerremens ne peuvent arriver ſans exprimer les arteres qui apportent, en fermant les veines qui reprennent, ils procurent des déchargemens copieux de ſucs vrayment délayans envoyés exprès par la nature pour émouſſer, noyer, balayer les corps âcres, & adoucir les fibres irritées ou excoriées, comme on le voit dans l'œil où il eſt entré quelque corps étrange. Lorſqu'une perſonne a eu le malheur d'avaler un poiſon corroſif, tel que l'arſenic, le ſublimé, &c. Qu'y a-t-il donc de mieux à faire que d'imiter la nature, en prenant beaucoup de lait de vache & d'huile. L'opium même eſt un calmant ſi fort indiqué que je connois une femme aujourd'hui ſe portant bien, & qui prit il y a quelques années une aſſez forte doſe d'opium & d'arſenic à la fois, pour mieux s'empoiſonner. Un poiſon combattit l'effet de l'autre, & on guérit aiſément cette malheureuſe créature, en ſaignant, en adouciſſant, &c. Les inteſtins ont comme l'œil,

la bouche, l'uretre & toutes les parties internes du corps, un suc qui est le vrai antidote des âcres. Un homme vient de prendre
de la scammonée, elle se fait bien-tôt sentir
à ses intestins, ce purgatif dissout le sang
presque aussi vite que le mercure. Les intestins se resserrant donc fortement, déchargent une très-grande quantité de délayans,
se vuident & poussent la scammonée, jusqu'à ce qu'ils en soient entierement déba-
rassés.

§. XCII.

La (a) seconde tunique qui enveloppe
la premiere, est très-délicate, n'a point
de valvules, mais une étenduë, égale
& unie, elle est composée d'une infinité d'arteres, de veines & de nerfs qui
forment entre-eux un tissu reticulaire.
Les arteres se terminent par leurs extrêmités en pulpe molle, semblable à
des brins de vergette, en partie dans
les glandes de *Peyer*, & en partie se
distribuent aux excréteurs qui se trouvent dans la cavité des intestins ; les
veines ou répondent par leurs extrêmités aux arteres dont nous venons de
parler, par une continuité de vaisseaux,
ou sont placées aux glandes de Peyer,
ou s'ouvrent par des bouches larges &

(a) W*ill*. Pharm. Rat. T. 6. l. D. D. R*uysch*.
Epist. 11, page 8, jusqu'à 14. T. 12. fig. depuis 1,
jusqu'à 6.

béantes, dans le velouté de la premiere tunique. A cette tunique nerveuſe ſont attachées par leurs baſes les (*a*) glandes de Peyer, qui ſont toujours exactement ſous la tunique muſculeuſe des inteſtins; elles ſe déchargent d'une matiere glutineuſe par leurs pointes, qui s'ouvrent dans la cavité inteſtinale. On en trouve peu au commencement des inteſtins grêles, mais leur nombre & leur groſſeur s'augmentent inſenſiblement; enſorte qu'il y en a une très-grande quantité au commencement des gros. De-là viennent la chaleur, la pulſation, le broyement, le délayement, la lubricité, & la défenſe des inteſtins contre les corps âcres, qui pourroient les irriter.

Seconde. A moins qu'on ne veuille la prendre pour une partie de la premiere. Willis a diſtingué la membrane interne des inteſtins de la tunique charnuë & veloutée, & l'a nommée nerveuſe à cauſe de ſa couleur blanche. Sa grande quantité de vaiſſeaux l'a fait appeller vaſculeuſe par Verheyen; Ruyſch à cauſe de ſes glandes, lui a donné le nom de glanduleuſe. En ſoufflant par la cavité des inteſtins, on lui donne aiſément l'air d'un tiſſu cellulaire, parce qu'à la faveur des vaiſſeaux qui percent la membrane muſ-

(a) *Peyer.* de Gland. Inteſt. Ic. 2. l. B. C. Ic. 3. B. B.

culeufe, le fouffle va fe gliffant jufqu'à la nerveufe, expérience d'Albinus qui eft très-facile à faire, après quoi elle n'a plus cette apparence de tiffu ferme, folide, ferré, qui l'a fait appeller *Aponevretique* par M. Helvetius, & regarder comme faite de fibres qui fe croifent. Cette membrane eft beaucoup plus délicate que dans l'eftomach, & conféquemment trop, pour être appellée *aponevretique*, auffi ce nom n'a-t'il pas fait fortune, malgré toutes les raifons qu'allegue l'Auteur pour changer celui qui étoit reçu. Elle fe rend à cette feconde cellulaire que le même illuftre Académicien n'a fait que foupçonner, & que Ruyfch n'a décrite qu'étant déja très-vieux. Cette tunique envoye de petites productions aux valvules conniventes.

Délicate. Elle eft au contraire épaiffe, tenace, ferme, très-épaiffe dans l'eftomach, plus tenuë dans les inteftins, & retient la tunique charnuë qui ne réfifte point au fouffle. Elle fert donc de véritable & principale bafe des inteftins. Le velouté n'eft proprement qu'un amas d'arteres exhalantes & de veines abforbantes, au lieu que cette autre tunique dont il s'agit, eft partout plus ferme, plus courte, blanche, ce qui lui a fait donner le nom de nerveufe & garnie de vaiffeaux qui forment un tiffu réticulaire. Je ne voudrois donc pas confondre ces deux tuniques, comme M. Boerhaave femble en donner la permiffion par cette parenthefe du commencement de ce §. (*nifi ejufdem partem cenfeas*) quoiqu'elles foient très-étroitement attachées.

Réticulaire. Lorfque l'artere méfentérique vient aux inteftins, elle fe divife en deux

branches, dont chacune monte fon hémif-
phere d'inteftin, marche par la premiere tunique cellulaire (XCIV.) à laquelle elle
donne un rameau confidérable qui y rampe
dans la convexité qui tourne le dos au méfentere, s'anaftomofe avec l'autre branche
pareille qui l'accompagne : mais les troncs
principaux percent la tunique mufculeufe
au travers des aréoles vuides des fibres
(XCIII.) & fe diftribuent enfin comme des
branches d'arbres par de fréquentes anafto-
mofes, tant entr'eux qu'avec les troncs oppofés dans la feconde cellulaire ou la nerveufe, de laquelle ils envoyent des ramifications à la tunique mufculeufe, plus petites
& beaucoup moins nombreufes qu'à la nerveufe, & par cette mufculeufe, en dehors,
à la membrane externe, de forte qu'ils continuent ou abouchent un bien plus grand
nombre de rameaux avec les tuyaux du velouté, ce qui eft également vrai des arteres
& des veines qui ont à peu près la même diftribution. Ruifch a donné des figures d'inteftins defféchés à l'air, où toutes les couches des vaiffeaux fe réuniffent en une feule;
mais la vérité a été rétablie par Albinus qui
a obfervé que les aréoles des rets & les dif-
tributions font différentes fuivant les divers
endroits des inteftins, que du ventricule aux
gros inteftins, les vaiffeaux dégénerent par
dégrés fucceffifs en branches femblables à
celles qui font dans leur voifinage, & différentes de celles qui font plus éloignées.

Artériels. Les arteres des inteftins viennent
de la céliaque, de la méfentérique fupérieure
& de l'inférieure. Ils reçoivent d'autres arteres & veines des lombaires & des fperma-

tiques qui vont au mefe-colon gauche & à
fa courbure fémilunaire. Il vient d'autres
vaiffeaux des hypogaftriques à la fin du rectum, par lefquels on peut injecter la grande
veine méfocolique; le même rameau de l'artere céliaque qui fe change en gaftroépiploïque droite, donne un rameau confidérable qui, fuivant le duodenum, le long de
l'adhéfion du pancréas, & les premiers commencemens du jejunum, donne des branches à fix pieds de longueur de cet inteftin,
lefquelles très-manifeftement s'anaftomofent
par leurs dernieres arcades aux rameaux fu-
périeurs de l'artere méfentérique. Quelquefois il eft plus court & s'infere à quelqu'un
des premiers rameaux de l'artere méfentérique, qui vont au jejunum. C'eft la couronaire,
dont une branche différente du tronc, prenant origine au-deffus de la premiere partie
du duodenum, fe rend à la premiere & à la
feconde courbure de cet inteftin & au pancréas. Divers rameaux defcendent de l'artere
gaftroépiploïque droite par le ligament large
qui lie le fonds du ventricule avec l'inteftin
colon; quelquefois auffi le gaftroépiploïque
gauche envoye un petit nombre de branches
à la portion gauche du colon tranfverfe.

L'artere *méfentérique fupérieure* fort de
l'aorte fous la céliaque, au paffage même
de cette groffe artere par le diaphragme, du
côté gauche, entrelaffée de nerf, accompagne la veine-porte, avec laquelle elle paffe
devant la courbure tranfverfe inférieure du
duodenum, & fe partage peu à peu en plufieurs grands rameaux. Les plus greles vont
au pancréas & au duodenum, pendant que
l'artere fe trouve au milieu des deux cour-

bures de cet inteſtin. Mais ſous le méſocolon tranſverſe, à la droite de la naiſſance du jejunum, ſort en devant une branche conſidérable & qui ſe trouve toujours, c'eſt l'artere *colique*, qui va au milieu du méſocolon tranſverſe. Un autre rameau droit ſuit le colon tranſverſe juſqu'au foye, & rampant par le méſocolon droit, s'inſere au rameau de l'artere *iléocolique*, tandis qu'une autre branche droite va à la partie gauche du méſocolon tranſverſe, & après avoir fait une grande courbure ſe joint dans le milieu du méſocolon gauche, au rameau aſcendant de l'artere méſentérique inférieure.

Mais la grande artere méſentérique ſe fléchit peu à peu du côté droit, & non loin de l'artere *colique*, de la partie droite ou concave de ſon arc, ſur lequel elle ſe courbe, donne un ſeul rameau qui va droit à la jonction de l'ileum avec le colon, & monte par ſes branches ſupérieures le long du colon, & ſe joint à la *colique* dont on vient de parler, mais par ſes branches gauches ſe joint au moyen d'un grand arc, avec le tronc de l'artere méſentérique. Haller l'appelle *iléocolique*. Mais le tronc de ſa partie convexe ayant formé dix rameaux conſidérables, ou même davantage, dont les premiers fort petits, vont à l'origine du jejunum, les moyens, ou les plus grands, aux inteſtins grêles; ce tronc, dis-je, ſe continue en dernier lieu avec la branche gauche de l'artere *iléocolique*. Voilà ce que l'Anatomie nous apprend être conſtamment vrai.

L'artere *méſentérique inférieure*, petite, avançant ſous les émulgentes, ſe joint, ou s'approche de la veine méſocolique, non naiſſante, mais déja preſque placée ſous la rate au milieu du colon gauche, & l'accompagnant, ſuit le colon gauche, ſa courbure ſemilunaire & le rectum même. Après qu'elle a donné cette branche qui monte du milieu du méſocolon gauche qui fait un arc avec le ſupérieur, toutes les arteres des inteſtins ſe partageant de grands en plus petits rameaux, s'uniſſent entr'elles par de grands arcs ; la duodénale qui vient de la céliaque avec la méſentérique ſupérieure, celle-ci avec l'inférieure ; l'artere colique inférieure avec l'iléocolique, celle-ci avec la méſentérique, enfin les branches de la méſentérique & de la méſocolique, avec leurs ſemblables. Ces arcs en produiſent d'autres qui ſe joignent par des arcs plus fréquens avec leurs voiſins, juſqu'à ce que de la convexité des derniers arcs, les vaiſſeaux s'étendant en ligne droite, ſe partagent de côté & d'autre au canal inteſtinal.

Veineux. Les veines ſont compagnie aux arteres, ſont, comme on l'obſerve ordinairement, & plus fréquentes & plus conſidérables, & dans leurs rameaux & dans leurs troncs. La grande veine méſentérique d'un jeune ſujet ayant 39 parties de diametre, & la petite 27, ces arteres n'en avoient que 35 & 23. Haller qui a fait cette remarque, a vû auſſi dans pluſieurs rameaux différentes proportions, comme de 15 à 11, 13, à 9, 18. dans deux arteres dont les diametres étoient 10 & 10. Or cette proportion s'augmente encore par l'épaiſſeur des tuniques artérielles. Ces veines ont les mêmes origines que les arteres. A la naiſſance du jejunum, loin de la duodénale qui eſt produite par le tronc méſentérique, & prend ſon origine au-deſſus de la premiere partie du duodenum. D'autres petites viennent de la gaſtroépiploïque droite, & quelquefois de la gauche avec les arteres.

La grande veine méſentérique eſt une continuation du tronc de la veine porte, qui s'étend droit en bas, paſſe derriere la premiere courbure du duodenum devant la ſeconde, s'avance au loin aux inteſtins grèles; en général les rameaux accompagnent les arteres, les troncs ſont différens. De la grande méſentérique nait la veine *colique*, qui ſe joint à l'artere de ce nom, & par ſa branche droite s'ajuſte avec un rameau de la gaſtroépiploïque, & par ſa gauche, avec l'hémorroïdale. Mais la gaſtoépiploïque donne un autre rameau au colon tranſverſe, dont la branche gauche ſe joint avec la veine-colique, la droite deſcend par le colon droit, & ſe continue avec cette veine-colique. La veine méſentérique inférieure vient tantôt du tronc de la veine-porte, dans cet angle par lequel la ſplénique s'éloigne du tronc commun, & tantôt de cette ſplenique, tantôt de la méſentérique, après qu'elle a fourni la ſplénique. Elle donne d'abord la ſeconde duodénale à ſa partie inférieure tranſverſe, enſuite ſuivant la veine ſplénique; elle va rampant preſque paralellement à la racine du méſocolon tranſverſe, & preſque tranſverſalement à la rate, mais alors elle deſcend, & preſqu'au milieu du méſocolon gauche ſe joint à l'artere, & donne à la partie gauche du méſocolon gauche tranſverſe une branche qui ſe joint avec la colique, & ainſi elle donne plus de branches que l'artere qui l'accompagne, puifque celles qu'elle envoye au méfocolon tranfverfe font accompagnées par des rameaux de l'artere méfentérique fupérieure. Le tronc fuit enfin l'artere méfentérique inférieure, & fournit au colon tranfverfe plus à gauche, à tout le colon gauche, à fa courbure fémilunaire & au rectum, où il s'unit par plus d'une anaftomofe avec les hypogaftriques. Elle fait avec la fupérieure un arc femblable à celui de l'artere, & qui l'accompagne ; on a compté onze arcs dans la veine méfentérique, trois plus grands dans la méfocolique, les autres font diminutifs, & enfin les derniers de tous font au rectum.

Outre toutes ces veines, Ruyfch en fait venir de la veine-cave, deux qu'il a fait graver à part, & que les autres Anatomiftes n'ont pas vûës. La veine-cave foufflée ou injectée n'a jamais paru, outre fes vaiffeaux connus, envoyer la moindre branche aux vifceres qu'enferme le péritoine.

Toutes les arteres & les veines font portées aux inteftins dans l'interftice celluleux du mefentere, non fans donner aux glandes des rameaux inféparablement liés enfemble ; & il n'eft pas poffible d'injecter aucune des branches, fans remplir en même tems tous les troncs de tous les inteftins : bien plus, l'injection pouffée dans les veines des inteftins, pourvû qu'on lie les troncs des veines fpléniques & méféraïques, paffe trèsfacilement au ventricule, à la rate, &c. tout le fyftême de la veine-porte n'ayant point de valvules dans l'homme, mais dans le cheval. Mais d'ailleurs la façon de s'inférer des arteres dans celles du côté oppofé,

fait croire que le sang peut rétrograder par
les arteres mêmes à la façon du sang veineux, & retourner au cœur : reflux qui doit
se faire, jusqu'à ce que le sang parvienne à
un tronc de telle grandeur, que l'impulsion
rétrogressive soit forcée de céder à l'impulsion droite, & qu'alors il se retire dans quelque vaisseau latéral ou arc voisin.

Lorsqu'un rameau artériel finit sa distribution dans la tunique nerveuse, il se fend,
comme on l'a dit, en petites branches qui
partent d'un seul tronc, ils sont semblables
à des poils de plumes. Ces poils sont les
glandes de Peyer, qui paroissent s'élever dans
la cavité des intestins, & que Ruysch a eu tort
de nier. Ces petits follicules reçoivent une
humeur artérielle qui s'y arrête jusqu'à ce
qu'ils soient tout-à-fait pleins, & qui s'exprime dans le besoin par le mouvement péristaltique des intestins. Ruysch au lieu des
glandes de *Peyer*, décrit des vaisseaux pro-
tuberans au-dedans de la cavité des intestins,
sans doute parce que les vaisseaux remplis
de cire étoient conservés & gonflés, leur
follicule membraneux ayant été détruit à
cause de sa grande délicatesse (tant il faut
se défier d'un art qui peut changer la structure,) mais il reconnoit lui-même ailleurs
par une sorte de contradiction une vraye fabrique glanduleuse.

N'a point de valvules. C'est-à-dire ne forme point de rides, comme le velouté ; car on
a vû au commencement de ce §. que ces rides sont différentes des valvules, dans le
frais.

Continuité. De sorte que la cire poussée
par les artéres, n'a pas de peine à revenir

par les veines ; elle coule cependant plus volontiers par le canal intestinal.

Nerfs. L'histoire des nerfs intestinaux est si
composée, qu'il n'est presque pas possible de
la donner. Ils ont diverses origines & distri-
butions, presque dans chaque sujet. D'abord
le duodénum reçoit des branches du tronc
droit de la huitiéme paire, passant par de-là
le ventricule au foye ; ensuite d'autres rameaux des nerfs hépatiques, & du grand pléxus, qui est au milieu des ganglions sémilunaires.

Les intestins grêles, & cette partie du colon, qui reçoit des branches de l'artére mésentérique supérieure, en reçoit une infinité
de ce grand pléxus mésentérique, qui est placé
entre les ganglions sémilunaires, & qui fermé, par l'un & l'autre, & par les nerfs stomachiques, & par des branches du tronc intercostal, est voisin de l'origine de l'artére
mésentérique supérieure. Ces nerfs entourent de filets blancs la membrane de l'artére,
& l'accompagnent de côté & d'autre en sa
marche.

Le colon plus à gauche, descendant de la
rate, est fourni par le pléxus mésentérique
inférieur, qui formé par des branches du supérieur, & par d'autres qui viennent de l'intercostal, & quelquefois du nerf splénique,
& par le ganglion lombaire de l'intercostal,
est voisin de l'origine de l'artére mésentérique inférieure, à la gauche de l'aorte, qu'il
embrasse de la même façon.

La courbure sémilunaire de cet intestin,
& le rectum reçoivent des nerfs du pléxus
particulier, qui, placé à la biffurcation de
l'aorte, est composé des rameaux descendans

du pléxus méfentérique fupérieur, & du pléxus méfentérique inférieur, & du tronc de
l'intercoftal. Enfin le rectum reçoit les dernieres extrémités des nerfs intercoftaux,
& des nerfs facrés. La diftribution de tous
ces nerfs dans les inteftins, fuit à peu-près le
chemin des artéres. Mais que deviennent
tous ces nerfs ? Déchargent-ils à la façon des
artéres une partie de leurs fucs dans d'autres
nerfs qui fervent de veines ? Ou ce qui refte
eft-il verfé dans la cavité des inteftins, fous
la forme d'exhalaifons ? Cela eft plus vrai-
femblable que fufceptible de démonftration.
(LXXVII. CCXCII.)

Glandes de Peyer. Dans les inteftins grêles,
& dans le duodénum, fe trouvent les glandes de Peyer ; mais encore plus dans le jejunum, & principalement dans l'ileum, où elles font par placards. Dans la membrane
nerveufe font fitués des follicules fimples,
femblables aux glandes fimples du gofier,
raffemblés par paquets, s'ouvrant par de propres pores dans la cavité des inteftins, où
elles verfent un fuc pituiteux, clair, lorfqu'il eft récent. Elles occupent toutes les
parties, tant du côté du méfentére, que du
côté oppofé ; rarement cependant fe trou-
vent-elles dans les valvules conniventes. Elles furent découverte & très-briévement
décrites par Nicolas Pechlin, & enfuite en
1673 par Lifter, & la même année Peyer en
confirma l'exiftence dans différens animaux,
dans le renard, dans le lapin, dans la taupe,
dans le rat. Dans les gros inteftins, dans
l'appenduë vermiforme, dans le colon, & le
rectum, on en trouve de femblables, foli-
taires, plus groffes que les précédentes, com-

poſées de petits follicules ; mais dans les inteſtins grêles les ſolitaires ne ſont pas rares, elles ſont ſeulement plus petites ; les glandes du duodénum diffèrent des unes & des autres.

Muſculeuſe. Il n'eſt point de glandes ſans membrane fibreuſe, qui ne doivent être exprimées par un muſcle voiſin, ſur-tout ſi c'eſt une humeur épaiſſe & muqueuſe qu'elle filtre. Cela ſe fait très-aiſément, ces follicules étant placés entre la tunique charnue & nerveuſe, & ſouffrant conſéquemment la preſſion de fibres muſculaires.

Chaleur. Produite par ces vaiſſeaux ſanguins, dont il ſe trouve une prodigieuſe multitude dans les inteſtins. Or, cet effet de la chaleur, dont on a tant parlé ci-devant, (LXXVI. LXXXVI.) eſt ici d'une grande utilité à l'œuvre de la chylification, à cauſe de la longue continuation, & de la grandeur du canal inteſtinal. Les inteſtins reſſemblent aux yeux, en ce qu'ils n'ont jamais froid ; ce n'eſt que quelque-tems après la mort que le mouvement périſtaltique vient à ceſſer, & que les vaiſſeaux lactés rentrent & s'éclipſent à la vûe. Je ne parle point ici de cette continuelle pulſation des artéres, qui produit un frottement fort utile & efficace, quoique différent de celui qui eſt occaſioné par l'action de fibres muſculeuſes.

§. XCIII.

La troiſiéme tunique eſt la muſculeuſe, qui eſt compoſée à ſa partie concave de fibres annulaires, fortes, denſes,

qui s'insèrent à la frange du méfantére
comme à un tendon, reçoivent de-là des
nerfs, & en prennent leur origine. C'est
pourquoi la cavité des inteftins grêles fe
(*a*) retrécit, entiérement, par parties,
fucceffivement, à mefure que les valvules s'élevent ; les matieres contenuës
font réciproquement pouffées en en haut
& en en bas, contre les parois de la tunique veloutée, (*b*) font broyées, mêlées, atténuées, préfervées de concrétion, les parois même des inteftins font
détergés. La partie convexe de cette
même tunique eft formée de fibres longitudinales, qui croifent les premieres,
& dont l'action confifte à rider, à refferrer, à étendre les inteftins en ligne
droite, furtout dans les endroits, où ils
font attachés au méfantere.

Mufculeufes. La membrane charnuë naît
du pylore, & fe termine à la fin de l'ileum.
En général fon action eft d'accourcir par les
fibres longitudinales la longueur du canal
inteftinal, & fa largeur, par l'action des circulaires. Ainfi cette tunique diminuë tellement le diamétre des inteftins, qu'il s'efface
prefque totalement. Elle a donc plus d'action que celle du ventricule, qui ne peut faire que fes parois fe touchent, ni fe vuident

(a) *Will.* Pharm. Rat. T. 6. 1. CC. BB.
(b) *Wepf.* & *Peyer.* Gland. Inteft. I. Part. 2.
Chap. 4.

entiérement. Mais de plus cette membrane musculaire est si épaisse, que les intestins mis sur une table, ont un mouvement vermiculaire très-sensible, & sont bien différens dans le vivant de ce qu'ils paroissent après la mort ; car ils sont alors minces, membraneux, gonflés, tendus par les vents, au lieu que la dissection des animaux vivans les montre tout autres. Ce mouvement étant très-fort, & se propageant sans interruption à chaque instant par toute la longueur du canal intestinal, produira donc des effets, qui seront par tout les mêmes & très-considérables.

Annulaires. Galien fait mention des fibres tranverses des intestins : mais Willis est le premier qui les ait regardées comme faisant une tunique propre, & qui en ait traité fort au long ; Cowper les a fort bien représentées. Cole a prétendu que ces fibres étoient spirales, & s'étendoient toujours suivant cette seule direction, du pylore à l'anus. Mais cette nouvelle opinion n'a été reçue de presque aucuns Anatomistes ; elle a fort tôt déplu à Morgagni. M. Helvétius & Winslow, ont pris un milieu entre ces deux opinions ; ils ont regardé ces fibres comme formant des cerceaux obliques & croisés : il paroît en effet qu'elles ne forment pas des cercles entiers, ni suivent constamment la même loi, mais sont taillées en petits arcs, qui, après avoir parcouru peu de chemin, se dérobent ou se cachent sous l'arc voisin ; & qu'enfin, loin d'affecter des lignes spirales, ou de petits orbes parallèles, elles entourent lâchement, & sans régle la circonférence du canal intestinal. M. Senac opine pour les cerceaux ; mais comme ils ne sont pas posés perpendiculairement à l'axe du canal, il veut qu'on regarde toute la suite de ces cerceaux comme une sorte de spirale, puisqu'il est du moins vrai que leur action approche fort de celle d'une spirale, comme on en peut juger par le resserrement considérable de l'axe & du diamétre des intestins, qui pour cette raison sont assez étroits dans l'état sain.

Frange. Telle fut autrefois la conjecture de Willis ; mais la premiere cellulaire se trouve placée entre la musculeuse & la tunique externe ; dans le chien les intestins sont trés-forts, & le mésentére est d'une trop grande délicatesse, pour pouvoir soutenir & servir d'appui à des fibres charnuës. Une tunique sans point d'appui , & qui n'est liée aux fibres musculeuses que par d'autres fibres extrémement fines, peut-elle servir de *tendon ?* & peut - on regarder les intestins , comme des muscles dont les tendons sont le mésentére? M. Senac a raison d'insinuer ici une opinion qui combat celle de notre Auteur.

Nerfs. CCCXCV.

Valvules. La membranne musculeuse se contractant, tout le canal intestinal s'étrécit, la tunique veloutée se reláche, est nécessairement poussée en avant, forme de plus grands plis , ou rides, qui diminuent & partagent la cavité des intestins : ce qui ne peut arriver, sans former autant de cellules, qu'il s'éléve de rides , & sans arrêter la descente des alimens, qui long - tems appliqués aux pores absorbans du *poilu*, leur donne ce qu'ils ont de plus fluide. Mais lorsque la matiere est venu à bout de passer dans les cellules voisines, elle s'arrête de la même maniere pour déposer ses molécules linphatiques ; de sorte que même broyement , détrempement, résorbtion, dans chaque petite loge formée par les rides : & par conséqnent tout le canal intestinal n'est jamais ouvert ; il est fermé dans un endroit, & ouvert ou lâche dans un autre. Mais par les mêmes actions les humeurs exhalantes, les sucs des glandes s'expriment & se mêlent en plus grande quantité aux alimens. Enfin la graisse que la tunique cellulaire reçoit des extrémités artérielles, dans l'état du relâchement des fibres charnues, est poussée, lorsqu'elles se contractent dans la tunique musculeuse , dont toutes les fibres qui en sont vernies, en deviennent plus souples & plus fléxibles. M. Haller observe au sujet du resserrement des intestins, que comme les cercles concentriques, sont entre-eux en raison quarrée des rayons, il suit clairement que la membrane charnuë ne peut se contracter sans perdre $\frac{1}{4}$ de son diamétre ; & qu'ainsi les aires des cercles intimes du canal intestinal perdent presque $\frac{1}{2}$. Or, de cette $\frac{1}{2}$, les rides poussées par la tunique nerveuse, & resserrées en un espace, dix fois plus petit qu'auparavant, en abolissent la plus grande partie : Je suppose maintenant que la hauteur d'une valvule soit $\frac{1}{5}$ de rayon de cercle intestinal, sans contraction elle abolira $\frac{1}{2}$ après la contraction, par l'hypothèse , elle réduira l'aire de 100, presque à 29. Or, cette supposition s'accorde parfaitement avec ce que les yeux découvrent à l'ouverture des animaux vivans. M. Senac simplifie ainsi ce raisonnement, ou plutôt en fait un plus à la portée de tout le monde. Les fibres longitudinales n'ayant point d'antagonistes, doivent se contracter sans aucun obstacle. Avec qu'elle industrie la nature a sçu arranger un très - long tube autour d'une petite periphérie, qui est le méfentére ; & quoi de plus propre à favoriser cette contraction ! Mais comme les fibres circulaires sont beaucoup plus fortes, elles doivent considérablement resserrer les intestins, sans accourir ni étrangler aucunement une aussi vaste membrane que le velouté. Tout au contraire, puisque les valvules sont évidemment beaucoup plus pressées les unes contre les autres, par l'action des fibres longitudinales, qui accourcissent tout le canal ; il suit que la double action de ces deux plans fibreux doit servir, non-seulement à élever les valvules, mais à rider encore davantage le velouté, en étrécissant le diamétre des intestins : les fibres circulaires doivent en effet former des plis même dans les rides. Mais en voilà assez pour faire juger de la façon dont les intestins se resserent, & de la nécessité de ces contractions.

En haut. Il y a long-tems qu'on connoît le mouvement antipéristaltique ; mais on le mettoit jadis au nombre des maladies. Glisson a décrit fort au long l'un & l'autre mouvement des intestins ; c'est-à-dire celui qui se fait de bas en haut, & celui qui se fait du haut en bas. Ensuite Wepfer observa ces deux mêmes mouvemens. 1°. Dans un sujet féminin. 2°. Dans les brûtes, comme il nous l'apprend dans son beau Traité latin de la ciguë aquatique. Peyer les a aussi très - clairement vûs dans les grenoüilles. Haller atteste pareillement qu'ayant ouvert

le bas-ventre d'animaux mourans, ou même
morts, mais encore non-refroidis, il a toujours
vû les inteftins fe mouvoir alternativement,
de bas en haut & en devant, & de haut en
bas & en arriere ; enforte que, felon cet Auteur, une feule particule d'inteftin fe meut
d'abord ; enfuite une autre, & puis encore
celle qui fuit ; & ainfi de fuite dans toute l'é-
tendue du canal. Je ne trouve parmi tous
les Anatomiftes que Haguenot & M. Senac
qui difputent ce mouvement. Le premier
n'ayant fait qu'un petit nombre d'expériences fur le chat, animal dans lequel le mouvement périftaltique eft affez foible & difficile à appercevoir ; il n'eft pas furprenant
qu'il ait voulu totalement, & en général le
détruire dans l'homme, comme dans tous les
animaux, dont il lui a plû d'attribuer ces fortes de mouvemens inteftinaux, à l'action du
diaphragme & des mufcles de l'abdomen.
Le fecond s'oppofe plus fortement à toutes
les autorités, tant par la fcience propre, que
par des raifonnemens plaufibles. Il dit en
effet avoir ouvert bien des chiens, avoir
fait des ligatures, avoir pincé les inteftins
gonflés au-deffus de ces ligatures, fans jamais pouvoir remarquer aucun mouvement
périftaltique. Il prétend même que quand
on trouveroit ce mouvement dans un animal vivant, ou recemment tué, on ne pourroit pas foutenir qu'il eft le même dans la
fanté, parce que la matiere qui tend les
nerfs, doit également couler alors dans les
deux plans de fibres, & non dans tout autre
état. Il ajoute qu'un mouvement latéral ne
doit pas plutôt faire defcendre que monter
les alimens, parce qu'il n'eft pas de raifon

pour laquelle les anneaux supérieurs se contractent plutôt que les inférieurs, & qu'un premier anneau ne peut rentrer dans le second, lorsqu'il a la même circonférence, avec autant de force pour se contracter. Je n'ai rien à dire à tout cela, que ce que le bon-homme Ruysch répliquoit a Boerhaave sur un autre sujet, *Veni & vide*. Ce même Ruysch, le plus excellent de tous les Observateurs, se seroit-il donc trompé, ainsi que M. Méry, lorsqu'ils ont crû voir ce mouvement dans plusieurs fétus. Joignons ici une observation qui a été faite à l'occasion d'une playe au bas-ventre, par laquelle un intestin ouvert pendoit presque entier : on voyoit sensiblement les fibres charnuës se mouvoir de haut en bas, & des matieres chyleuses sortir par l'ouverture, non à la seule faveur des mouvemens des muscles du bas-ventre & du diaphragme, comme Haguenot se le fut imaginé, mais par ce seul mouvement qui se propageoit peu-à-peu depuis l'estomach jusqu'à la playe. Wepfer qui nous a donné tant d'expériences sur ce même sujet, a-t'il eu donc les yeux fascinés à chaque fois ? Ai-je aussi crû voir plusieurs fois, ce qui n'étoit que dans une imagination prévénuë ? car c'est précisément dans le chien que je crois pouvoir montrer, à quiconque n'aura pas même les yeux d'un Anatomiste, le même fait que nie si ouvertement M. Senac. Il paroît cependant le nier plus dans l'état sain, que hors de cet état, & dans ce point de vûë les expériences sont impossibles, & par conséquent il sera difficile de jamais s'accorder. Que concluë un raisonnement, qui ne porte que sur lui-même. La vûë seule

démontre

démontre que les cercles font très-inégaux, & ne font pas même le plus fouvent entiers. Pourquoi donc ne pourroient - ils pas s'infinuer un peu l'un dans l'autre lorfque la longueur du canal fe racourcit par le jeu des fibres longitudinales? Qu'elle caufe empêche le plus petit cerceau d'entrer dans le plus grand? & quoique le mouvement périftaltique foit un mouvement latéral, je dis que les alimens doivent defcendre par leur propre poids, lorfque la pente fe trouve favorable, comme ils doivent monter, lorfqu'elle eft contraire, tant par le mouvement inteftinal de bas en haut, que par celui des mufcles du bas-ventre. Mais furquoi donc s'accordera-t'on, fi ce n'eft fur des faits, dont la vûe feule fuffit pour décider. Drelincourt a fouvent obfervé ce même mouvement après la mort même : eft-il ceffé ; les inteftins font ils tranquilles? le cœur & fes oreillettes battent encore quelques heures après. Mais quelque foit l'action des inteftins, s'il faut enfin fe retrancher dans des généralités peu fatisfaifantes, & dont je ne me contente pas, ils en ont du moins, puifqu'ils font garnis de fibres charnuës, pourvûes d'un reffort continuel. Ainfi quand même on pourroit nier que les inteftins ont le double mouvement dont j'ai parlé, on feroit du moins forcé de convenir qu'ils agiffent affez puiffamment fur les alimens, par leur contraction continuelle, & que les matieres font affez retardées par la ftructure tortueufe & valvuleufe du canal, pour donner aux fibres élaftiques le tems de les frotter & même broyer en quelque forte.

Conftriction. Qu'on prenne avec les doigts

une dragme de therébentine, cette gomme y restera, si adhérente, qu'on aura bien de la peine à l'en détacher. Mais si on l'avale en pilules, elle ne se collera, ni au ventricule, ni aux intestins, & passera sans obstacle, ou sans délai par les urines. Cette merveilleuse efficacité doit être attribuée, en partie, à l'affluence continuelle des liqueurs savoneuses & délayantes, & en partie au mouvement péristaltique, ce qui fait qu'aucune particule ne demeure pas deux momens de suite dans la même cohésion avec les petites masses voisines : mais sur-tout aux artéres, qui par une infinité de petits syphons, de toutes les parties du canal intestinal, jettent sans cesse une liqueur, qui repousse les parties qui ont de la pente à adhérer entre-elles, divise les matieres grasses & visqueuses, empêche leur cohésion mutuelles entre-elles, ou leur coalescence avec les membranes des intestins. Aussi a-t'on vû les intestins excoriés, & privés de leurs linimens naturels, se coler ensemble, & produire un funeste volvulus. On a encore vû des intestins former adhérence avec des excrémens tenaces, comme la poix, & durs comme des pierres ; ensorte qu'ils ne peuvent sortir d'eux-mêmes, quelques efforts qu'on fasse ; il faut ou prendre des lavemens, ou les tirer du rectum avec les doigts. Dans le cœur, cette source vive du plus grand mouvement, quelle cause forme de si fréquens polypes, si ce n'est le croupissement, la chaleur, ou les acides, qui desséchent, coagulent le sang, dont les parties lymphatiques, visqueuses, grumélées, s'attachent diversement au parois du cœur ?

Mais pour expliquer ici, puisque l'occasion

s'en préfente, les diverfes concrétions qu'on a obfervées dans les inteftins, je dirai que rien ne fe durcit & ne fe pétrifie plus aifé- ment que la lymphe & la bile, & que rien ne favorife tant leur dégénération en cal- culs inteftinaux, que la foibleffe du mouve- ment périftaltique, le défaut d'exercice, par conféquent la nature trop échauffée & com- me brûlée de ces humeurs, par les veilles, par les boiffons chaudes, &c. Ces calculs fe diftinguent de ceux qui font purement bi- lieux, parce que le mélange d'humeurs te- naces les rend plus pefans & moins inflam- mables. Ils font cependant principalement formés d'une bile devenuë réfineufe, & ont leur fiége furtout dans le duodenum, d'où ils peuvent produire, en bouchant par dehors l'extrémité du méat colidoque, les mêmes fymptômes que des calculs hépatiques, la jauniffe, même verte & noire, les coliques de foye, fouvent périodiques en ce cas, comme l'a obfervé Baglivi, & j'ofe dire que des calculs duodenaux ont été fouvent pris par de bons Praticiens d'ailleurs, pour des calculs hépatiques, & cela fans dan- ger à la verité, puifqu'ils exigent le même traitement. Lorfqu'on voit donc des calculs fortir par les felles, gros comme des cunet- tes, ou en forme de fêve, comme nous en avons vû, il ne faut pas croire qu'ils euf- fent leur fiége dans la fubftance même du foye ; c'eft peu connoître la petiteffe du dia- métre du canal coledoque, & fuppofer qu'il peut s'étendre bien prodigieufement. Rien donc de plus vrai que ce qu'ont écrit Sigif- mond Regis & Bonnet de ces matieres cal- culeufes qui fe forment dans les inteftins.

Ces concrétions font rares, j'en conviens, mais moins que ces coalitions réciproques des deux parois oppofées du canal, telle qu'on l'a vûë furvenir à la fuite d'une dyffen- terie. Bartholin a obfervé qu'elles entraî- nent les plus funeftes accidens, la gangrene même & la mort. Je ne parle point ici des remedes qu'on employe avec fuccès dans les concrétions calculeufes, parce que cela n'eft pas de mon fujet. Cela fera expofé dans le Commentaire des Aphorifmes au chapitre de l'Hépatite.

Longitudinales. Ces fibres ont été connuës de Galien. Elles étoient mifes en oubli, quand Willis les rétablit, il donna la def- cription d'un plan entier diftinct des fibres tranfverfes. Enfuite M. Helvetius a prétendu qu'elles n'étoient placées qu'à cette feule partie de l'inteftin qui eft éloignée du mé- fentere. Ce qu'Albinus & Winflow recon- noiffent vrai dans le jejunum. Haller con- vient qu'elles y font plus fréquentes & qu'el- les adherent plus fortement à la tunique ex- terne, mais il ajoute qu'il s'en trouve par- tout, qu'elles font fines, courtes, & que loin de former un plan, elles font jettées çà & là fur les tranfverfes. Ce qui eft con- firmé par Cowper, par Winflow. Helvetius & Boerhaave ne font pas d'un avis oppofé. Les fibres longitudinales, fuivant ce der- nier, font entremélées avec les circulaires qui les coupent de differente façon, princi- palement dans les inteftins grêles, comme on l'obferve dans le mufcle droit du bas- ventre, dans le complexus, &c. où il y a des interfections tendineufes, c'eft-à-dire des portions charnuës, féparées par de fréquens tendons, vers lesquels se contractent de longues fibres, dont la force languiroit bien tôt faute d'esprits, si la continuité de leur canal n'étoit pas interrompu. En effet une longue fibre étenduë sur un arc, & qui doit résister à la contrenitence d'un liquide, a besoin d'une très grande force pour ne pas s'étendre en un arc plus grand. La même divisée en quatre cordes, ou davantage, tendues sur le même arc ou en plus grand nombre d'arcs du même cercle, mais distincts par quatre aide-leviers, aura besoin de beaucoup moins de force, parce que celle qui dilate la fibre, lorsqu'elle est longue, agit à la distance d'une demie circonference de l'aide-levier. Au contraire si elle est divisée, elle agit à la distance d'une demie corde de segment d'arc. Ainsi les forces qui résistent à la dilatation, seront à peu près comme 17 à 1. Telle est la principale action des fibres longitudinales, qu'elles mettent en ligne droite & conséquemment accourcissent le canal, & aident en même tems les fibres orbiculaires, parce qu'elles tiennent la place des fibres transverses, qui lient les fibres des muscles (LXXXI. CCCCXIII.) La section des intestins n'est pas circulaire, mais de figure ovale, dont la pointe est au mésentere, & le côté obtus à la partie opposée. Que si maintenant les fibres longitudinales de la grande courbure, les plus fortes & les plus fermes, étenduës sur quelque arc, viennent à agir, elles tendront & redresseront tout l'arc, tandis que la partie attachée au mésentere demeurera lâche & immobile, d'où il résultera un nouveau resserrement de l'intestin, dont l'axe sera diminué.

X iij

§. XCIV.

Extérieurement fur cette tunique mufculeufe, rampe la membrane cellulaire,
récemment découverte par Ruyfch, qui
eft une admirable production de la membranne moyenne du méfantere, & qui
eft d'un grand ufage par rapport à la graiffe qu'elle fournit ici aux mufcles inteftinaux, pour les conferver dans l'état de
mobilité qu'ils ont toujours : c'eft d'ailleurs le (*a*) fiége de plufieurs maladies
des inteftins. Elle paroît à peine dans
les gens maigres. Enfin il y a encore
une (*b*) derniere membrane produite
par le péritoine, qui couvre les précédentes, les lie au méfantere, & les affu-
jettit avec leurs vaiffeaux.

Cellulaire. L'artifice de cette membrane
eft trop digne de notre curiofité & de nos
recherches, pour ne pas tâcher de s'en faire
une jufte idée. Il faut donc fçavoir que le
méfentere vient du péritoine, qui revient en
devant fur lui-même aux vertebres des lombes, de façon qu'il s'étend au dedans de fa
propre cavité, formant un double plan, au
milieu duquel les inteftins font enfermés.
Dans l'intervale & au milieu de ces lames,
les arteres, les veines, les nerfs, les vaiffeaux

(a) *Ruyfch.* Th. 10, page 22. Th. 6, 8, 9. T. 14
fig 2.
(b) W*ill.* Pharm. Rat. 6. l. AA.

lactés font leur route. Mais tous ces vaisseaux, en quelque endroit qu'ils aillent, sont entourés d'une cellulosité qui transude ou verse une huile onctueuse & lubrique. Cette substance cellulaire forme un certain corps fibreux avec des vésicules remplies de graisse qui se trouve entre les lames dont nous parlons. A l'endroit où les deux lames du mésentere s'attachent aux intestins, ces lames s'écartent pour embrasser & envelopper les intestins, & y sont en grande partie fermement attachées à la tunique musculeuse, & très-étroitement à la partie la plus éloignée du mésentere. Mais elles ne sont point attachées à l'endroit auquel elles s'appliquent à leur premier écartement : & de plus où les vaisseaux viennent du mésentere aux intestins pour ramper entre la tunique externe & charnuë, là cette cellulosité dont nous parlons suit le chemin des arteres, & se place entre ces deux membranes. Telle est la membrane cellulaire que Ruysch découvrit par le souffle. La graisse quelle reçoit dans les bœufs & dans les personnes qui ont de l'embonpoint, lui a fait donner le nom d'adipeuse. Dans les gens maigres, on la nomme cellulaire, parce que ses lames & ses fibres seches sont façonnées en rets. Sa nature est semblable à celle qui se trouve sous tous les muscles. Si elle est fine dans les intestins, c'est que les muscles y sont aussi très - fins, c'est pour la même raison qu'elle est mince au front, au scrotum, enforte que quelques Auteurs nient son existence en ces endroits, mais sans fondement, elle y est démontrée par la leucophlegmatie & par les emphysémes. L'utilité de cette tu-

X iiij

nique eſt d'enduire les vaiſſeaux, de conſerver la fléxibilité des parties, d'en rendre les
mouvemens faciles, & d'obvier ainſi au deſ-
ſechement & à la concrétion des fibres muſculaires ; car ſi un muſcle eſt dépouillé de
cette celluloſité, il ſe colle avec ſa guaine
& devient immobile. Mais ſi au contraire,
trop de graiſſe abonde dans cette membrane,
les muſcles deviennent lâches, engourdis,
peu propres au mouvement, comme on le
voit dans ces cochons, qui ayant été engraiſ-
ſés pendant ſix mois, ſont ſi enſevelis dans
la membrane adipeuſe, que les vaiſſeaux en
ſont comprimés, & conſéquemment le cours
des fluides intercepté : ce qui a fait dire à
Virgile, en parlant de la peſte des cochons.

> *Quatit ægros*
> *Tuſſis anhela ſues, & faucibus angit obeſis.*

La membrane cellulaire eſt plus vaſte dans
l'endroit par où elle porte les vaiſſeaux aux
inteſtins, elle diminue peu à peu, & enfin
diſparoit dans la partie qui tourne le dos au
méſentere. Albinus a fort bien expoſé la
ſtructure & la marche de cette membrane,
dont Ruyſch qui l'a découvert a donné la figure, mais il l'a repréſentée égale de part
& d'autre, & c'eſt en quoi il ſe trompe. Le
corps fibreux dont j'ai parlé eſt appellé par
Warthon la ſubſtance propre du méſentere,
quoique Galien, Véſale & autres Anatomiſtes l'ayent connuë avant lui. Gohlius lui
attribue un mouvement particulier, parce
qu'il en ignoroit la ſtructure. Il s'amaſſe quelquefois tant de graiſſe dans cette membrane
qui eſt naturellement maigre, que Haller dit
l'avoir vûë épaiſſe d'un pouce. Elle ne ſe

trouve ni dans le chien, ni dans le chat, animaux dont le méfentere est transparent. C'est le siége des maladies, non des glandes, mais de la substance même, comme on parle dans les Ecoles. Peyer parle de glandes externes qu'il a observées aux intestins, & qui avoient sans doute leur siége dans cette membrane cellulaire, véritablement graisse dans plusieurs animaux. On y a aussi remarqué des verrues morbifiques & de vraye graisse qui sort quelquefois par les selles. Pour bien voir la membrane cellulaire, surtout au penis & au scrotum, il n'y a qu'à la souffler, elle paroît aussi très-bien à la faveur de l'hydrocele & aux paupieres dans la petite Vérole.

Derniere Willis lui donne diverses fibres, mais Ruysch les regarde toutes comme longitudinales. Cette production du péritoine est simple partout, continue & d'une nature semblable, tant à cette tapisserie du bas-ventre, qu'au méfentere.

§. X C V.

Tout le long du canal (9 1 , jusqu'à 9 5.) est attaché à la petite frange ridée & (*a*) plissée du méfantere, il est flottant, & forme mille (*b*) contours presque en tout sens. L'épiploon qui est un composé de substance graisse, est couché, suspendu sur les intestins, & entrelassé dans leurs plis & replis. On sçait par des expériences sûres qu'il en transsude une huile douce, fine, & très-at-

(a) *Eustach.* Tab. xi. fig. 1, 2.
(b) *Eustach.* Tab. x. fig. 2.

ténuée, qui adoucit, lubrefie, relâche
les inteftins, & les empêche de former
des concrétions entre-eux-mêmes, ou
avec le péritoine, principalement dans
les endroits où les parties molles du
ventre font expofées aux plus grandes
contractions , & dilatations réciproques : & c'eft à cette partie du péritoine où celles qui l'environnent ont le
plus d'action, que tout ce canal eft en
effet expofé : dans l'état fain il ne contient que des matieres délayées, qui
ne s'épaififfent qu'a la fin du boyau.
Dans l'état vital & fain, tous les inteftins fon fort refferrés ; ils font continuellement agités d'un mouvement périftaltique ; ils font donc dans tout leur
trajet très-propres à broyer, à délayer ,
à féparer, à volatilifer, à macérer, à
diffoudre, à pouffer le chyle dans les
vaiffeaux lactés, & à faire féjourner
dans leur cavité les matieres crûes, ou
celles qui ne font encore qu'à demi cui-
tes, afin que leur coction s'acheve.

Long. L'opinion des Anatomiftes eft par-
tagée fur la longueur des inteftins ; les uns
qui font le plus grand nombre, regardent
tout le tuyau inteftinal comme fix fois plus
long que le fujet, & c'eft ce que j'ai vérifié
plufieurs fois ; d'autres lui donnent une ou
deux fois de plus en longueur, c'eft-à-dire

le regardent comme sept ou huit fois plus long que le sujet. Il en est encore qui ne considerant que les intestins grêles, leur donnent à peine 22 pieds, & quelques-uns beaucoup plus. La nature varie comme les Auteurs. Dionis a vû un sujet dans lequel tout le canal intestinal n'avoit précisément que la longueur qui s'étend du ventricule à l'anus : observation qui a été confirmée par deux autres Anatomistes. Haller a trouvé 13 pieds d'intestins dans un enfant d'un demi pied, & 16 pieds 6 pouces, dans un autre qui avoit en hauteur deux pieds un pouce. On regarde le duodenum, cet intestin continu au pylore, comme la premiere portion du canal. Il tire son nom de 12 pouces de longueur qu'on lui donne ordinairement, quoique certains en fixent les bornes à l'insertion du conduit coledoque qu'il reçoit à trois ou quatre doigts du pylore. Quelques-autres le font s'étendre avec plus de raison jusqu'à cette partie où il passe derriere le mésocolon dans la cavité inférieure de l'abdomen, où après avoir été d'abord perpendiculaire, il s'étend horisontalement du côté droit. L'autre portion qui est le jejunum, se distingue par la couleur plus rouge & le diamétre plus étroit, marques que Fabricius a données le premier. Il est situé aux environs du nombril, il a un grand nombre de valvules conniventes, des rides, & quelques glandes de Peyer, surtout à ses deux extrémités ; il se termine où les valvules s'effacent : c'est pourquoi sa longueur varie ; M. Senac l'a vû tantôt de 13, & tantôt de 16 palmes de longueur. Il tire son nom de ce qu'il est ordinairement vuide, le chyle qui

eſt fort fluide, les veines lactées qui font fort
nombreuſes, la bile qui picote les membranes, font cauſe qu'il ne retient pas les matieres.

Iléum. La troiſiéme partie du canal tire
fon nom de fa ſituation ſous l'ombilic près
des os des iles ; ſa longueur ne va pas quelquefois au-deſſus de 15 palmes, mais quelquefois elle monte au-delà de 25 ; il commence où
les valvules finiſſent, il ſe termine où les gros
inteſtins commencent, il s'infere au côté
gauche du colon, d'une maniere particuliere.
On n'y trouve pas de valvule, ſi ce n'eſt celle
qui eſt à fon extrémité, & qu'on appelle
valvule du colon ; il ſe trouve plus de glandes auprès de cette extrémité qu'ailleurs.

Mange. Sur le corps des vertebres des lombes la portion de la lame interne du péritoine, qui vient de recouvrir la partie antérieure du rein droit, ſe cole avec celle
qui vient de recouvrir le rein gauche. Toutes
les deux enſemble forment un grand pli ou
prolongement qui eſt le méſentere : l'origine
de ce prolongement eſt donc ſur les vertebres des lombes, depuis la premiere juſqu'à la quatorzieme, mais de telle façon
que ſon extrémité inférieure décline un
peu vers le côté droit. Entre les deux lames
de ce prolongement eſt une ſubſtance cellulaire qui eſt remplie de beaucoup de graiſſe
dans ceux qui ont de l'embonpoint. C'eſt
auſſi entre ces lames que font logés les vaiſſeaux & les glandes du méſentere ; vers l'extrémité où le bord flottant du méſentere, ſe
trouvent des rides ou de petits plis qui tendent vers le centre comme les plis d'une
manchette. Les inteſtins font logés dans l'extrémité flottante du méſentere qui les fou-

tient, comme une écharpe soutient le bras.
C'est ainsi que le mésentere forme la tunique
externe des intestins. Après que le mésentere a fini au côté droit, l'iléon entre dans
un des plis du cœcum ; à cet endroit concourent, 1° Le colon. 2° La premiere courbure droite du duodenum. 3° Le rein. La
lame intérieure du péritoine donne à ces trois
parties une enveloppe commune qui empêche les circonvolutions du canal intestinal
de s'embarasser les unes les autres, de s'en-
tortiller ou de s'étrangler par leur différente
rencontre. Cette lame intérieure du péritoine commence derechef à former un pli
qui monte en cercle sous le foye, sous le
ventricule, & va se terminer à gauche en se
rétrecissant. Entre les deux lames de ce pli,
dans l'endroit où elles quittent la lame postérieure du péritoine, se trouve le duodenum qui est posé transversalement : cet intestin est appliqué postérieurement à la lame
postérieure du péritoine, il est couvert supérieurement & inférieurement par les lames
du plis ; ces deux lames s'étant unies, après
avoir enfermé le duodenum, vont embrasser
le colon, & c'est ce qu'on appelle *mésocolon.*
Vers le côté gauche le mésocolon se rétre-
cit, ensuite il s'allonge en formant un nouveau pli qui va tenir en écharpe la courbure ou S romaine que forme le colon. Ce
même pli se continuant soutient le rectum.
On lui donne vulgairement le nom barbare
de *mésorectum.* De l'endroit où se sépare la
lame antérieure pour former le mésentere,
sortent des vaisseaux artériels qui vont se
répandre dans l'entre-deux des lames, & qui
accompagnés de nerfs, vont environner les

inteftins. Le méfentere qui foutient les inteftins grêles eft plus vafte, plus gras & plus
glanduleux. Le méfocolon droit & gauche
font plus maigres, & fouvent n'ont aucune
graiffe : on a même vû le colon adhérer au
péritoine & au rein fans aucun méfocolon,
au rapport d'Euler. Le duodenum, excepté
vers fa fin, eft auffi fans méfentere. D'où
l'on voit que la commune origine du méfentere & du méfocolon, eft le péritoine,
ou plutôt fa lame membraneufe redoublée
fur elle-même, laquelle s'avançant vers les
inteftins, & venant enfin à les rencontrer,
les euveloppe, comme on l'a dit dans ce §.
& dans le précedent, & comme on le voit
clairement au mufcle pfoas, dans le méfocolon gauche & dans le méfentere. Je finis
par obferver que ce nom a été donné par les
anciens Grecs à cette toile membraneufe,
parce qu'elle eft en quelque maniere au milieu des inteftins.

L'épiploon. L'épiploon eft, pour la plus
grande partie, femblable à une efpece de
bourfe applatie, ou à une gibeciere vuide,
formée par des membranes très-fines, où fe
diftribuent des vaiffeaux qui forment d'am-
ples rets, & font accompagnés de bandes
graiffeufes qui enveloppent les vafculaires ;
de forte que cela ne fe trouve que dans la
fanté. Souvent ce fac n'eft que vafculeux,
& l'on n'y trouve aucune graiffe ; quelquefois tout l'épiploon fe condenfe en une maffe
adipeufe que Haller a vûe épaiffe d'un
pouce, & Véfale, pefant 5 livres. D'autres
fois encore ce fac fe confume, comme dans
l'atrophie & le marafme, & difparoît prefque tout-à-fait : enfin il fe pétrifie & acquiert

un volume & un poids prodigieux, comme
on l'a vû dans une observation de M. Mongin. La membrane antérieure de l'épiploon
vient du péritoine qui forme la parois supérieure & antérieure du ventricule, dans
toute cette longueur qui se trouve depuis l'arrivée des vaisseaux gastroépiploïques droits
à l'estomach, & depuis le ligament qui lie
le colon au duodenum jusqu'à la rate. Delà elle descend, recevant la substance cellulaire du ventricule & des vaisseaux, comme
on le voit dans la figure que Ruysch en a
donnée; elle se répand plus loin du côté gauche jusqu'à l'os des îles, suivant l'observation de Vésale. Quelquefois l'épiploon se
termine à l'ombilic: enfin je l'ai vû, ainsi
que bien d'autres Auteurs, descendre jusqu'au bassin, & faire partie des hernies, qui
sont quelquefois formés par lui seul. Où finit
la membrane antérieure, commence la membrane postérieure, qui est plus longue, qui
descend de la membrane externe du colon
transverse, à l'endroit de l'insertion du mésocolon, derriere la lame précedente, avec
laquelle elle s'unit en forme de bourse, il
est un autre petit épiploon attaché par la
circonference de son bord, en partie à la
petite courbure de l'estomach, en partie à la
concavité du foye devant le sinus de la veineporte, de sorte qu'il entoure & loge, pour
ainsi dire, la portion saillante du lobule. Le
souffle passe dans cet épiploon entre le ligamen hépaticorenal droit, hépaticopancréatique & hépaticoduodenal à la partie droite
de la veine-porte, & lorsqu'il en est rempli,
& que le souffle a passé entre l'estomach, le
pancréas & le colon, le grand & le véritable

épiploon ſe ſouleve auſſi par l'air qui y entre;
On peut rapporter à cet épiploon de M Winſl.
cette troiſiéme portion d'omentum dont parle
Riolan. Euſtachi le repréſente T. X. f. 1. on
le trouve auſſi dans quelques animaux.

Telle eſt l'hiſtoire de l'épiploon ſur lequel
on peut conſulter non-ſeulement l'expoſition
anatomique de M Winſlw, mais un Memoire qu'il a donné à l'Académie l'an 1715.
Ce ſac adipeux a differens uſa e très-évidens.
Il s'inſinue tellement dans toutes les circonvolutions des inteſtins, qu'il les défend partout, les empêche d'être douloureuſement
froiſſés contre le péritoine qui eſt dur & tendu, les rend liſſes & polis, enduit les fibres
d'une huile fine, douce & chaude, ſans laquelle il arriveroit des contuſions entr'elles, ou avec le péritoine, comme on l'a
vû, cette membrane graiſſeuſe étant coupée. Galien nous donne l'hiſtoire d'un Gla-
diateur qui ayant été obligé de ſe laiſſer couper une partie de l'omentum à la ſuite d'une
playe du bas-ventre, eut toujours enſuite
un ſi grand froid en cette partie, qu'il falloit
toujours y tenir des linges chauds appliqués.
Ce qui ſeul ſuffiroit pour prouver combien
l'épiploon ſert à échauffer l'abdomen, quoiqu'il faille avouer qu'on trouve des expériences contraires dans Riolan & Foreſtus, & que
d'ailleurs il n'eſt pas rare de voir dans les hernies de grandes portions d'épiploon coupées,
ſans que les digeſtions en ſoient aucunement
endommagées. Mais pourquoi cette membrane adipeuſe n'eſcorte-t-elle les inteſtins
que juſqu'au nombril? c'eſt qu'en cet endroit
les muſcles abdominaux ſe contractent avec
beaucoup moins de force, & qu'ainſi le froiſ-

fement & la coalefcence des inteftins font
beaucoup moins à craindre. Le mufcle droit
y eft plus grele, l'oblique afcendant n'y a
qu'une lame, & les fibres du defcendant y
font plus écartées. D'ailleurs on obferve ici
une nouvelle providence de la nature, en
ce que la membrane cellulaire du péritoine
eft plus graffe là qu'ailleurs, & c'eft ainfi que
le défaut d'épiploon eft compenfé.

Expériences. L'épiploon eft percé d'une infinité de petits pores, non vifibles, comme
on fe l'imaginoit avant Ruyfch, mais au
contraire de la plus grande fubtilité, dont
l'exiftence fe prouve par cela même qu'on
ne peut toucher ces membranes avec des
doigts fecs, fans qu'elles s'y colent de maniere qu'on a de la peine à les en détacher
tout-à-fait entieres; ce qui arrive, parce que
les portions ainfi touchées & détachées fe
trouvent percées de quantité de petits trous,
comme un efpece de raifeau. Et il faut fans
doute que ces pores foient bien petits, puifque l'air qu'on fouffle dans l'épiploon par fon
orifice qui fe trouve fous le foye à la racine
du lobule, ne fort point par ces pores. Le
mouvement perpétuel & la chaleur du lieu,
réfolvent l'huile épiploïque en vapeurs fi
fubtiles & fi volatiles, qu'elles exhalent par
ces petits pores dont je viens de parler, &
fert de liniment aux inteftins Plufieurs Expériences prouvent la tranffudation de cette
huile. Ruyfch a vû à la faveur du microfcope
une infinité de petits trous dans l'omentum,
après l'avoir long-tems laiffé à détremper &
macérer, & c'eft par ces trous que fort cette
huile graffe dont on a les mains enduites,
pour peu qu'on ait manié cette partie. D'ail-

leurs Ruyſch a ſçû pouſſer ſon injection par les mêmes voyes qui donnent iſſue aux vapeurs onctueuſes; mais ſi l'on veut de nouvelles preuves, bien des choſes peuvent en ſervir. 1°. L'odeur nidoreuſe qui s'éleve du bas-ventre des animaux. 2°. La promptitude avec laquelle les animaux qu'on vient d'engraiſſer maigriſſent, lorſqu'on leur fait faire beaucoup d'exercice, comme on l'obſerve dans les chevaux qui périſſent même quelquefois promptement par les fontes de graiſſe qui coule dans la cavité du bas-ventre.

Péritoine. Ruyſch a vû l'épiploon ſchirreux colé au péritoine, & Haller l'a vû cancéreux, devenu tel d'un coup de pied de cheval, & très-fortement colé au foye & à l'eſtomach.

L'environnent. Les muſcles du bas-ventre, les obliques, les droits, les tranverſes, & alternativement le diaphragme, preſſent ſans ceſſe en arriere les viſceres du bas-ventre, & cela avec beaucoup de force; car le bas-ventre qui ſe gonfle dans l'inſpiration, juſqu'à égaler près de la moitié d'une ſphére, peut-être repouſſé par une forte reſpiration, ou par des efforts du vomiſſement, en ligne droite, ou en ligne qui forme un creux vuide entre les os pubis & les côtes; mais la premiere contraction, ſuppoſé que l'abdomen fut un hémiſphére, ce qui n'eſt pas tout-à-fait, ſeroit de 11 à 6, & certainement telle, qu'elle ſuffit à vuider l'eſtomach, ſuivant les expériences de Haguenot, & la derniere contraction eſt encore plus grande.

Délayées. On eſt étonné à l'ouvertute des cadavres qu'il ne ſe trouve aucun excrément, depuis le pylore juſqu'au cœcum, & de voir comme ils se forment tout-à-coup dans cet inteftin, & dans les cellules du colon, où il prennent figure & se putréfient. Ce qui eft le plus souvent vrai dans l'homme & prouvé d'ailleurs, par la quantité de liquides qui abondent en ces lieux. Mais dans le chien les excrémens de l'ileum, reffemblent parfaitement à ceux du colon.

Refferrés. C'eft une erreur de croire que les inteftins font des tubes gonflés d'air, & fins comme du papier ; quiconque a ouvert des animaux vivans, a vû les inteftins de l'homme fortir au travers du péritoine bleffé, ne peut douter qu'ils font épais, gonflés d'humeurs dans leurs propres tuniques, étroits, non transparens, & rempans comme des vers. Haller a souvent remarqué le ventricule & le colon, auffi étroits que le jejunum, grêles, épais au toucher ; de forte que les inteftins n'ont dans la fanté prefque aucun diamétre, que leur épaiffeur ; mais après la mort, que le mouvement périftaltique eft détruit, l'air ne trouvant plus rien qui s'oppofe à fon élafticité, dilate les membranes relâchées, & par-là diminuë fon épaiffeur.

Continuellemen. On l'a quelquefois vû entiérement arrêté après une diette rigoureufe ; de plus, lorfqu'il fe fait dans un endroit, il ne fe fait pas dans un autre ; ainfi les inteftins font ici relâchés, & là refferrés, tranquilles en bas vers l'anus, & en haut agités vers le pylore. Les chofes fe paffent donc ainfi fans ceffe, & après la mort même que ce mouvement eft détruit, on le réveille aifément, comme on peut le voir dans les expériences de Wepfer, de Drélincourt, & de M. Mery, de l'Académie des Sciences. N'a

vons - nous pas vû que le mouvement du
cœur meme, se renouvelle en lui pouffant
de l'air par le canal thérachique, ce qui a été
éprouvé en divers animaux ; & je ne vois
pas qu'on pût revenir d'une parfaite syncope, si un nouveau chyle n'étoit poussé par le
mouvement péristaltique des intestins, dans
les veines lactées, dans le canal thérachique ;
& enfin au cœur, dont les contractions presque éteintes, se réveillent par l'abord de
cette nouvelle humeur, melée au sang veineux.

Delayer. On peut juger de la quantité de
sucs delayans, qui abondent dans les intestins, en comparant cet organe sécrétoire,
qui est tres-vaste & très-lâche, & la grande
quantité de liqueur, de laquelle il se fait une
sécrétion. Certainement les artéres pancréatiques égalent à peine $\frac{1}{13}$ de l'artére céliaque, puisque la splénique, la coronaire, l'hépatique, les deux gastroépiploïques, la duodénale, les surpassent toutes considérablement. Que le diamétre de toutes les pancréatiques soit donc $\frac{1}{13}$ de celui de la céliaque ; on a vû la méfentérique avoir un diamétre qui étoit à la céliaque, comme oo à
289 : la méfentérique inférieure, comme 441
à 289. Que si vous faites la duodénale égale
aux pancréatiques, & que son diamétre soit
29. les diamétres des artéres intestinales
feront $= 28. 9 + 900 + 441. = 1369. 9.$ à
28 9. proportion, qui est presque de 48. à
1. Or, on peut comparer la vélocité du sang
des artéres intestinales, à la vitesse du sang
des pancréatiques, que l'injection d'eau démontre aisément être plus considérable. Si
donc dans vingt-quatre heures, il se sépare

trois onces de fuc pancréatique dans le chien, & neuf dans l'homme, qui eft trois fois plus péfant, la fécrétion du fuc inteftinal fera de 36 ℔ médicales, ou de 228 onces : calcul qui n'eft point au-delà de la vérité. La grandeur du canal inteftinal, la grandeur & la quantité des artéres méfentériques, les alimens qui font encore liquides à la fin de l'iléum, malgré toute la lymphe aqueufe qu'ils ont perduë ; tout manifefte cette prodieufe quantité de fucs qui fe filtrent par les artéres méfentériques.

Séparer. Pour bien tirer ce qui fe trouve de liquide dans une matiere pulpeufe, il n'y a pas de meilleur moyen, que de verfer d'abord fur cette matiere une très grande quantité de liqueur, qu'on fépare enfuite par une forte expreffion, & d'en verfer encore de nouvelle, pour exprimer fortement la maffe toujours de la même maniere ; car par-là on en tire tous les fucs fluides qu'elle contient. Or. c'eft ce qui arrive aux alimens dans les inteftins, pendant quelques heures de fuite ; & par conféquent tous les fucs des alimens ont le tems d'être repompés par les veines abforbantes. Ne fépare-t'on pas encore de la même maniere ce qu'il y a d'utile dans les graines farineufes, en tirant leur lait à force d'y verfer de l'eau, en verfant de nouvelle eau, en broyant toujours les fémences dans cette eau laiteufe, qu'on paffe enfin ; & par-là il ne refte que des parties craffes, infolulubles, terreftres, qui étoient dans la farine. C'eft ainfi que fe font les émulfions. Mais dans le vivant, les fucs qui affluent, délayent, & diffolvent plus puiffamment que l'eau, & la chaleur qui fe joint à ces humeurs, pro-

duit en quelque forte une diftillation douce, & une émulfion bien plus longue, qu'on
n'en fait par l'art, dont les inftrumens d'ailleurs, ont moins d'efficacité que les inteftins.
Cependant il y a un fi grand rapport entre
l'art & la nature, que le chyle & le lait des
animaux, font d'autant plus parfaits, qu'ils
reffemblent plus aux émulfions.

Volatilifer. En effet les particules des alimens font fi fort atténuées, qu'elles peuvent
s'élever par tous ces longs labyrinthes que
forment ces vaiffeaux lactés, pour fe rendre
en diligence dans le grand courant de la circulation, aucun embarras ne les retardant
dans les avenuës qui y conduifent. Or des
corps font appellés volatils, quand ils montent à un degré de feu, auquel l'eau ne s'é-
leve point encore, ou, fi l'on veut fuivre
l'idée de l'illuftre Boyle, quand, 1°. La furface des corps eft tellement augmentée, qu'ils
n'ont plus aucun poids. C'eft pourquoi fi
une particule d'eau qui eft huit cent fois plus
pefante qu'une molécule d'air acquiert un
diamétre dix fois plus confidérable, elle na-
gera dans cet élément, étant alors mille fois
plus tenuë qu'elle n'eft par elle-même; & de-
là vient que l'eau s'éleve plus facilement
que la pouffiere. L'or réduit en lames très-
minces, peut acquérir une furface fi immenfe, qu'il nage dans l'eau & tombe difficilement dans l'air, à moins qu'il ne ceffe d'étre
foutenu par l'air adhérent, comme M. Petit
le Médecin l'a démontré dans un Memoire,
où il prouve que l'or ne devient point vraiment volatile. 2°. Un corps devient volatile,
lorfque quelque corps volatile très-mobile
s'applique à un corps fixe & l'embraffe de

maniere qu'il l'éleve avec lui. C'est ainsi que
le fer se volatilise par le sel armoniac, &
monte en fleurs dans l'alambic. Le feu qui
pousse & détruit la cohésion des corps ne doit
pas être oublié, car cet élément seul volatilise tout, si les parties sont dissoutes auparavant, c'est ainsi que l'argent devient volatile
avec l'antimoine ; le feu n'a pas même besoin de la solution des corps, pourvû que ce
soit le feu reçû dans un foyer de miroir ardent, car il fait évaporer en fumée une grande partie d'or, suivant les Expériences de
M. Homberg. Je ne parle point de la volati-
lisation de l'urine par la chaux, parce que
c'est à une autre cause qu'on doit la rapporter. Voyons maintenant les méthodes
dont se sert la nature pour charger le chyle ;
elle raréfie par la chaleur, & en délayant elle
augmente la surface des parties qui doivent
nourrir, & ces sucs délayans très-mobiles,
élévent & emportent avec eux les autres particules des alimens, qui ne pourroient s'élever d'elles - mêmes ; c'est ainsi que tout ce
qu'il y avoit de fixe dans les alimens, se volatise en quelque sorte. Je dis en quelque
sorte ; car le chyle n'est ni alcalescent, ni
assez volatile ; le lait même s'aigrit, & laisse
sa partie caseuse immobile ; il n'y a que le
mouvement réïteré du sang, qui le volatise.
On ne trouve pas de véritable alkali dans
de l'urine de cinq jours ; cependant tels sont
les changemens qui se font dans le corps humain, qu'un homme qui ne se nourrira que
de végétaux remplis de sel acide & fixe, fera
de ces matieres un sang d'une nature à se vo-
latiser & s'alcalifer. On sçait qu'en très peu
de jours dans les pays chauds, les Eléphants

ſe putréfient , s'évaporent tous entiers, & ne laiſſent que leur ſquélette ſur le rivage ; on ſçait encore qu'en Eſpagne les excrémens qu'on jette par les rues , ſe conſument par la chaleur , & s'évaporent en une poudre ſans odeur, qui n'infecte point l'air ; à Madrid , où il y a beaucoup de ſaletés & d'immondices , on ſe porte bien & on vit longtems.

Macerer. Les peaux les plus ténaces & les plus lubriques par la ſeule macuration du corps humain , lui fourniſſent des ſucs nourriciers , comme on juge par la forme deſſéchée ſous laquelle elles ſortent. Il eſt vrai que les expériences qu'on a faites dans les chiens , prouvent que ces peaux ne ſe macerent pas facilement , & qu'elles ſortent peu changés. Cependant on aſſure que le Prince de Soubize au Siége de la Rochelle , vécut du cuir de ſon carroſſe , & que des Navigateurs ayant fait naufrage , furent trop heureux de trouver un buſle jetté ſur le rivage , pour en manger la peau , ce qui a ſans doute fait dire à Lery , dans ſon voyage de l'Amérique qu'il ne craignoit pas la faim , pourvû qu'il eût du cuir & des peaux.

Diſſoudre. De ſorte que les humeurs contenues dans les parties animales & végétales , puiſſent en ſortir , pour enfiler les veines lactées.

Lactées. Ces vaiſſeaux ſont d'une ſi grande ſubtilité , que pluſieurs ont crû ne pouvoir expliquer que par le ſucement , l'entrée du chyle dans ces vaiſſeaux. En effet les inteſtins ſéparés du corps , enflés , contiennent l'air & l'eau , & on n'y voit point de pores ,

qui

qui prennent le liquide de la cavité des intel-
tins : mais la raifon de cela eft très-facile à
trouver ; il n'y a plus de mouvement périftaltique, les vaiſſeaux abſorbans ſont vuides
& affaiſſés. Si dans un animal qui ne vient
que d'expirer ſur l'heure, vous jettez dans
les inteſtins une legére teinture d'indigo, &
qu'à la chaleur qui ſe conſerve encore vous
ajoutiez une molle compreſſion, comme celle qu'eſſuye le chyle, pour être repris, alors
vous verrez les vaiſſeaux lactés teints en
bleu ; expérience faite en Angleterrre par
Liſter, Muſgrave, pour ne rien dire d'une
autre expérience paradoxale de Barbette,
qui certifie que le ſoufle paſſe des inteſtins
dans les veines lactées. La mort eft donc la
ſeule cauſe qui rend imperceptibles les orifices de ces vaiſſeaux, & la même choſe arrive aux veines méſentériques, qui ne laiſſent point paſſer le ſouffle des inteſtins dans
le ſang, elles qui ont des orifices ſi évidens
pendant la vie, & par leſquels les injections
d'eau, ou de cire pénétrent avec tant de facilité dans la cavité des inteſtins. Quand je
dis que l'air ne pénétre point, j'entens dans
l'homme & dans les quadrupédes, & non
dans les oiſeaux ; car Peyer a démontré le
contraire.

Séjourner. De quatre onces de pain priſes
à jeun, il en reſte toujours quelques parties
nourriſſantes à repomper au bout de vingt-
quatre heures, à cauſe des valvules, de la
rétrogreſſion du mouvement périſtaltique,
de la longueur du canal inteſtinal, &c. D'où
il arrive que la même dragme d'aliment eſt
cent fois appliquée aux vaiſſeaux abſorbans,
avant que de parvenir aux gros inteſtins, &

Tome I,   Y

conſéquemment ſe deſſéche autant de fois.
Preſque tous les animaux ont un long canal
inteſtinal, différent cependant, eu égard à la
diverſité & à la compoſition des autres parties, & ſuivant les différens alimens des animaux. Les Carnivores qui uſent d'alimens
mols, & ont une faim atroce, ont les inteſtins courts, le colon ſimple & très-court, le
cœcum très-grêle, tels ſont le lion, le tigre,
le chat, le corbeau aquatique, le crocodille,
&c. Ceux qui ne vivent que d'herbe & de
foin, qui ſupportent la faim, & ſont d'une
humeur plus douce, ceux-là ont de longs inteſtins, un colon plein de cellules, & une
grande appendice au cœcum, comme le cheval, le bœuf; ſi ce ſont des animaux deſti-
nés à de très-grands mouvemens, ils ont de
très-longs inteſtins, de grands cœcums, comme le liévre, le cerf & autres. Quelquefois
une ſeule lame ſpirale ſupplée à la longueur
des inteſtins, comme dans certains poiſſons; &
en général ceux qui ont les boyaux courts, ont
les excrémens iquides & férides, comme Dionis l'a vû dans un homme qui avoit toujours
faim; au lieu que ceux qui ont un long canal, font des excrémens ſecs, uſent de peu
d'alimens, & ont une faim modérée. Tout
eſt médiocre dans l'homme, qui eſt un animal carnivore; il a un petit cœcum, comme les animaux carnivores, un colon long
& celluleux, comme les herbivores; ſes inteſtins ſont plus longs que dans les uns, &
plus courts que dans les autres. Cette longueur a l'avantage d'empêcher d'aller toujours à la ſelle.

§. XCVI.

Le duodénum est très-droit dans tout
sont cours, n'a presque aucune (*a*)
valvule, est étroit, tient au dos par le
moyen de (*b*) l'épiploon, & s'il est attaché au mésantere, ce n'est que d'une
façon très-lâche. Cet intestin est (*c*)
percé vers sa fin, par le (*d*) conduit
commun de la bile, & par le (*e*) canal pancréatique de Wirsungus, qui est
quelquefois seul, quelquefois (*f*) double ; les deux tuyaux se joignent, &
tantôt sont séparés ; ils (*g*) s'ouvrent
dans la tunique veloutée. C'est pourquoi le chyle passe ici très - promptement à ces ouvertures ; il est peu changé, il s'en dissipe peu, parce qu'il n'y a
ici, comme l'Anatomie nous l'apprend,
que peu de vaisseaux lactés, peu de
rides ; encore sont-elles très-pétites en
comparaison de celles qu'on trouve,
surtout dans le jejunum, & même dans
l'ileum.

(a) *Vesal.* 5. F. 7. 1. L. '*Eustach.* T. 10. F. 3,
49-41. *Ruysch.* Cat. Rat 143.
(b) *Vesal.* l. V. c. 4, page 422.
(c) *Glisson.* de Hepate. c. 16.
(d) *Glisson.* de Hep. C. 27. Tab. au même endroit.
L. F. *Vesal.* 5. T. 7. Z. T. 12, 13, 15.
(e) *Graaf.* de Succ. Panc. T. 1. 1. A. C. E. War-
thon. Adenogr. C. 13, Tab. F. D. B.
(f) *Ruysch.* Obs. An 57.
(g) *Ruysch.* Th. VIII. N. 33. n. 3.

Droit. Le duodénum ſortant du pylore s'a-
vance d'abord doucement en haut, enſuite
plus en arriere, & un peu à droite, formant
enſuite un angle fort aigu, il continue en bas,
enſuire remonte en haut juſqu'au commencement du colon ; de-la faiſant une grande
courbure à gauche & en devant, il va preſque juſqu'au centre du méſentere, où cet
inteſtin ſe gliſſe derriere le méſocolon tranſverſe à la cavité inférieure du bas - ventre.
La difficulté de découvrir le vrai, le changement de ſituation par le ſouffle, ont fait
que les plus excellens Anatomiſtes ont différentes opinions ſur ces trois courbures du
duodénum. Lorſque le duodénum eſt diſten-
du par le ſouffle, ſon origine qui va en montant , deſcend. Ceci ſuffit pour faire voir
que M. Boerhaave ſe trompe, lorſqu'il dit
que le duodénum eſt droit ; il n'eſt point
étroit, comme il l'avance encore , puiſque
c'eſt le plus large de tous les inteſtins grêles.

L'épiploon. L'épiploon dont parle Véſale
cité par notre Auteur, eſt le méſocolon tranſverſe ; ſes lames que fournit le péritoine ,
s'écartent pour intercepter le duodenum, ſe
joignent de nouveau, lorſqu'elles l'ont reçû,
& font le méſocolon ; & cela eſt vrai ſurtout
du duodenum deſcendant, qui auſſi - tôt
qu'il ſort du ventricule & marche en arriere , eſt lié au foye par un ligament membraneux , & reçoit de ce viſcere une membrane commune ; mais où il finit, il reçoit une
tunique externe du méſentere, & conſéquemment la ſeule partie moyenne deſcendante eſt
ſans enveloppe. De plus le pancréas donne
quelques vaiſſeaux au duodenum.

Mais n'oublions pas de dire un mot des glandes de Brunner. Leur baze est dans la tunique nerveuse, elles sont recouvertes du velouté, se trouvent dans toute l'étendüe du duodenum, jusqu'au commencement du jejunum, & sont conglomerées. Elles sont très-grandes & très-fréquentes vers l'estomach, rares & petites vers le jejunum. Voilà ce qu'en a pensé Brunner, mais ceux qui les ont mieux examinées depuis cet Auteur, les ont trouvé simples, non conglomerées, muqueuses, semblables à des mammellons. Seroit-ce-là ces glandes distinctes des cryptes, & semblables à de petits pinceaux, dont parle Ruysch?

Conduit de la bile. Large de trois lignes de diamétre & où se trouve souvent des calculs qui le dilatent considérablement. L'origine de ce canal est garni d'un petit monticule, ou d'un mammellon éminent formé par ce canal méme qui rampe près de la longueur d'un pouce en bas entre la tunique charnuë & externe du duodenum, avant que de s'ouvrir; cette ouverture s'avance donc au dedans de l'intestin & est obliquement coupée, & ce qui la rend longuette; elle perce tout-à-coup la tunique charnuë. Il n'y a point ici une valvule, comme il a semblé à Bartholin, ni deux, comme l'a voulu Vésale, ni un sphincter, comme l'ont crû Bidloo & Brunner; & l'air qui vient du duodenum a son entrée dans ce canal qui a son insertion dans le duodenum obliquement comme celle de la veine coronaire, de l'uretere; & on n'ajoute pas plus de foi à cette ride éminente, ou *petit frein* de Santorini.

Pancréatique. Le canal pancréatique & l'humeur qu'il filtre furent connus d'Hérophile & d'Eudenus. Ensuite Maurice Hoffman le fit voir à Wirsungus, double dans un coq d'inde, mais comme Wirsungus le démontra le premier publiquement, il lui laissa publiquement son nom. Le canal principal & communément connu, vient de tout le pancréas, ses branches n'ayant presque qu'un seul plan, marche du côté droit presque en droite ligne, il reçoit un rameau de la partie du pancréas qui descend le long du jejunum & s'ouvre avec lui dans le coledocque, près de son orifice, plus bas, après l'avoir croisé à angles droits. Il est tout blanc, fin, semblable aux tuyaux salivaires, épais d'une ligne, & souvent plus large à la suite des maladies.

Double. Toutes les fois qu'un canal venant du lobe inférieur du pancréas à une insertion séparée, comme Haller l'a vû dans le chien ; quelquefois aussi de petites branches s'insèrent séparément dans l'homme ; du gros lobe du pancréas il en part aussi quelquefois deux. Il est ordinairement simple dans les quadrupedes, double dans la plûpart des oiseaux, tels que le canard, le cygne, l'oye, ou triple, comme dans l'aigle. On trouve au lieu de pancréas dans les poissons un grand nombre de petits intestins sous l'estomach, qui versent une liqueur trouble & amere, & par conséquent utile à la chylification ; ce suc sort des glandes de ces intestins.

Séparés. Ils sont communément réunis, de sorte que le canal pancréatique a souvent paru recevoir la bile du coledocque dans l'homme : & s'il y a deux tuyaux du pancréas, il y en a un qui va s'inserer dans celui de la bile, quelquefois cependant par des orifices diftinéts dans l'homme. Dans les animaux qui ont fouvent plufieurs canaux pancréatiques, tantôt ils font joints, comme dans le coq d Inde, dans les poiffons, tantôt ils ne le font pas, comme dans le chien, dans l'aigle, dans le liévre, dans l'autruche, dans l'éléphant, &c.

§. XCVII.

Vous voyez qu'il entre ici par cette voye dans la cavité inférieure du duodénum trois fortes d'humeurs ; fçavoir, la bile cyftique, la bile hépatique, & la lymphe du pancréas. Or où finit cet inteftin, commence le jejunum, qui prend naiffance à angles prefque droits, & (*a*) s'écarte en devant du duodénum ; en forte que les matieres qui ont paffé par le pilore, font arrêtées en cet endroit avec les trois humeurs, dont je viens de parler.

Finit. On croyoit autrefois que le duodenum avoit fa fin où le conduit biliaire s'infere le plus fouvent, quelques-uns mêmes mettoient fon infertion dans le jejunum, & il faut que le nombre de ces derniers ne fut pas petit, puifque Rhodius dit comme une chofe finguliere qu'il a vû deux fois le canal cyftique s'ouvrir dans le duodenum. Mais il ne reftera plus de marque certaine pour fixer les bornes qui finiffent le duodenum,

(a) *Vefal.* 5. T. 7. L. T. 12, *Euftach.* T. 10. fig. 3.

si on perd de vûë ce lieu où cet inteftin entre
dans la feconde chambre de l'abdomen, & fe
couvre de fon propre méfentere. Là commence
l'inteftin vuide appellé jejunum, plein de rides, & l'ileum commence où ces efpeces de
valvules deviennent plus rares, & il contient
une matiere un peu épaiffe. Quant aux vaiffeaux lactés du duodenum, il fe trouve en
grand nombre dans le chien, dans le lapin,
& même quelquefois dans l'homme.

Droits. Lorfqu'un cylindre perpendiculai-
ment élevé, change de direction pour devenir
parallele à l'horizon, les Géometres démontrent qu'il fe fait un angle droit où les humeurs font arrétées. Je ne parle point ici de
ces plis dont Cheyne & Michelot ont diverfement déterminé l'efficacité pour modérer
le cours des liqueurs dans les vaiffeaux pliés,
mais de ces obftacles qui fe trouvent dans un
canal plié à angle droit, parce qu'à ce pli
même manquent les cerceaux qui fe contractent, & conféquemment les fucs antérieurs
ne font pouffés que par la defcente naturelle
de ceux qui les fuivent, action qui perd encore beaucoup dans un angle aigu. Or à la
fin du duodenum, où il fe fléchit, la bile,
le fuc pancréatique, le fuc inteftinal, celui
des glandes de Brunner, & les alimens à
demi digerés fe mélent & s'arrêtent; & cette
réfiftance eft fi fenfible, que la bile ne pouvant la vaincre, & étant trop abondante dans
le duodénum, force le pylore, & fe trouve
dans l'eftomach des animaux fameliques ou
morts de faim. En effet le pylore n'eft guéres
plus élevé que le jejunum fortant du méfocolon.

Telle eft donc l'utilité importante du duodenum, qu'il s'y mêle des sucs dissolvans avec le chyle grossiérement sorti de l'estomach, des sucs qui ont le tems d'agir, de pénetrer, comme les solides de broyer encore : & c'est pour cela que la nature a donné à tous les animaux herbivores, & non cependant ruminans, un duodenum si vaste, qu'on le prendroit pour un second estomach. D'ailleurs cet intestin a un velouté & un grand nombre de vaisseaux fournis par la duodenale, par les gastroépiploïques & par les pancréatiques ; il n'est pas dépourvû de mésentere, il filtre donc des sucs intestinaux, sans être fort spongieux & absorbans. En général toute sa substance est d'un jaune assez tirant sur le rouge.

Fin du premier Volume.

E R R A T A.

Page   8. dénégations, *lifez* dégénérations,
    23. pas curieux, que curieux.
    28. mercurilis, mercurialis.
    32. cratera, crateva.
    40. d'Hérodius, d'Hérodiens.
    43. Bellinis, Bellini.
Ibid. Vifcuflens, Vieuffens.
Ibid. Nérographie, Névrographie.
    44. Bythirie, Bythynie.
    45. Hytérique, Hyftérique.
    56. Thoodore, Théodore
    59. par le fer, par le feu.
    65. craancer, craanen.
    71. Pérropol, Pétesbourg.
    87. & qui ait, & qui ai.
    90. diffe, diffère.
  130. fdæ, fda.
  141. fes chofes, ces chofes.
  149. Ymnofophiftes, Gymnofophiftes.
  165. rancidité non féche, nauféeufe.
  171. correction, coction.
  190. collufions, collifions.
  191. pefant de, pefant
  200. plus préférable, préférable.
  217. corps rapide, fapide.
  219. rarines, ranines.
  224. Cofchnit, Cofchwith.
  239. Auteur fe trouve, qui fe trouve
  245. qui charient, que charient.
  251. refufer, former.
  354. d'émulfive, d'émulfion.
  351. vineux, veineux.
  271. force, face.

Page 279. Taringiennes, *lifez* Pharigiennes.
298. *ligne* 21. un, au.
298. miftoyen, mitoyen.
304. cuciforme, cuneiforme.
332. repos, repas.
344. Pæyer, Peyer.
361. *ligne* 6. pour, par.
366. colleufe, calleufe.
394. ufage, étalage.
365. le tems, les dents.
416. on le tourne, ou le tourne.
427. cacum, cœcum.
431. repos, rôts.
500. thérachique, thoracique.
503. charger le chyle, changer le chyle.
504. macuration, macération.